Hair Working Out

머리털 운동

김인식 지음

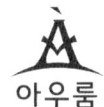
아우름

머리털 · 얼굴 · 배우자···

머리털 운동은 약 5년간 3,000명이 넘는 분들과의 대화, 설문, 관찰 및 필자의 경험에 따른 연구 등이 함축되어 있다. 피부학, 부부학, 여성학, 가정학, 성의학, 종교학 등의 지식과 이본보다는 일상생활 속에서 자칫 소홀(탈모+검버섯+주름+결혼+배우자+가정 생활 등)하게 되어 결국 가슴의 한(대머리, 겉늙음, 폐륜, 응어리, 이혼, 자살, 가출 등)으로 짓눌리고 삶의 아쉬움(황폐한 정신과 머릿결로 훤해진 머리+검버섯 피부+쭈글쭈글 주름+공허한 삶+가정불화+황폐한 가정문화+배우자의 일탈 등 속 터지는 성문화 등)으로 밀려와 뒤늦게 누습으로 얼룩진 굴곡의 생을 많이 아파하고 후해하는 영혼을 꼬집고 혁신을 갈망했다. 머리보다는 가슴으로 지식보다는 현실적으로 숙고하길 기대한다.

 머리털 운동 과정을 통해 앞으로는 지구촌에서 더 이상 탈모로 고민하는 인류가 한 명도 없기를 간절히 바라며 선조님 원시생활의 머리채처럼 야성 효과 머리털 운동으로 대안을 제창했다. 어르신들의 얼굴 검버섯 문제는 마늘 마사지를 통해서 100년 평생 빛나도록 방법을 제시했고 허벅에 대한 실상과 연구를 통해서 주름을 방지하는 방법을 소개했다. 관습을 넘어 질곡으로 이어진 탈모를 부르는 문화는 가정의 근간인 배우자의 소중함과 존중을 기본으로 양심과 도덕, 인성 등 배우자로서 인간성 부족과 부부와 가정의 정체성 및 지각없는 결혼생활로 가정불화, 멸시, 일탈, 폭행, 자살, 패륜, 차별, 편견, 이혼 등 세기에서 세기로 부모에서 자녀로 끝없이 반복되며 정신의 황폐로 머리털 다 빠지는 통한의 아픔이 더는 없도록 가정생활에 대한 이해와 준비, 성찰의 깨달음이 핵심이다. 이론보다는 죽고 못 사는 부부의 감각으로 관습보다는 현실적인 느낌이 필요하다. 대화와 설문에 응해주신 분들과 오랫동안 여러모로 도움을 주신 아우룸 출판사 분들께 감사를 드린다.

본 책의 내용은 저자의 경험 및 관찰을 바탕으로 서술된 것입니다.

■ 탈모 예측지수 자가 진단표 ■

탈모 예측지수를 통해서 탈모 진행 중인 분은 지나온 머리털의 역사를 돌아보고 청춘은 각자의 특징에 따른 탈모지수를 참고하여 탈모예방은 물론 평생 풍성한 머릿결로 관리하는 데 필요한 탈모 예측 자료로 수치가 낮을수록 탈모 유발 가능성은 감소합니다.

1. 1년 내내 환절기 현상(안팎의 상이한 온도) 속에서 생활한다. Yes(1) No(0.5)
2. 어린 시절부터 머리채 생활을 평생 유지하는 유형이다. Yes(-1) No(0)
3. 어린 시절부터 짧은 머리털 생활을 평생 유지하는 유형이다. Yes(1) No(0)
4. 바깥에서는 머리에 모자나 두건 등을 항상 착용하는 유형이다. Yes(1) No(0)
5. 어린 시절부터 머리채를 유지하다가 결혼 후 또는 나이 들면서 짧은(15cm 안팎) 머리털을 유지하는 유형이다. Yes(0.5) No(0)
6. 부모님께서 머리털이 많이 빠져 벗어진 머리(대머리)다. Yes(0) No(0)
7. 햇볕(하루 10~30분 정도)은 적당히 매일 쬐는 유형이다. Yes(-0.5) No(0.5)
8. 바람이 차단된 곳(직장, 집 안 등)에서 해종일 생활하는 유형이다. Yes(1) No(0)
9. 머리털에 바람을 매일같이 쐬면서 생활하는 유형이다. Yes(-0.5) No(0)
10. 매일매일 머리 감는(모낭세포+털뿌리 자극 등) 유형이다. Yes(-0.5) No(0)
11. 일상에서 스트레스 등 정신적 고통을 받으며 생활하는 유형이다. Yes(1) No(0)

■ 예측지수 산정 방법=진단표 1~11번 문항까지 해당하는 지수 점수를 합산한다.

(참고: 탈모 예측지수는 처하는 생활환경과 습관성 관리 여부에 따라 증감 가능)

① 합계 점수가 (1)이상 유형. 나이 들수록 탈모 유발 가능성 100%(탈모 필연적)

② 합계 점수가 (0.5)인 유형. 정수리 등 윗부분으로 탈모 유발 가능성 존재(주의)

③ 합계 점수가 (0)이하 유형. 풍성한 머릿결 유지(평생 탈모 유발 가능성 없음)

■   ①과 ②의 유형= 행복 프로젝트: 머리털 운동(헤어헬스+헤어털치) 매일 습관화

머리말

탈모 진행 중인 분들과 빛나는 청춘들의 머리털 운동 방법이 다릅니다.

탈모 진행 중인 경우 탈모 멈춤 운동, 극한 상황 속에 살아 있는 털뿌리 재생 운동, 머리털 수호 운동에 적절한 머리털 운동(두드림 운동)을 하셔야 합니다.

청춘인 경우 털뿌리 활력으로 인한 평생 탈모예방 운동, 머리숱 개선으로 인한 100년 평생 풍성하고 아름다운 머릿결 운동에 적절한 머리털 운동(헤어털치 운동)을 하셔야 합니다.

머리털 운동은 자연과 야성 머리채 연결고리의 법칙입니다.

요점① 탈모 진행 중인 분 : 두드림 운동의 신비

(탈모 멈춤 살아있는 털뿌리 재생 운동)

◆ 두드림 운동이 억울한 탈모 진행 중인 분

두드림 운동 부분은 머리털이 평범했던 남자(필자)가 머리카락이 많이 빠지는 심한 탈모증상을 15년 이상 대책 없이 방치하다가 머리카락이 왕창 빠지는 급격 탈모증을 겪으면서 탈모에서 벗어나 개선되기까지 몸부림치던 과정을 관찰하며 기록한 5년간의 주요 일지입니다. 머리털을 팔다리와 같은 인체조직 부위로 보고 몸 운동처럼 두드림 운동으로 탈모에서 벗어나는 과정과 방법 등을 담았습니다. 탈모증상이 시작되지 않은 청춘기부터 머리털 운동(헤어털치)을 매일매일 적용하면 평생 탈모예방은 물론 풍성한 머릿결을 유지하게 됩니다. 그러나 이미 탈모증상이 시작된 분들은 그동안 탈모증상으로 머리카락이 빠져서 육안으로 보이지는 않지만 모낭의 보호로 아직 살아있는 털뿌리와 헤어털치 운동 과정에서 탈모증상으로 가늘어지고 메마른 머리카락이 빠지거나 끊어진 채 방치되어 탈모 멈춤과 털뿌리 재생에 도움이 되지 않으므로 머리 전체에 탈모증상의 머리카락이 단 한 가닥도 없을 때까지 두드림 운동을 적용한 다음 헤어털치 운동으로 전환해서 평생 관리해야 합니다. 안타깝지만 현재까지 탈모가 진행 중인 분들이 탈모증상 문제로 머리털(헤어털치) 운동이 부적절하여 두드림 운동을 적용해야 하는 억울한 마지막 분들이기를 간절히 바랍니다.

요점② 헤어헬스(탈모 여부 불문, 남녀노소 머리&머릿결 건강관리 운동)

헤어헬스 부분은 탈모증상 여부와 관계없이 청소년 이상의 현대인에게 필수 불가결한 머릿결 및 머리 건강관리 아침 운동입니다.

첫째, 정수리 등 머리 전체에 건강한 머릿결을 하루 종일 유지해줍니다.

둘째, 머리 피부조직 운동으로 정수리 털뿌리와 머리 건강에 도움이 됩니다.

셋째, 집 안, 직장, 자동차 등 빠져 붙거나 뒹구는 머리카락이 없어집니다.

요점③ 빛나는 청춘 : 헤어털치 운동

(평생 탈모예방 머리숱 개선 풍성한 머릿결 운동)

◆ **헤어털치 운동은 나이가 기준이 아니고 탈모증상이 기준입니다.**

청춘이거나 머리채를 가지신 분이라도 탈모증상이 있으면 헤어털치 운동을 해서는 안 됩니다.

탈모가 진행 중인 분들의 탈모증상보다 더 큰 문제가 있습니다.

젊은이들의 머리숱이 갈수록 눈에 띄게 줄고 있고 탈모증상은 당장 필자의 젊은 시절과 비교해도 탈모 시기가 점점 빨라지고 있다는 사실입니다. 청춘 시절까지는 비교적 머리털이 왕성한 시기이므로 탈모증상의 심각성을 모르다가 결혼 후에 또는 나이 들면서 머리털이 빠지기 시작할 즈음 뒤늦게 머리털의 소중함을 깨닫게 됩니다. 그동안 돌고 도는 탈모 인생을 반복해온 것입니다. 어린 시절부터 세수 운동으로 얼굴 및 피부 관리를 하듯이 양치 운동으로 치아 관리를 하듯이 머리털 운동으로 머릿결을 관리해야 합니다. 자만과 방심으로 방치하면 나이 들면서 대머리는 필연적일 것입니다. 대안으로 탈모는 습관성 관리를 통한 예방이 중요하다는 자연의 법칙과 인체에서 유일한 자연환경인 머리털 연결고리의 깨달음을 통해서 탈모가 시작되기 전인 청소년 늦어도 청춘 시절부터 머리털 운동을 매일 실시하면 털뿌리 활력으로 인한 평생 탈모예방은 물론 머리숱 개선으로 인한 빛나는 청춘 시절 풍성한 머릿결을 그대로 유지할 수 있는 머리털 운동 방법(헤어털치)을 연구하여 소개했습니다. 탈모증상이 시작되지 않은 청춘부터는 100년 평생 동안 질병으로 인한 탈모는 몰라도 현대인의 처지와 환경 문제인 핍박 탈모 고민은 사라지기를 기대합니다.

『부록』탈모를 부르는 문화(삶과 머리털)

　머리털 운동으로 당신의 머릿결은 평생 풍성하겠지만 그렇다고 탈모를 부르는 문화 속에서 죽지 못해 고통으로 생활하며 머리털 운동으로 탈모를 예방하고 있는 황당한 시추에이션 인간으로 살지는 마십시오. 머리털의 황폐와 정신의 황폐는 쌩뚱맞지만 일심동체입니다. 정신이 황폐하면 탈모증상(머리털 빠지기 시작)이 오고 흰머리가 동반되기 때문입니다.(관찰: 어머님들과 대화하면서 머리털을 살펴보면 정신도 머리털도 두 갈래다. 온갖 고통받으며 속이 푹푹 썩는 주부들이 행복한 수부들에 비해서 정신도 황폐하고 머리털도 한 움큼씩 매일 빠져나간다는... 보기도 듣기도 민망하다.)

직장 상사나 동료 간에 가정에서 부부간에 그리고 가족 간의 짜증과 스트레스에 따른 고통으로 정신이 황폐하면 흰머리가 동반된 탈모증상이 시작됩니다. 정신이 행복해야 얼굴과 피부 머리털도 건강하게 빛이 납니다.

머리털 운동과 담쌓고 지낸 20세기까지의 탈모증상은 남성 경우 야성을 잃은 짧은 머리털에서 시작되었지만 야성이 꿈틀거리는 머리채 여성 경우는 폐쇄되어 황폐한 가정문화의 고통 속에서 시작되었습니다. 탈모를 부르는 문화 부분 경우 머리털 다 빠지고 속이 썩어 문드러지는데도 가정생활 속에 선입견으로 굳어져 누구에게 듣기도 묻기도 스스로 깨닫기도 쉽지 않아 불화와 이혼으로 연결되는 응어리를 짚어 보고 무엇이 문제가 되는지조차 무심으로 외면하며 무원칙, 무개념, 무소통, 무책임, 무관심, 무배려, 무양심에 젖은 채 입으로는 혁신을 말하면서도 실천하지 않고 변화를 외면하는 배우자와 결혼을 앞둔 예비 배우자에게 전하는 충성의 메시지입니다. 한평생 풍성한 머릿결과 행복한 정신이 깃들기를 기원합니다.

머리털 운동 제창자 **김인식 올림**

100세 이미지 3대 프로젝트
당신의 100세 이미지! 이렇게 준비하십시오.

1대. 탈모? "한 가닥도 죽으면 안 돼!" ☞ 매일 머리털 아침, 저녁 운동으로 단 한 가닥도 탈모증상 없이 풍성하고 멋진 머릿결로 유지하도록 관리하십시오.
2대. 검버섯? "야야, 접근 금지!" ☞ 1주일에 한 번 마늘 마사지로 피부 관리는 물론 검은 애들이 자리잡지 못 하도록 방지하십시오.
3대. 주름? "웃기지 마!" ☞ 매일 취침 전 허벅으로 얼굴 노화 관리는 물론 단 한 라인의 잔주름도 허락하지 마십시오.

탈모 예측지수 자가 진단표

머리말

요약_ 탈모는 자화상이다!

- 1부 털은 야성이다.
  (거친 자극이 밥이다) . . . 13

  탈모는 자연 부족이다

  오, 털! 생존의 털부림

  머리털은 야성이다

  모낭아, 모낭아 많이 힘들지
  미안해, 너무 늦게 알았어, 너의 존재 이유!

  털과 생활 습관

  탈모 고통

  까까머리와 탈모

  두드림 운동을 통한 탈모 멈춤과 털뿌리 재생에 대한 정의

  탈모와 햇볕

  자연을 이해하면 탈모는 상식이 된다

  사람마다 자연을 이고 산다

  인간의 지존 영원한 머리털!

  급속한 탈모증상의 충격

  머리털 몸털 및 장수와 털의 관찰

  탈모의 문제의식과 사고의 전환

  두드림 운동이 억울한 탈모 진행 중인 분

목 차

탈모의 원인은 무관심

탈모 멈춤 털뿌리 재생 등 개선 과정

탈모증상 없는 분 평생 헤어 관리 방법(매일 습관)

탈모 진행 중인 분 탈모 멈춤, 털뿌리 재생(매일 습관)

나는, 남자?

두드림 운동에 대한 오해와 진실

- **2부 탈모 진행 중인 분 : 두드림 운동
(탈모 멈춤 살아있는 털뿌리 재생 운동)** ... 77

두드림(DODREAM) 운동의 신비

두드림 강도 조절, 시간, 빗 선택 등 주의 사항

두드림 운동 처음 시작 전 참고 사항

두드림 방법 및 마무리 포인트

두드림 운동 시작

머리털 운동 종합일지

머리털과 피부 마늘 마사지

(머리털과 주름 : 허벅하라! 머리털 운동 밴드)

- 3부 빛나는 청춘 : 머리털 운동
  (탈모예방을 넘어 청춘 이미지 100년 그대로)　　…161

   당기고 비비고 털고 쐬고 쬐라!

   굶어 죽는 정수리 머리털!

   왜 청춘 시절부터 머리털 운동인가?

   헤어헬스(Hair health)

   머리털 운동 헤어털치(Hair teolchi)&이마 관리 방법

   100년 이미지! 머릿결 월별 관리장

   머리털 운동 제대로 배우기 동영상 밴드 안내

- 부록 : 탈모를 부르는 문화
  (삶과 머리털)　　…197

   『죽고못사는』배우자지수

   탈모를 부르는 문화

   가정문화

   성문화

   기일과 조상문화

   조상님 묘소와 술문화

   기원분화

   들러리문화

   황폐문화

요약
탈모는 자화상이다!

  탈모로 휑해진 머리는 주인의 방심과 무관심으로 인간에게 유일한 자연환경인 머리털 생물을 굶기고 방치한 대가의 상징이다. 5년 동안 머리털(내 털, 남 털) 관찰하면서 느낀 점을 한마디로 표현한다면 "부끄럽다!" 인간들의 탈모는 걱정할 일도, 고민할 일도 아니다. 책을 낼 정도로 큰일은 더욱 아니다. 부끄럽지만 한번은 깨우쳐야 할 문제로 이런저런 설명을 덧붙이며 졸책을 내민다.

  처음부터 일기 형식으로 머리털 운동 관찰을 기록하긴 했지만 탈모 책은 생각조차 못 한 관계로 첫 달 첫 경험 때 찍어둔 정수리 사진도 한 장 없다. 머리털 운동 2년이 지난 뒤에야 탈모 멈춤 살아있는 털뿌리 재생 머리숱 개선 등의 확신이 서면서 탈모 일기를 정리하며 출판 원고를 준비하는 내내 고민이 많았다. 탈모를 거론하면서 탈모 사진 한 장이 없다? 필자 정수리 사진은 없지만 비슷한 연배의 비슷한 탈모증상 사진은 얼마든지 넣을 수 있었기 때문이다. 그러나 탈모를 언급하는 책에 뻔한 탈모 사진은 겉치레다. 그렇다. 탈모는 자연(관리) 부족이다! 이 한마디면 된다. 화장하고, 몸매 관리하고, 피부 마사지하고, 손톱 관리하는 정도는 머리털 관리에 비교하면 돈도 시간도 많이 들고 어마어마한 관리에 속한다. 그렇게 크고 엄청난 관리 역량은 필요 없다. 발가락 발톱 깎고 다듬는 정도의 정성이면 충분하다.

① 기상 직후 헤어헬스 방법에 따라 머리털 건강관리 일상화(필수)

② 취침 직전 헤어털치 30초~1분 머리털과 운동하기 습관화(필수)

③ 자연(햇볕영양)을 사랑하고 사용하기(노력)

(탈모: 탈모기 진행 중인 분은 당장 시급한 탈모 멈춤과 살아 있는 털뿌리 재생에 필수 과정인 두드림 운동부터 시작하여 탈모증상에서 완전하게 벗어난 다음 머리털 운동 헤어털치로 전환하여 평생 습관화)

일상생활에 이 세 가지를 100년 평생 매일 습관화하면 된다. 학업에, 단체생활에, 사업에, 직장에 죽을 것과 같이 피곤하고 힘들어도 시간 없어 동동거려도 매일 세수하고 얼굴 매만지듯 양치로 치아 관리하듯 늦어도 탈모증상이 시작되기 전인 청춘 시절부터 머리털 관리 습관을 들이라는 얘기다. 15년이 넘도록 내 털이 가을 낙엽처럼 자살 행렬이 이어져서 왜? 끝없이 떠나는 지 뭐가 불만인지 지난 5년 동안 예전 조상님들의 머리채와 현세대 남녀노소의 머리털과 비교 관찰하며 야성의 센 바람과 머리털 운동을 연구하면서 뼈저리게 깨달은 결과물이다. 그래도 그렇지 5년 동안 머리털에 미쳐서 얻은 것이 깨달은 것이 자연 부족이라니, 운동(자극) 부족이라니 허허 허탈!

1부
털은 야성이다

(거친 자극이 밥이다)

탈모는 자연 부족이다

  인생은 준비와 관리 과정의 연속이다.

부모님의 보살핌 속에서 성장 과정과 학업 및 가족의 본보기 교육 과정을 졸업하는 시점인 사회생활 즈음부터 자신에 대한 준비와 관리는 더욱 철저해야 원하는 길을 걷게 되는 것처럼 머리털도 젊은 청춘 시절부터 얼굴과 피부처럼 관심을 가지고 관리를 게을리하지 않는다면 질환 등 몸의 이상으로 빠지는 경우를 빼고는 일생 동안 탈모로 걱정하는 일은 없을 것이다. 그러나 비교적 일찍부터 얼굴에는 온갖 사랑을 다하면서도 머리털은 남 털 보듯 하다가 탈모증상이 오면 제 털인 양 발광을 떠는 것이 인간의 모습이다. 준비와 관리를 철저히 하는 사람의 삶에 비해서 자만과 방심에 젖은 사람의 삶은 심각한 탈모증상 만큼 고통이 따르는 것이다. 탈모도 관리 없이 방심으로 방치한 대가라는 얘기다. 당신 주변에서 나이가 들었는데도 얼굴, 피부, 머리털이 반짝이는 분들을 더러 볼 것이다. '복받았네!' '희한하네?' 아니다. 그냥 놔둬서 저절로 그렇게 반짝이는 경우는 결단코 없다. 그의 삶 과정에서 일정 부분(돈+시간)을 얼굴, 피부, 머리털에 투자한 사람들이다.

  "돈도 없고 시간도 없고, 먹고살기 바쁜데 뭐."

우리 대부분 삶이 그렇지만 선조부터 대대로 써먹어 오는 한도 끝도 없는 식상한 레퍼토리다. 핑계다. 억지다. 맛만 갖추게 되면 멋이 없어 싫증 내고 멋만 추구하면 맛이 없어 외면한다. 본인(정신과 육체)도, 부부도, 가정도, 가게도, 사회도,

국가도 맛(속)과 멋(겉)이 조화되어야 한다. 주변(돈)만 보고 주위(가족)만 신경 쓰지 말고 자신도 살펴보고 돌보면서 신경 써야 한다는 얘기다. 그네들처럼 전문샵이나 병원에 가고 전문가 도우미 도움받고 돈 많이 드려야만 관리되는 것이 아니다. 생활수준과 관계없이 식생활이 많이 개선되어 사람마다 먹고 싸는 것은 큰 차이가 없다. 잘 먹고 잘 자고 잘 싸는 당신이라면 돈 없고 시간 없어도 관리하고자 하는 의지만 있다면 당신이 100세 되더라도 얼굴과 피부 머리털은 방긋 웃고 있을 것이다. 물론 당신의 삶과 인생도 빛나고 정신도 황폐(탈모를 부르는 문화) 없이 웃고 있으면 더 좋겠지만 말이다. 돈도 시간도 없다며 죽어라 뼈가 빠지게 일만 하는 당신! 화장실 가서 볼일 보고 손 씻는 시간에 얼굴과 목 정수리 부분을 힐끔 봐라. 때론 당신을 더욱 빛나고 당당하게 했고 시시때때로 당신의 일탈도 가려주면서 당신이 여기까지 오는 동안 오직 당신만을 위한 이미지였고 남은 인생도 지탱해줄 당신의 100년 형상을 더는 외롭게 방치하지 마라. 100년 평생 지구를 떠나는 날까지 풍성한 머릿결과 햇살 같은 미소, 달빛같이 빛나는 당신 모습과 빙그레 맘 기원한다.

머리털 생각·기막힌 머리털의 운명

인간의 풍성한 머리숱은 추운 날씨에 주인의 머리가 시리지 않도록 둘러싸고 무더운 날씨에 강한 햇볕을 차단하여 주인의 머리가 더워 먹지 않도록 식혀 준다.
머리털의 신속한 대응이 가능한 것은 머리카락 주성분이 단백질로 머리 피부 역할을 하기 때문이다. 현대인의 느낌은 정반대다. 머리숱, 길이와 관계없이 날씨가 추우면 '추워 죽겠다' 날씨가 더우면 '더워 죽겠다' 짜증이다. 인체가 이미 동굴생활에 적응하며 진화했기 때문이다. 인간의 머리털은 본질을 잃고 사느냐 죽느냐 기로에 있다. 살아남아도 주인의 이미지화 갑질에 순응할 것을 강압받고 있다.

오, 털! 생존의 털부림

털은 자연이 동물에게 준 최고의 선물이다.

움막이나 토굴 등 야생 생활이나 다름없던 태고 이래 18세기까지 인간에게 머리채는 계절과 기온, 주야 등 날씨에 따라 머리와 몸을 보호해주는 집이나 옷 이불처럼 수호 역할을 했다. 인간의 머리채는 자연과 더불어 살아가는 데 없어서는 안 될 보호막이었던 셈이다. 18세기 이후 야생 생활에서 주택생활, 자동차생활 등 자연이 차단(머리털의 생명력인 바람 차단 및 1년 내내 안팎의 환절기 현상)된 생활에 익숙해지면서 야성인 머리털은 보호 개념에서 이미지 개념으로 변화하기 시작했고 그 과정에서 머리털은 제 역할을 잃은 채 적응하지 못하고 퇴보하기 시작했으며 도시화되고 빌딩숲 등의 영향으로 머리털의 활력소인 야성 바람도 빠르게 차단되면서 생존의 털부림도 갈수록 기력을 잃고 있다. 설상가상으로 남성들 경우 인간에게 남아있던 유일한 야성인 머리채를 짧게 자르면서 머리털은 활력을 잃고 울안에 갇힌 사육동물의 빛바랜 털처럼 점점 퇴보하고 있다.

1. 청소년 청춘들의 풍성했던 머리털이 사라지고 있다. 젊은이들의 머리털을 눈여겨보면 20세기까지 청춘들의 풍성했던 머리털이 아니다. 머리숱이 눈에 띄게 줄어들고 있다. 딜모기 시작되기 전인 청춘 시절부터 피부처럼 치아처럼 관심을 가지고 관리하지 않으면 탈모 연령은 점점 빨라지고 지구촌 대머리 인류가 될

수도 있는 심각한 문제다.

2. 야생 동물과 사육동물의 털을 비교해봐도 털은 야성인 자연임을 증명하고 있다. 야생 토끼의 거친 듯 부드럽고 촘촘한 털은 집토끼의 드문드문 푸석푸석한 털과는 비교조차 안 되고, 야생 고양이의 윤기 흐르는 털은 애완 고양이의 그것과는 게임이 안 되며, 멧돼지의 까칠하면서도 부드럽고 반질반질한 털은 사육 돼지의 쥐 파먹은 듯 풀 죽은 털과는 비교조차 민망하다. 그나마 붙어 있던 애완견의 털도 예쁜 옷 갈아입고 멋 내고 외출하니 뽀얀 속살 보일 날도 멀지 않았다.

오, 털! 양심이는 가출했고 도덕이와 인성이도 나가겠다 짐 싸는데
너마저 떠나면....

머리털 생각 · 원시생활과 머리털

옛날 옛적 선조님의 원시생활 시절에 머리털 관리의 주체는 자연이었다.
야성의 머리털 생물에게 야성인 바람과 거친 생활 환경은 머리털의 생명력 그 자체였던 것이다. 긴 머리털을 자르거나 묶거나 싸맬 생각도 필요도 없었다. 머리털이 주인을 보호했기 때문이다. 머리털 주인은 원시생활 환경이 불편하고 고통스러웠겠지만 반면에 머리털에게는 더없는 천국이었다. 그러나 주인의 생활 환경이 점점 발전하며 문명의 생활 시대에 접어들면서 머리털 주인의 주거 생활도 진화한다. 야생 생활 터전에서 집 안 동굴 속 공간으로 바뀌게 된 것이다. 주인의 천국 생활이 시작되면서 머리털의 천국 시절은 끝이 난다. 머리털에게 불편하고 고통스러운 환경(자르고, 묶고, 싸매고)이 되면서 주인과 머리털의 처지가 뒤바뀐 역사다.

머리털은 야성이다

 머리털이 야성이라는 것은 야생 생활에 적응하고 대응하도록 거친 성질을 가진 세포조직 즉 자연환경이라는 뜻이다. 머리털이 뽑히기 직전까지 정도의 강한 야성 바람이나 머리채 머리카락 무게의 자극 또는 거친 환경의 겨드랑(서로 닿아 비비고), 사타구니(꽉 낀 옷에 문대고) 털의 자극에 버금가는 인위적 활력 운동이 필요하다. (관찰: 머리채 머리카락의 무게는 털의 굵기에 따라 사람마다 다르고 휴지기 또는 탈모증으로 빠진 머리카락이냐 방금 뽑은 건강한 머리카락이냐 등에 따라서 무게가 다르지만 대략 평균 50cm 머리카락 기준 0.0025g 정도 된다. 머리털 길이가 50cm 이상 되는 분들 경우 0.0025g 이상 나가는 무게의 방울을 머리카락마다 달고 다니는 효과로 털주머니와 털뿌리에 야성 바람 자극 못지않은 운동 자극이 전달되어 탈모예방과 발모의 활력은 물론 건강하고 풍성한 머리채 유지의 동력이 된다. 특히 머리채가 바람에 날릴 때, 걷는 과정에서 머리채가 찰랑거릴 때, 머리 감을 때와 감은 후 물기가 마르기 전, 수시로 빗고, 뒤로 당겨 묶을 때 등에서 상상을 초월하는 당김 자극이 모낭세포에 전달되는 활력 운동과 피부조직 운동이 일상 반복되면서 탈모예방은 물론 건강한 머리와 머릿결을 유지해준다).

◇ **증명**

① 인체의 털 중 일상에서 수시로 거친 자극을 받는 머리 뒷부분, 옆부분, 수염, 눈썹, 코털, 겨드랑, 사타구니 털은 비교적 잘 유지되고 있으며 야성의 성질을 잃지 않은 여성들의 머리채도 탈모 없이 잘 유지되고 있다는 점(관찰: 성별과 관계없이 50cm 이상 머리채를 청소년, 청춘 시절부터 유지 및 관리해오는 분들에겐 평생 동안 탈모증상이 거의 없다. 반면 여성 경우도 젊은 시절부터 머리털을 남성처럼 짧게 자르고 생활해오는 경우 탈모증상이 남성 못지않으며 젊은 시절엔 머리채를 유지해 오다가 결혼 후 또는 나이 들면서 머리채를 짧게(15cm 이하) 자르고 생활하는 기간이 길어질수록 남성보다는 느리지만 점점 탈모증상이 남성처럼 발생하는 경우는 시간 들고 귀찮더라도 머리채를 감고 빗고 묶고 관리하는 시간이 모낭세포의 자극으로 털뿌리에 활력을 주어 탈모를 예방하는 운동 시간임을 간과했기 때문이다).

② 같은 머리채 여성이라도 국가, 종교 등 처지에 따라 항상 전통의상이나 두건 등으로 머리털에 옷을 입히고 바깥 활동을 하는 여성들 경우 짧은 머리털 만큼 심하진 않지만 탈모가 발생하고 있다는 점(관찰: 머리채의 장점에도 불구하고 바람 자극 등 자연의 차단으로 발생되는 탈모증상이다. 증명으로 옛날에 머리채를 가지고 자연과 더불어 평생을 생활하셨던 조상님들에게 탈모증상이 있었던 것은 머리를 묶어 비녀를 꽂고 상투를 튼 채 한평생 생활하셨던 관계로 머리채의 장점인 무게의 자극 차단 및 바람의 자극 등 자연 차단이 원인이었다.)

③ 두드림과 헤어털치 등 인위적 운동의 자극(Hair working out)이 강할수록 머리털 활력이 넘치고 풍성해진다는 점(관찰: 머리털이 굵어지며 윤기 있고 성장이 빠르며 옆면 뒷면은 물론 머리털 전체가 더욱 풍성해진다).

④ 털주머니(영양저장 및 모근보호, 탈모 발원지)가 모근을 감싸고 있다는 점(관찰: 몸의 각 털을 지탱하기 위해서는 일정한 자극이 필요하다. 여성의 경우 머리채 자극을 유지하는 관계로 야성을 잃지 않고 털을 잘 유지하고 있으나 남성 경우 머리털을 짧게 자르면서 야성을 잃었고 옷 속 몸털 경우 오랜 세월 옷으로 인한 바람 차단으로 퇴보하고 제모 제품 사용과 털 유전자 변이 등을 거치면서 자극을 거칠게 받는 곳 '사타구니, 겨드랑' 등 일부만 유지되고 있다. 자연에 노출되었어도 짧은 머리털 경우 정수리 부분은 야성 바람 및 손길 자극조차 차단되어 점점 퇴보하지만 뒷머리, 옆머리, 눈썹, 수염, 코털 등은 자연 노출로 인한 자극은 물론 잠잘 때 베개와 비비고, 꿈꾸면서 문대고, 세수할 때, 면도할 때, 식사할 때, 말할 때, 숨 쉴 때 등 일상에서 항상 거친 자극을 받는 곳들이다).

*동식물의 세포처럼 모낭세포도 노소에 관계없이 일정한 자극을 주는 활력이 부족하면 제 역할을 다하지 못하고 퇴보함.

⑤ 머리털은 오랜 옛날 인간들의 야생 생활에서 거친 자연환경으로부터 머리와 몸을 보호해 주던 수호천사였다는 점

⑥ 춥거나 무더운 날씨에 인간은 얼어 죽고 더위 먹어 죽을 수 있어도 머리털은 날씨 감각에 따라 잘 적응하며 강해진다는 점(관찰: 환절기 때마다 기온에 적응하면서 일시적으로 빠지는 머리카락이 많아진다).

⑦ 머리카락은 수명이 있으나 모낭 속 모근은 재생이 가능하므로 사실상 정해진 수명이 없으며 탈모증이 없는 이상 주인이 죽고 나서야 죽는다는 점(관찰: 90세 이상 장수 어르신들 머리털 왕성).

⑧ 성장하는 인체조직의 생물이지만 자르고 펌하고 염색 등 주인이 무슨 짓을 하든 다른 인체조직처럼 상처가 나는 등 발광하지 않고 감각에 순응한다는 점

(관찰: 부패되지 않는다는 점에서 인체의 지존).

⑨ 대기의 자연환경과 의(옷), 식(채식⇒육식), 주(집), 자동차, 과학 등 발전하는 생활환경에 잘 적응하며 진화하는 각 인체조직에 비해서 특히 머리털만 신음하며 퇴보하고 있다는 점.

⑩ 야성 털의 특징인 거칠면서도 외부(자연, 인위적, 스트레스, 위험 전조 등)적 자극에 뛰어난 감각과 예민하다는 점(관찰①: 바람 등 자연의 자극 외에도 사람 손, 용품 등의 인위적 자극 전달에도 잘 반응하며 활력을 찾고 주인의 몸에 어떤 위험이 닥쳐오면 머리털을 쭈뼛 세워 위험 전조를 인지하도록 한다). (관찰②: 가정, 연인, 돈, 사업, 직장 등의 일로 정신적인 충격을 받거나 짜증으로 스트레스가 쌓이고 신경을 많이 쓰게 되면 다음 날 깜짝 놀란다. 기상 직후 머리를 빗거나 매만지는 과정에서 또는 머리 감는 과정에서 평소보다 많은 머리카락이 왕창 빠져나가기 때문이다. 탈모증상이나 나이에 관계없이 나타나는 것 또한 특징이다. 이 집안이나 저 집안이나 편안하고 행복해야 애들도 가출하지 않고 잘 자란다는 깨우침이다).

머리털! 뽑지만 말고 취침 전후 얼굴만 예뻐하며 만지작거리지 말고 팔다리 등 몸 운동만 하지 말고 머리털 아침 운동 헤어헬스, 저녁 운동 두드림(탈모증상 있는 분) 또는 머리털의 생명력인 야성의 센 바람을 대신해서 헤어털치(탈모증상 없는 분)로 머리털과 운동하며 놀아주자. 자극을 주자. 활력을 주자. 그 길이 평생 풍성한 머리털을 유지하는 길이다. 야성인 털(모낭세포+털뿌리)은 자극받지 못해 활력을 잃으면 탈모의 지름길이 된다.

모낭아, 모낭아 많이 힘들지
미안해, 너무 늦게 알았어, 니의 존재 이유!

　나무뿌리와 달리 모낭이 머리카락의 뿌리인 모근을 먹이고 키우고 보호해주는 수호천사 역할을 하고 있다. 자연(바람의 활력, 햇볕영양 등) 자극 운동이 부족하면 모낭은 활력이 약해져 탈모증상이 오고 헐떡이는 모근을 일정 기간 끌어안고 버티다가 주인보다 먼저 떠나는 고통의 순간을 맞는다. 휴지기로 빠지거나 탈모증으로 빠지는 머리카락 뿌리 부분을 만져보고 살펴보면 매몰차게 메말라 있다. 방금 뽑은 활력 있는 촉촉한 성분의 건강한 머리카락 뿌리 부분과 확연히 다르다. 모낭의 보호 속에서 수명을 다하고 휴지기로 빠지는 머리카락은 건강한 뿌리 모근을 통해 발모를 반복하지만 탈모증으로 빠지는 모낭 속 모근은 발모 역량이 역부족이다. 그러나 탈모증으로 머리카락은 빠지고 발모 능력이 역부족이더라도 죽을 때까지 모근을 보호해주는 모낭세포 덕분에 나무뿌리처럼 쉽게 죽지 않는다. 육안으로 보이지는 않지만 재생 여력 기간(약 2년)에 운동으로 활력을 주면 재생이 가능하다. (관찰: 육안으로 보이는 남아있는 머리털 외에도 탈모증으로 머리카락이 빠져서 육안으로 보이지는 않지만 기진맥진 모낭이 헐떡이는 모근을 죽는 순간까지 보호하고 있다. 증명①: 탈모증으로 메마른 머리카락이 두드리는 과정에서 빗살봉과의 마찰로 접질리며 끊어져 나가는 현상이 2년이 지나야 완전히 없어진다. 증명②: 두드림 과정에서 탈모증상이 멈추고 머리털의 상태가 좋아시긴 하지만 2년이 지나야 두드림 적용 시점으로부터 약 2년 전 모습으로 머리털 전체가 개선된다) 지금 당신의 머리털이 많이 가출했지만 조금이라도 남아있는 상태라면 두드림(두피 자극이나 두피 마사지가 아니고 모낭 속 털뿌리 재생 활력 운동) 운동을 더 늦기 전에 하루라도 빨리 시작해야 한다. 더는 탈모되지 않고 탈모 멈춤은 물론 죽어가던 모낭 속 모근이 활력을 찾게 되며 느리지만 점점 좋아져서 두드림 운동 적용 시점으로부터 약 2년 전 모습까지 개선된다. 물론 살아 있는 당신 머리털 뿌리 수량에 따라 사람마다 다를 수 있지만 그냥 그대로 방치하여 대머리 선생으로 가는 것보다 더는 머리털이 가출하지 않고 지금 남아있는 머리카락이라도 지키면서 조금만 더 개선 되길 바란다면 말이다.

머리털 생각 · 100년의 삶과 대머리

1960년대 '대머리 총각' 이라는 노래가 유행하던 시절이 있었다.
1960년대까지만 해도 풍성한 머리, 대머리는 처녀들의 관심 밖으로 희망 사항이 아니었다. 최고의 남편은 밤일 잘하고 아내와 가족들 굶기지 않고 배불리 먹일 능력만 있으면 '짱'인 먹는타령 시절이었다. 흰쌀밥과 고깃국을 먹을 수 있는 날이 제삿날과 명절뿐인 배고픈 시절이었기 때문이다. 21세기 결혼 생활은 상전벽해다. 바람 피우지 않고 밤일 잘해야 하는 것은 변함이 없지만 제사음식은 입술에 대지도 않는다. 제삿날도 피자와 치킨을 시켜 먹고 맛집을 찾아 지구촌을 누비는 돈타령 세상이다.
20세기까지는 수명도 짧았다. 50대 후반이면 영락없는 할머니 할아버지 모습에 일찍 가는 관계로 머리털에 신경 쓸 여력도 생각도 없었다. 21세기 후반이 되면 후손들은 중얼거릴 것이다. '지긋지긋하게 오래 사네?' 100세를 넘어 150세 그 이상까지 사는 세상이 될 것이기 때문이다. 결혼도 여자 30세, 남자 40세가 넘어야 할까? 말까? 재고 있다. 원시생활 시절에 조상님들이 세상을 떠날 즈음의 나이이다.
출산율 감소에 당황한 정부는 묶었던 정관을 풀라면서 비용까지 대주고 있다. 60세 이상 재혼이 빠르게 늘고 있고 앞으로는 80세 이상 재혼 전성의 시대가 될 것이다.
100세 이상 장수 시대엔 나이 숫자는 의미가 없다. 머리털의 소중함을 깨닫는 세대다. 가발업체가 기업화되고 있는 이유다. 100세인 당신에게 풍성하고 아름다운 머릿결의 이미지는 나이를 넘어 사자처럼, 호랑이처럼 상상을 초월할 것이기 때문이다.

털과 생활 습관

　탈모증상에 대한 전문가들의 견해는 다양하다. 유전과 질병, 콜라겐 부족, 노인성 변화 등으로 인한 경우를 빼고도 '음식문화' '생활환경의 변화' 등 원인이 많다는 얘기다. 그런데 인간에겐 머리털만 있는 것이 아니다. 남녀 각자 몸의 털 부위에 따라서 다르게 미치는 호르몬 불균형이 탈모를 유발한다는 견해도 있지만 여성들의 머리채, 국가와 종교적 특징 등에 따른 생활 습관을 분석해보면 탈모는 분명 관리 부족이다. 탈모증상이 심한 남녀도 각자 몸의 다른 부위 털이 비교적 잘 있는 경우와 대머리 선생들의 수염 부분이 탈모와 무관한 원인은 사람들의 생활 습관에 있기 때문이다. 남성 수염 부분은 청년 시절부터 여성처럼 거의 없었거나, 드문드문 있었거나 하는 분들도 있지만 말이다. 많은 털 부위 중 수염 부위를 만져보면 살갗이 살이 많은 연한 조직으로 되어 있어서 모낭이 자리 잡고 털이 자라기 좋은 환경이기도 하지만 중요한 것은 일상 습관으로 자극을 많이 받는 곳이라는 점이다. 세수할 때, 면도할 때, 화장할 때, 음식 섭취하고 씹을 때, 말할 때 등 수시로 자극(활력)을 받는 부위가 수염 부위다. 물론 연한 조직 부위 특징으로 세수, 면도 등의 자연스러운 생활 습관 마사지만으로도 모낭에 자극의 전달이 충분한 곳이기도 하다. 머리털 전체를 관찰해보면 탈모증상이 많이 발생하는 딱딱하기가 돌 같은 머리 정수리 부위와 모낭이 자리 잡고 털이 자라기 좋은 환경을 가신 머리 옆면, 뒷면, 그리고 수염 부위와 몸 구석구석 털은 조직이 다르기도 하지만 외부적으로 자극받는 생활 습관 환경의 여건 자체가 다르다는 것이다. 야성 바람이 차단된 생활환경에서도 비교적 탈모 현상이 적은 여성들의 경우는 남성과 달리 머리채로 인해 '자주 빗고' '자주 감고' '자주 뒤로 묶고' 하는 일상 습관에서 모근과 피부조직에 야성 바람 못지않은 엄청난 자극(활력)을 전달하게 되는 것이 특징이고 외출 때도 머리채의 특징으로 바람의 저항 자극도 많이 받는 장점을 가지고 있다. 머리채의 장점은 한두 가지가 아니다. 여성들의 머리채가 찰랑찰랑 거리면서 걷거나 움직일 때마다 머리채의 머리카락 한 가닥 한 가닥 자체 무게 자극으로 정수리 머리 윗부분은 물론 머리 전체 모낭 모근의 매개마다 활력을 전달하는 장점이 있다. 이러한 여성들의 장점은 예전이나 현재나 각 나라별로도 크게 변화하지 않은 채 일상생활 습관으로 이어져 오고 있다. 또한 요즘은 보기 드문 광경이지만 예전에 여성들은 물건을 머리에 이고 다니는 것이 생활화되어 있었다. 그 자체만으로도 모근에 상상 이상의 활력이 되었으며 탈모 방지와 여성 장수에 기여한 바가 크다고 볼 수 있다. (관찰: 머리채라도 1년 내내 모자나 두건 등으로 바람을 차단하거나 밤낮으로 묶여 있는 경우는 야성을 잃은 짧은 머리털과 다름없기 때문에 탈모증상이 발생한다.) 만약 남성들(긴 머리카락들을 가진 남성들은 국적을 불문하고 탈모증상이 심하지 않다)도 위에서 지적한 여성들과 똑같이 다양한 방법으로 정수리 부분 모근을 자극하는 머리채를 가지고 똑같은 머리털 관리 생활 습관을 일상화한다면 질병 탈모는 몰라도 탈모로 고민하는 분들은 거의 없을 것이다. 요점은 남녀 불문 짧은 머리털 경우 강한 자극 환경의 다른 부위 털들처럼, 여성들의 머리채 생활 습관처럼 특히 외로움에 몸부림치는 정수리 등 윗부분 머리털에 똑같은 자극을 주는 활력 환경이 필요하다. 따라서 머리카락이 원하고 필요로 하는 것은 자연환경(바람과 햇볕영양)인데 생활환경의 변화(야성을 잃은 짧은 머리털, 가정

동굴 자동차동굴 직장동굴 등 자연 차단으로 동굴 속 같은 생활환경, 1년 내내 환절기 현상 등)로 자연과의 소통을 차단시켜서 일어나는 탈모증상이므로 자연 효과가 나도록 부족한 부분을 도와(인위적인 자극)주면 된다는 뜻이다. 물론 더 중요한 것은 핑생 탈모가 오지 않고 풍성한 머리털을 유지하도록 청춘 시절부디 관리(머리털 아침 운동 헤어헬스: 1분, 머리털 저녁 운동 헤어털치: 30초~1분)하는 것이다. 필자의 경험에 따른 실험 관찰 과정을 그대로 기록해 놓았다. 필자의 경우는 15년 전부터 탈모 초기 전조증상이 있어 왔는데도 자만과 방심으로 방치해 오다가 그 대가를 혹독하게 치른 경우다. 탈모증상이 완전히 사라지기까지는 2년이 걸렸고, 개선되기까지는 3년의 노력이 필요했다.

머리털 생각 • 되돌림 못하는 얼굴 이미지와 결혼

사람의 얼굴 이미지와 결혼은 한번 어긋나면 되돌릴 수 없다. 뒤늦게 깨닫고 정신을 다잡아도 이전 본디의 모습은 기대할 수 없다. 두드림으로 수술로 재혼으로 화장을 해도 당당하고 청초하던 당신의 이미지와 들뜨고 행복했던 가정은 분명 아니다.
탈모, 검버섯, 주름, 이혼이 그렇다. 지구촌 어른들이 대를 이어 끝없이 반복하는데 소 닭 보듯 원인에 대한 미연에 방지 없이 자만과 방심으로 지속되는 인간의 자화상이다. "나이든 어른은 다 그렇지 뭐" 절대 아니다! "인생 다 그렇지 뭐" 후손 인생 그만 망쳐라! 이런 어른을 가까이 하지 마라! 똑같은 어른 모습으로 황폐된다.
머리털 운동의 주요 메시지는 100년 평생 멀끔하고 행복한 모습(탈모가 오기 전의 풍성하고 아름다운 머릿결, 검버섯과 주름이 자리잡기 전의 보석 같은 얼굴, 결혼 전의 불꽃같은 죽고 못 사는 사랑)의 유지와 관리다.
돌발 상황이 오기 전에 철저한 대비가 지구를 떠나는 날까지 반짝반짝 빛나는 이미지와 부부의 낙원! 행복한 가정 유지의 비결이라는 뜻이다.
탈모가 시작되지 않은 빛나는 청춘에게, 주름과 검버섯이 자리잡지 않은 티 없는 젊은이에게, 결혼 생활을 겪어 보지 않아 백지상태인 결혼을 앞둔 행운아에게 머리털 운동을 바친다. 100년 평생 젊은 이미지와 죽고 못 사는 부부를 유지하라!

탈모 고통

 얼마나 고민하고 고통스러운지 정신은 황폐해지고 한심한 생각에 눈물도 흐르고 코피도 흐르고 몸은 떨리고 눈은 충혈되었다. 잘 다듬어지지 않은 얼굴과 두상에 대머리는 상상 그 자체가 지옥이었다. 젊은 시절 풍성했던 머리숱에 은근했던 맘이 좀 빠지나 싶었던 머리카락을 자만과 방심으로 간과한 결과이기도 했다. 식사고 일이고 손에 잡히지 않았다.
 이 최악의 돌발 사태를 어찌 감당한단 말인가?
 자살 용기를 다시 내야 하나?
폭우로 산허리가 무너져 내린 듯 훤해진 머리를 모자로 감싸고 유명하다는 곳을 찾아 여기저기 헤매던 때 얘기다. 마흔 즈음부터 머리카락이 많이 빠져서(빠지는 정도가 아니고 머리 감을 때 빗을 때마다 추풍낙엽으로 짜증이 가중됐으며 옷, 베개, 이불, 침대, 수건 등 온 집 안 구석구석 빠져 뒹구는 머리카락이 부지기수였다) 늘 걱정은 됐었지만 10년 이상 오랫동안 어떤 노력도 없이 대책도 없이 그렇게 방치하다가 달포 사이 돌연 확 빠져버리고 나니 정말 확 돌아버릴 것 같았다. 머리털 없는 머리는 상상 불가였다. 차라리 머리통을 잘라? 내겠다는 각오로 5년 동안 탈모가 진행 중인 분에게 적절한 두드림 운동의 탈예빗(탈모를 멈추게 하고 살아있는 털뿌리 재생은 물론 회복 및 개선해주는 두드림 운동 빗)과 빛나는 청춘에게 적절한 머리털 운동의 헤어털치(탈모 없는 분들을 위한 털뿌리 활력으로 인한 평생 탈모예방 머리숱 개선으로 인한 평생 풍성한 머릿결 관리 방법)

에 미쳐왔다. 분명한 것은 미치(두드리고, 당기고, 비비고, 감고, 털고, 쐬고, 쬐고)는 순간 탈모증상은 멈춘다. 마음이 편해진다. 안정이 찾아온다. 느리지만 점점 개선된다. 그래서 많이들 미치는가 보다. 미쳐야 보인다!

이제 당신이 미칠 사례다.

머리털 생각 · 머리털은 생물? VS 죽은 세포일 뿐!

"죽은 세포가 무슨 생물?" "글쎄요? 생각해 보지 않아서…"
"생물이다" 선뜻 답하는 머리털 주인은 극히 일부다. 머리털에 대한 인식을 바꿔야 생각 없이 고통을 주며 방치하지 않고 핍박한 탈모에서 벗어날 수 있다.
털뿌리에서 모낭 밖으로 삐죽이 머리털이 나오는 순간부터 죽은 세포 취급하기 때문에 온갖 고통으로 핍박하게 되고 모낭과 털뿌리에 미치는 치명적인 악영향으로 탈모를 부채질하며 가출과 자살로 내모는 것이다. 머리카락이 죽은 세포로 자라는 것은 주인을 수호하기 위한 살신성인의 오묘한 배려다. 만약 털이 살아있는 세포로 자란다면 주인이 누구든 제명을 다하지 못할 것이기 때문이다.
☞ 털은 주인을 위해 죽은 세포로 자라지만 털뿌리와 털주머니로 연결된 생물이다.
①머리털은 유전자 등 주인의 정보를 공유한다. 주인이 죽어 흙이 되어도 머리털은 주인을 껴안고 있다.
②머리털이 자라는 데 산소와 영양분 그리고 햇볕과 바람 등 자연의 자극이 필요하다.
③주인에 따라 머리털의 수명은 2년에서 7년으로 다르지만 주인의 사랑과 야성으로 수호하는 정도에 따라서 평생 건강한 털뿌리를 유지할 경우 발모와 휴지기 빠짐을 반복하며 사실상 주인과 생을 같이한다.
④털주머니와 털뿌리는 머리카락을 통해서 자극을 받아 활력을 유지한다.
머리털이 생물이기에 모발이식도 가능한 것이며 머리털이 없었다면 인류의 역사도 지속될 수 없었을 것이다. 머리털이 수명을 다하고 털뿌리에서 떨어져 나오는 순간까지 머리털(머리카락+털뿌리+모낭=동체)은 살아 있는 생물체다. 고로 모낭과 털뿌리는 머리카락을 위해서 존재하며 머리털은 인체에서 유일한 자연환경이다.
피부처럼 사랑하자. 생명처럼 보호하자. 애견처럼 보살피자. 야성으로 지켜 주자!

까까머리와 탈모

 까까머리의 역사는 스님들의 역사다.
오래전 남녀노소 인간들의 머리채 시절에도 스님들은 까까머리였다. 옛날 옛적부터 까까머리 스님들에게 탈모증상이 있었는 지는 알 수 없다. 현재도 스님들에게 탈모는 의미가 없으므로 묻기도 관찰도 쉽지 않다. 필자가 할 수 있는 일은 지인 스님을 통한 구두 관찰이 전부였다. "부처님의 특명으로 지구촌 모든 스님들이 머리털을 기르도록 한다면 스님들의 머리엔 탈모증상이 있을까요? 없을까요?"가 질문 내용이고 "탈모증상이 있다"가 질문받고 응답해주신 일부 스님들의 답변이었다.
 ① 일반인보다 비교적 자연 야성 바람이 살아있는 산속 환경에서 생활하시는데도 까까머리인 관계로 바람의 자극을 받지 못해 일어나는 탈모증상이다.
 ② 일반인들이 매일 세수로 이마 윗부분에 손 마사지가 닿는데도 탈모 되는 것처럼 스님에 따라 2~3일에 한 번 머리 면도를 하시는데도 이마처럼 딱딱한 정수리 털뿌리에 면도로 인한 자극의 전달이 역부족이기 때문이다.

 지구촌 모든 스님들에 대해 조사하고 관찰하지 못하는 부족함을 조국과 지구촌을 지키는 군인(직업)들의 탈모증상이 대신 채워준다.
 ① 산속 등 자연 야성 바람이 살아있는 생활(근무)환경이 비슷하다.
 ② 까까머리에 가까운 짧은(남자) 머리털도 비슷하다.

③ 모자나 두건 등을 자주 착용하는 것도 비슷하다. 스님들과 군인들의 일상을 관찰해보면 많이 닮아 있다.

첫째: 몸 구석구석에 자극이 전달될 정도로 부지런하고 운동신경이 뛰어나다.

둘째: 머리 윗부분과 성수리 털만 빼고 머리 뒷면 옆면은 물론 몸 전체 털의 일상생활에서 받는 자극이 일반인들에 비해 거칠다.

오직 머리 윗부분과 정수리 털만 외롭게 방치하는 것은 일반인과 같다. 인간의 정신은 물론 육체 어느 부위든 쓰지 않고 운동하지 않고 자극 주지 않으면 퇴보하고 퇴화된다. 그걸 알고 있는 인간들은 매일 새벽같이 일어나 팔다리는 물론 몸 운동 건강 운동을 죽기 살기로 하고 그것으로도 부족하여 집집마다 자동기계까지 들여놓고 항상 뛰고 두드리고 토닥거린다. 그런 인간들이 같은 인체조직인데도 자극도 주지 않고 머리털 운동도 하지 않은 채 평생 왕따시키며 방치하는 곳이 있다. 특히 짧은 머리털의 정수리 등 머리 윗부분 모낭 모근이다.

왜 인간들은 정수리 등 머리 윗부분 애들만 방치(가출, 자살)하는 걸까?

치통 요통처럼 아프지 않고 쑤시지 않아서 그러나?

일탈된 정신처럼 잘 안 보여서 그러나?

머리털은 외롭다. 머리털은 슬프다. 머리털은 분하다!

두드림 운동을 통한
탈모 멈춤과 털뿌리 재생에 대한 정의

　당신의 머리털이 그동안 얼마나 탈모가 진행됐든 더 이상은 탈모가 진행되지 않도록 탈모 멈춤 및 살아있는 털뿌리 재생으로 좀 더 개선되도록 한다는 의미다. 탈예빗(두드림 빗, 일반 빗, 두드림 기타 용품 등)을 이용하여 탈모를 멈추게 한다거나 관리 및 개선되도록 한다는 것은 없는 모근을 생기게 한다는 뜻이 아니다. 또한 이미 죽은 모근세포가 다시 살아나게 도와준다는 것은 더욱 아니며 탈모증으로 활력을 잃고 기진맥진 헐떡이며 죽어가는 모근세포가 건강하게 재생할 수 있는 활력을 갖도록 두드림 운동으로 도와준다는 뜻이다. 따라서 본 책(두드림 운동 편)에서 탈모를 멈추게 한다거나, 개선한다는 의미는 당신의 현재 머리 상태를 더 이상 탈모로 망가지지 않도록 하고 탈모증으로 헐떡이면서도 죽지 않고 버티고 있는 재생 여력의 모근 수량에 따라서 머리털을 좀 더(상태에 따라 2년 전 모습까지 가능) 개선해주는 데 도움이 된다는 말로 이해 바란다. 탈모의 예방 및 관리는 머리털이 건강할 때부터 일상관리로 습관을 들이는 것이 가장 좋다. 청춘 시절부터 관리하지 않으면 누구나(남녀 불문) 탈모가 올 수밖에 없는 처지(야성을 잃은 짧은 머리털 경우, 밤낮으로 묶어 놓는 경우, 외출 때마다 모자나 두건 등으로 머리털을 감싼 채 평생 생활하는 경우, 매일매일 털뿌리에 활력을 주는 관리를 전혀 하지 않거나 관리를 하더라도 털뿌리에 미치는 활력이 미미할 정도로 관리가 소홀할 경우 등)와 생활환경(평생 동안 머리털의 생명력인 바람을 차단한 동굴 속 생활환경, 1년 내내 환절기 현상의 생활환경, 대기오염

등이 갈수록 심각해지는 생활환경 등)으로 점점 변해 가기 때문이다. 자만과 방심으로 탈모가 시작되었다면 바로 탈모 멈춤 살아있는 털뿌리 재생 등 관리 개선 방법을 시작하는 것이 가장 좋으며 너무 늦은 상태서 시작하면 개선이 늦어지거나 완벽한 회복이 어렵게 되는 것이다. 이제 당신이 가지고 있는 탈모에 대한 잘못된 고정관념을 일상생활 속 상식(예방 및 관리)으로 전환하라. 탈모 인간의 특징 중 하나는 처음에는 머리카락이 조금씩 빠지기 시작한다고 걱정을 하면서도 별로 대수롭지 않게 방심하고 방치하다가 이마 윗부분이 훤하게 넓어지거나 정수리가 훵해지면 그제야 놀라는 분들이 많다. 탈모가 시작되었다는 느낌을 인지하는 즉시 망설이지 말고 바로 두드림을 통한 탈모 멈춤과 살아있는 털뿌리 재생으로 탈모에서 벗어나라. 다행히 탈모가 시작되지 않은 분이나 청소년 청춘이라면 젊은 시절부터 치아, 얼굴 및 피부관리와 똑같은 관심으로 관리(머리털 운동 헤어털치)하라.

머리털 생각 · 하루 10모발의 털뿌리가 죽어 간다

어린 시절부터 짧은 머리 경우 나이 들어 탈모증상이 처음 시작되는 시점에서 약 10년 정도 지나면 정수리 머리숱이 거의 빠진 상태가 된다. 머리 전체로 보면 적어도 3만 모발 이상 줄어든 상태가 되는 것이다. 탈모증상이 시작되는 날을 시점으로 매일같이 죽어 나가는 털뿌리 수효를 일일이 체크하지 않아도 하루 평균 10모발 안팎의 털뿌리가 죽어 나간다는 사실을 알게 된다. 한 달이면 300모발, 열 달이면 3,000모발의 털뿌리가 사라진다.
3,000모발이면 모발이식을 할 경우의 수효다. 이런저런 이유로 망설이면서 속절없이 보내는 시간 만큼 머리숱 개선은 점점 더 어려워진다. 현대인의 처지와 환경 문제로 주인의 본심과는 무관하게 진행되는 습관성 핍박 탈모는 활력을 잃어 가고 있는 털뿌리를 더 죽이느냐? 좀 더 살리느냐? 결국 시간 싸움이다. 탈모 멈춤과 극한 상황 속에서도 살아 있는 털뿌리 재생에 한시가 급하고 하루가 금쪽같은 이유다.

탈모와 햇볕

"무덤 속 시체에서 자란 머리카락이 발견됐다."

"동굴 속 생활인에게도 머리카락은 자란다."

등의 근거로 머리카락과 햇볕과는 관계없다고 주장하는 분들도 있다. 그러나 무덤 속 시체 머리카락 얘기는 극히 제한된 희귀한 얘기지 일반적인 현상은 아니다. 동굴 속 인간 생활 얘기는 병들어 눕기 전까지 밖의 생활을 했을 것이고 머리털은 길었을 것이다. 죽기 전까지 10년 이상 동굴 속에서 생활을 했다 하더라도 머리채의 장점과 그동안 밖의 생활하면서 쌓여온 머리채의 저항력으로 동굴 속에서 오랫동안 햇볕과 바람 자극을 못 쐰다 해도 죽기 전에 머리카락이 모두 빠지진 않는다. 탈모는 자연과 등지고 생활한다고 해서 하룻날 갑자기 오는 증상이 아니다. 또한 탈모증상이 오더라도 주인이 죽기 전까지는 남아서 자라는 애들이 있기 마련이다. 주인이 버티는 한 끝까지 버티는 머리카락이 남아 있다는 말이다. 중요한 것은 지구촌에 햇볕이 사라지면 일정 기간은 살 수 있겠지만 인간을 포함한 지구촌의 생물들은 결국 살 수가 없다. (관찰: 발전하는 생활환경에 잘 적응하는 인체조직에 비해서 적응하지 못하고 신음하는 머리털로 보면 동굴 속 생활과 다름없는 환경으로 점점 변해 가고 있다) 매일 20분 정도 햇볕을 쬐면 자연환경인 머리털이 건강해진다. 특히 콜레스테롤로부터 만들어진 비활성 비타민 D가 활성 비타민 D로 바뀌면서 털뿌리를 포함한 인체조직 건강에 수많은 햇볕 영향이 미치게 된다는 얘기다. 광합성과 꽃이 피는 식물과 달라서 육안으로 보이는 죽은 세포인 머리카락 자체에는 코털이나 겨드랑, 사타구니 털처럼 햇볕이 필요 없다고 말할 수는 있겠지만 다른 인체조직처럼 머리털 등 몸털이 건강하게 발모를 반복하고 탈모를 방지하며 탈모증 있는 털뿌리가 건강하게 재생하기 위해서는 햇볕영양이 반드시 필요하다는 것이다.

※ 관찰

① 누구나 직간접으로 일상에서 햇볕은 쬐겠지만 매일 햇볕충전 없이 두드림(헤어털치)만 적용하는 머릿결 상태는 탈모를 멈추(예방)고 좋아지는 맛(회복)을 보는 데 만족한다면 두드림(헤어털치)과 햇볕 쬐기를 병행하는 머릿결 상태는 탈모를 멈추(예방)게 하고 좋아지는 맛(회복)은 물론 머리털이 굵어지고 윤기 흐르며 성장이 빠르고 풍성하게 관리되는 멋(개선)도 느낀다.

② 두드림(헤어털치)과 햇볕 쬐기를 병행하는 도중 날씨나 기타 사정으로 3일 이상 두드림(헤어털치)만 적용하고 햇볕을 쬐지 못 하면 기상 직후 헤어헬스 과정에서 머리카락이 더 빠져나가는 것을 확인할 수 있다.

③ 탈모를 유발하는 질병이 아닌 각종 사고 등으로 장기 입원하시는 분들에게서 탈모증상이 심하게 나타나는 것을 확인할 수 있다.

④ 몸이 불편하거나 여타 사정으로 햇볕과 담쌓고 지내시는 분들에게서 탈모증상이 심하게 나타난다.

⑤ 직업(해종일 운전, 실내 근무 등)상 햇볕과 이별하고 지내시는 모든 분들에게서 탈모증상이 심하다.

⑥ 바람의 자극 영향도 있겠지만 자연 속에서 생활하는 야생 동물과 햇볕이 차단된 사육동물의 털 상태는 울창한 숲과 민둥산이다.

자연을 이해하면 탈모는 상식이 된다

1단계 (평생 탈모예방 단계) 자연과 소통하라.

유치원 시절부터 청소년 시기까지 생활환경 및 교육환경 등의 변화로 자연과의 소통이 많이 부족한 상태다. 이런 현상은 머리카락의 저항력을 떨어뜨려 조기 탈모증상이 발생할 수도 있고 특히 머리털이 짧은 남성 경우 성인이 되면서 탈모증상이 필연적으로 찾아오게 하는 원인을 제공하는 계기가 된다. 어렵겠지만 가족이나 선생님들이 신경 써줘야 하는 시기로 자연(바람, 햇볕)과 소통할 수 있도록 하는 관심과 배려가 평생 탈모 고민에서 벗어나도록 해주는 가장 좋은 방법이 될 것이다. 머리카락이 건강하게 자라는 데 자연만큼 좋은 환경은 없다는 뜻이다. 자연은 야성인 머리카락의 가장 좋은 활력소다.

2단계(평생 탈모 걱정 없는 단계) 청춘 시절부터 머리 관리 습관을 들여라.

현재 탈모증이 있는 분들이나 대머리 선생들보다도 미래의 주인공인 청춘들이 더 걱정이다. 잘 관찰해보면 예전 청춘 젊은이들의 풍성했던 머리털이 아니다. 신체의 다른 부위들은 더 크고 건강해졌는데 비해서 그들의 머리숱은 갈수록 줄어들고 있다는 사실이다. 청소년 시절 늦어도 청춘 시절부터 관리하지 않으면 탈모 연령은 더욱 빨라질 것이고 어른이 되면서 대머리는 필연적일 것이다. 성인으로 접어드는 즈음부터 얼굴이나 몸매 등에 쓰는 신경의 0.1% 정도 머리털을 위해 쓰면 된다. Hair working out 헤어털치를 매일 실시한다. 돈도 지식도 필요 없다. 일상적으로 기상 직후 머리털의 아침 운동 헤어헬스 1분 취침 전 얼굴 및 머리 정리하는 시간에 머리털의 저녁 운동 헤어털치 30초~1분 머리털 관리 방법을 평생 생활화하면 된다. 머리털은 당신의 관심, 관리 만큼 100년 평생 탈모 없이 풍성하고 아름다운 머릿결을 유지한다.

3단계(탈모 초기증상) 자연환경을 보호하라.

탈모 멈춤 운동과 예방 운동을 동시에 적용한다. 탈모 고통으로 100년 평생 대머리로 빛나느냐? 풍성한 머릿결로 빛나느냐? 의 중요한 갈림길이다. 대부분 사람들이 나이 들면서 처음 겪게 되는 탈모 초기증상으로 빠지는 머리털이 많아지는 현상이 10일 이상 계속되는 경우에 탈모증상이 시작되었다고 봐야 하며 지체하지 말고 머리털 운동을 시작해야 한다.

#매일매일 이렇게 관리하십시오

적용1) 헤어헬스: 기상 직후 머릿결 건강관리 아침 운동 일상화

적용2) 두드림 운동: 탈모 멈춤, 살아있는 털뿌리 재생 운동, 탈모증상이 완전히 멈출 때까지 일상화

적용3) 헤어털치: 취침 직전 머리털 저녁 운동 일상화. 털뿌리 활력으로 인한 평생 탈모예방 머리숱 개선으로 인한 평생 풍성한 머릿결 운동

적용4) 햇볕 쬐기: 하루 20분 정도 햇볕과 소통 일상화

4단계(낙엽 탈모증상, 서서히 진행되다 급속 진행이 특징)

말 그대로 머리카락을 흘리고 다니는 증상이다. 오래전부터 진행되어 오던 탈모증상을 방심으로 방치하며 지내온 결과다. 침대, 이불, 베개, 옷, 수건, 온 집

안 등 머리를 빗고 감는 때가 아니더라도 여기저기 빠진 머리카락이 붙어 있거나 뒹구는 현상이다. 짜증을 느끼는 것은 기본이고 길을 가도 주위의 시선이 느껴지고 까까머리 스님에게 눈길이 가고 거울 보기가 두려워지는 추풍낙엽 단계다. 하루 머리카락이 100개 이상 빠지고 있는 단계로 어느 정도 머리숱이 줄어들 때까지 점점 급속하게 진행되는 것이 특징이다. 탈모 멈춤이 하루가 급한 경우다. 어물어물하면 늦는다. 필자가 그랬고 머리털 운동을 집필하게 된 계기다. 두드림의 신비부터가 당신이 할 일이다. 돈 드는 일도 아니고 힘들지도 않지만 쉽지도 않다. 누구나 시작할 수는 있겠지만 끈기와 의지가 약하다면 살아있는 털뿌리 재생 등 회복과 개선까지 가기가 어렵다는 얘기다. 탈모증상 진행 상태에 따라서 2~3년 대가를 치러야 하기 때문이다. 학업이든, 가정생활이든, 사업이든, 직장이든 자만과 방심의 대가는 그래서 크고 아픈 것이다. 이미 늦었지만 머리카락이 특히 많이 빠진다고 생각될 때 방치하고 시간 보내면 아주 늦는다. 탈모증으로 기진맥진 고사 직전이지만 그나마 털뿌리가 많이 살아 있을 때 활력을 줘야 한다.

당장 시작하라!

5단계(대머리 직전까지 진행된 분)

15년 이상 탈모증상을 방치해오는 경우로 정수리 및 머리 윗부분이 50~80% 이상의 머리카락이 가출한 단계다. 현재 드문드문 남아있는 적은 수량의 머리카락이라도 더는 탈모 되지 않도록 지키면서 약 2년 전 모습까지 조금만 더 개선되길 바라는 분이라면 당장 두드림 운동을 시작하라! (단, 재생 여력 기간인 2년 동안 죽지 않고 살아있는 털뿌리 수량에 따라 사람마다 개선되는 상태가 다를 수 있으며 2년 이상 두드림 적용하면서 관찰이 필요한 단계).

사람마다 자연을 이고 산다

지구촌만이 가지고 있는 특징이 있다. 공기와 물 그리고 울창한 숲이다.

지구촌의 자연환경이다.

인류도 각자 오직 본인만 소유하고 있는 특징이 있다.

유전자, 지문, 목소리, 몸매, 얼굴 생김새 그리고 인체에게 유일한 자연환경인 머리숱 등 머리 모양이다. 당신의 두상과 얼굴 모양에 따라서 머리털이 차지하는 신체적 이미지의 중요성은 상상 그 이상이다. 지구촌 나라마다 남녀마다 다르지만 머리에 7만~10만 이상의 머리카락 생물을 키우며 살고 있다고 생각하면 그렇지 않아도 무거운 머리에 더 숨통이 차는 느낌이지만 만약에 머리에 머리털이 한 가닥도 없다고 상상해보면 복에 겨운 느낌이다. 당신 머리에 살고 있는 머리카락이 당신에겐 어떤 의미를 가지고 있는가? 장식품 정도인가? 당신의 손발톱에 들이는 정성의 반만이라도 젊은 시절부터 머리에 관심을 갖는다면 탈모예방은 물론 머리털이 너무나 풍성해서 오히려 스트레스일 것이다. 머리카락은 야성 성질의 생물로 발모하고 재생하는 데 햇볕영양 외에도 자연의 자극인 바람의 활력도 필수다. 문명의 발전으로 머리털이 자연(바람, 햇볕)의 영향과 멀어지기 시작한 이래 인간들이 섭취영양 외에 자극으로 인한 활력 영양을 머리털에 충분히 공급해주기 위해 어떤 노력을 기울여 왔고 정성을 들여왔느냐, 살펴보면 아연실색이다. 첫 번째는 조선 고종 때의 단발령과 머리털을 짧게 자르도록 장발(머리채)을 단속해온 조상님들이 탈모 발원의 주체였다. 두 번째는 특히 남성들의 짧은 머리다. 학창 시절과 군 복무 시절에 머리를 짧게 잘라 야성을 잃게 하고 모자까지 뒤집어썼으니 가관이다. 탈모는 당연지사다. 21세기 들면서 학교마다 불고 있는 복장 및 두발 자유화는 그나마 천만다행이다. 지구상의 온갖 생물 중에서 자극 주지 않고 가만히 놔둬서 100년 이상 잘 자라는 생물은 없다. 머리털이 비교적 야성의 바람 자극을 많이 받았던 역사를 살펴보면 태고 시대부터 옛날 농어업중심이던 선조 머리채 시절까지가 털이 춤추던 시대였다. 강풍도 태풍도 그대로 머리털에 쐬면서 사람은 날아가도 머리털은 빠지지 않을 정도로 털뿌리가 강했다. 산촌 농촌 어촌 중심의 산이나 들판 바다와 관련되던 직업으로 생활 자체가 자연(햇볕, 바람)과 함께였던 18세기까지가 야성인 털의 세상이었던 셈이다. 이후 경제발전으로 건물과 빌딩이 들어서고 도시화가 빠르게 진행되면서 바람은 차단되고 자연 속에서 건물 속으로, 야외에서 자동차 안으로 털의 환경(안팎의 상이한 온도, 자연 차단 등)도 바뀌면서 다른 인체조직과 달리 적응하지 못하고 고통으로 퇴보하는 머리털을 위해서 특별히 신경을 써야 하는 시대가 된 것이다. 생활의 문명이 발달하면서 매연가스, 토양오염 등으로 도시 주변의 나무 및 식물들도 살아남기 위해 몸부림치고 있다. 자연환경 변화와 생활환경의 발전으로 인한 대기오염도 가세하여 머리털을 내쫓고 있다. 머리카락의 비명 소리만 갈수록 처절하다.

"머리털의 생명줄! 바람의 자극이 그립다."

"햇볕영양은 어디 있느냐?"

"지구가 죽어가는 것이냐?"

인간들이 지구촌 자연환경의 파괴로 인한 기후 변화의 심각성을 깨닫고 숲을 관리하고 생물을 보호하려는 노력은 하고 있는 반면에 정작 자신을 보호해주고 이미지를 지켜주는 인체에서 유일한 자연환경인 머리카락 생물은 스스로 방치하여 황폐되고 있다.(관찰: 바람만 있고 햇볕이 들지 않거나 햇볕만 들고 바람 한 점 없는 환경에서도 잘 적응하며 자라는 음지나 온실 식물 등이 있지만 야성인 머리털은 바람의 자극과 햇볕영양 둘 중 하나만 부족해도 적응하지 못하고 시루 속 콩나물처럼 당장 발모하는 데는 문제가 없으나 평생 모근에서 머리카락이 발모를 반복하고 건강하게 자라는 데는 한계가 있어 탈모증상이 온다). 인간들이 머리카락에 좋다는 심지어 검어진다는 이것저것 꾸역꾸역 먹고 탈모에 좋다는 것 찾아서 여기저기 다니는 반면에 햇볕영양 부족과 발모 역량의 역부족으로 활력을 잃고 기진맥진 메말라 죽어가는 머리카락의 비명 소리는 듣지 못하고 있다. (관찰: 머리털은 뿌리가 있는 생물이다. 자극이 사랑이다. 그러나 인간들은 일탈을 가려주는 이미지로 머리털을 내세울 뿐 사랑에는 인색하다. 심지어 인간들은 야간에도 실내에서도 자동차 안에서도 모자나 두건을 뒤집어쓰고 머리털을 못 죽여 안달이다) 다행히 인위적 자극의 전달에도 탈모 발원지 모낭이 잘 반응하고 적응하므로 두드림 운동 활력 전달과 자연환경(햇볕 쬐기)의 병행으로 탈모 멈춤 살아 있는 털뿌리 재생 등 회복과 개선이 가능하다. 인간은 자연을 이고 산다.

  머리털은 인체의 유일한 자연이다.

인간의 지존 영원한 머리털!

머리털을 생활환경 등 생활 습관과 연관하여 관찰해보면 특히 남성 짧은 머리 경우 정수리 부분의 머리털이 그나마 붙어 있는 것조차 신기하다. 머리 감을 때마다 미치는 미미한 자극(비비고, 당기고)마저 없었다면 이미 대머리 인류가 되었을 것이다. 인체조직 중에서 팔다리 운동을 열심히 해도 나이 들면서 힘이 빠지며 통증에 시달리고 양치를 열심히 해도 충치 풍치가 오며 온갖 좋다는 것을 다 먹어도 눈이 침침해지는데 특히 남성들의 짧은 머리 정수리 부분 머리털엔 평생을 자연적이든 인위적이든 자극은커녕 모자를 뒤집어쓰고 살아가니 악을 쓰며 붙어 있는 애들이 고맙다는 얘기다. 인간의 육체는 물론이고 정신(인간 자체)도 자극받지 않으면 진화는커녕 변화도 어렵다. 자극은 식물을 포함한 지구촌 만생물의 생존과 진화의 법칙이다. 세상의 온갖 생물 중 동일한 매개에서 매일 평생 동안 계속 자라는 생물은 인체조직의 털과 손발톱뿐이다. 만약 인간이 천 년 이상 또는 영원히 사는 동물이라면 털과 손발톱도 영원히 자랄 것이기 때문이다. 털과 손발톱은 매일 조금씩 자란다. 추위도 더위도 자란다. 주인이 잠자는 시간에도 애들은 쉬지 않고 자란다. 주인이 살기 위해 음식을 섭취하고 항상 숨을 쉬듯 애들도 에너지가 필요하다. 주인이 섭취하는 간접적인 영양분(음식영양, 햇볕 등) 외에 직접적인 영양(자극)이 필요하다는 얘기다. 사람마다 하는 일에 따라 손발톱은 가혹하리 만큼 일상에서 자극을 받는다. 받는 자극이 너무 강해서 오히려 탈도 난다. 인간의 손발톱처럼 털도 일상에서 늘 자극을 받는다. 그러나 오직 정수리 애들만 왕따되어 방치된 채 자극받지 못해 탈이 난다. 화분의 화초 경우 온갖 정성을 다해도 평생 동안 건강하게 보살펴주기가 어려운데 동일한 매개에서 100년 이상을 자라며 인간을 보호해주고 이미지를 지켜주는 머리털을 생각하면 지금 삼시 책을 덮고 쓰다듬어 주며 경의를 표하자. 외로운 정수리 머리털에 손을 얹고 그동안 방치했던 마음을 성찰하자. 매일 기상 직후 머리털의 아침밥 헤어헬스로 운동하며 건강을 챙겨주자. 매일 취침 직전 머리털의 저녁밥 헤어털치(탈모가 진행 중인 분은 두드림 운동)로 운동하자. 매일매일 머리털 운동 자극으로 모낭세포와 털뿌리에 활력을 주어 평생 풍성한 머릿결로 관리하자.

오, 인간의 지존 머리털이여! 방심으로 방치했던 주인을 용서하소서.

머리털 생각 · 소중한 머리털아 잘 있니?

"생전 처음 누구세요?"
"누구긴, 머리털아 너희들 주인이지"
"주인님이 사람이었어요?"
"그럼, 영묘한 사람이지. 축복받은 머리털아!"
"사람은 죽어야 철이 든다던데?"
"머리털이 어찌 그런! 명언을…"
"다 보고(행동) 듣고(말) 있거든요"
"그럼 네 주인이 어제 뭘 했는데?"
"매일 자나 깨나 폰만 들여다보잖아요"
"미안해, 뭐 불편한 것은 없니?"
"말해도 돼요?"
"물론이지, 다^^ 뭐든^^ 들어줄게"
"햇볕 쬐고 싶어요. 바람 쐬고 싶어요. 매일 감아 주세요. 온갖 고통으로 핍박하지 마세요. 술 좀 작작 드세요. 다른 피부처럼 사랑해 주세요. 매일 머리털 운동을 해 주세요. 모자 좀 생각해서 쓰세요, 두건 좀…"
"야야 머리털! 불만이 끝이 없네, 죽고 싶냐?"
"거봐, 축복은 무슨…"

급속한 탈모증상의 충격

◆ 개요

■ 남자. (2011년 8월 급속한 탈모의 충격)

젊은 시절은 대부분 비슷하지만 필자도 머리숱이 많아 항상 풍성한 머리 모양을 하고 있었다. 나이 40 전후로 머리 감을 때마다 머리카락이 추풍낙엽처럼 빠져서 탈모가 진행 중인 것을 느꼈었고, 2001년 초봄 정수리가 휑해지고 있다는 단골 이발사의 탈모 진행 지적이 있었는데도 별다른 조치 없이 '설마' 하는 방심으로 대책 없이 방치(2001년~2011년)하는 사이에 탈모증상은 점점 심해졌다. 2011년 7월에 들면서 머리카락이 겁나게 빠지기 시작했다. 그해 8월에는 왕창 한 움큼씩 머리를 감거나 빗을 때마다 빠지더니 급기야 8월 말에 가서는 머리 윗부분이 휑해진 것이다. 이마에서 머리 윗부분 정수리까지 마치 벌목한 산마루처럼 숲이 사라졌다. 당혹감에 순간 전율했다. 이럴 수가! 특히 정수리 부분은 10년 탈모로 90% 이상 빠져나가 휑해졌다.

2011년 9월 1일

10년째 매달 말일경 들르는 단골 이발소 의자에 앉은 필자의 휑해진 머리를 놀란 토끼 눈으로 한참 동안 말없이 이발소 사장은 내려다보고 있었다. '자주 보는 현상인 듯?' 말이 없었다. 충격이 가시지 않고 있던 필자 역시 아무 말도 하지 않았다. 평소보다 빠르게 잘린 머리카락은 지난 이발 때와 비교해 절반 정도만 바닥에 뒹굴었다. 머리 양 옆면과 뒷면에서 잘린 머리카락이다. 충격이었다. 누가 볼까? 빠른 걸음으로 사무실로 돌아왔다. 시내 볼일도 어둠이 내린 다음에야 다녀왔다. 오랜만에 방문한 친구의 눈이 휘둥그레지며 "머리가 훤하네?" 놀란 표정이다. 그제야 여기저기 이런저런 탈모에 관한 각종 광고가 눈에 들어왔다. 탈모치료에 관한 다양한 광고부터 먹는 약, 이식, 가발 등 탈모로 고민이 많은 후배 모습이 떠올랐다. 나이 40에 윗부분은 머리카락을 셀 수 있을 정도로 머리카락이 거의 빠진, 그나마 남아있는 머리카락도 대다수가 흰 머리카락이던 후배, 그 노총각은 늘 탈모에 관한 약을 지니고 다녔고 수시 병원에 들르던 후배, 후배의 모습이 아닌 나의 현실이 될 줄은 꿈에도 몰랐다.

머리털 생각 · 필수 불가결한 머리털 운동의 증명

(관찰 결과) 머리털 운동을 하지 않는 사람 경우 빠져나가는 머리털의 수효가 주인이 처한 상황에 따라서 들쑥날쑥한다. 날씨에 따른 환절기, 햇볕을 3일 이상 쬐지 않은 경우, 모자나 두건 등으로 머리털을 싸매고 생활하는 경우, 스트레스나 짜증을 많이 받은 다음 날 등은 주인이 매일같이 겪는 동굴 생활과 환경에 따른 환절기 현상이 맞물리며 특히 머리 감는 과정에서 왕창 빠져나가는 것을 확인할 수 있다.

살맛 나는 머리털 아침 운동(헤어헬스) 저녁 운동(헤어털치)을 원칙과 규칙 대로 매일매일 빠짐없이 제대로 적용한다면 머리털은 어떤 변화가 올까?

 ①바람을 차단한 동굴(가정동굴, 자동차동굴, 직장동굴, 가둠동굴) 속에서 살아도
 ②1년 내내 사시사철 매일같이 날씨나 환경에 따른 환절기 현상을 겪으며 살아도
 ③모자나 두건 등으로 머리털을 싸매고 살아도
 ④머리털을 짧게 자르고 살아도
 ⑤배우자 문제, 돈 문제, 자녀 문제 등으로 고통받고 속을 푹푹 썩이며 살아도
 ⑥직장에서, 단체에서, 사회에서, 가정에서 짜증과 스트레스를 받고 살아도

정신과 육체, 오장육부는 몰라도 머리털은 건강하다. 위와 같은 상황이 올 때마다 머리털 운동 후에 자세히 관찰하면 한두 가닥의 미미한 수효 차이는 있지만 일일이 헤아려 보지 않는 이상 잘 모를 정도로 매일매일 거의 일정하다. 매일 운동하면 된다. 머리채 잡고 싸우듯 강하고 무자비하게 머리털 운동을 하면서 강도에 따른 변화를 관찰하면? 사람마다 머릿결 건강 상태에 따라 한두 가닥 끊어지는 머리카락은 발견되지만 그날 빠질 소수의 휴지기 머리털 외에 빠지는 머리털은 없다.

머리털 몸털 및 장수와 털의 관찰

1. 신체 부분의 다른 털은 잘 있는가?

　탈모가 급속하게 진행된 다음부터는 머리카락에 관한 모든 행동에 신경이 곤두섰다. 머리를 빗는 것도 조심스러웠다. 남아있는 머리카락마저 혹시 다 빠져버릴까 봐? 자주 감지도 않고, 살살 만지면서 조심스럽게 빗질하곤 했다. 그러나 그래서 될 문제가 아니었다. 탈모증으로 어차피 빠질 머리카락은 만지지 않아도 머리를 감지 않아도 빗지 않아도 빠질 것 같았다. 당연한 일인데 말이다(관찰: 탈모증으로 빠지든 휴지기로 빠지든 빠져나갈 머리카락은 머리털에 무슨 짓을 해도 아무 짓 없이 하루 종일 가만히 놔둬도 빠진다. 반면 건강한 머리털은 강제로 뽑기 전에는 하루 종일 가지고 놀아도 강하게 운동을 해도 빠지지 않는다. 증명: 헤어털치 머리털 운동 과정).

　2011년 9월 7일 샤워하기 위해 알몸으로 거울 앞에 선 나는 희망을 발견했다. 털이 풍성한 수염, 눈썹, 속눈썹, 코털 그리고 옷으로 감싸 바람 한 점 없고 햇볕도 들지 않는 인체 환경 속에서도 풍성함을 유지하는 사타구니, 겨드랑 그리고 다리털 등 몸 구석구석 털은 윤이 나고 있었다.

　얘들은 왜 안 빠지나?

뽑아도 아프기만 할 뿐, 그렇구나! 눈이 번쩍 뜨였다.

　(☞ 탈모 전문의에 따라서 의견이 상이)

2. 비슷한 연배의 비슷한 탈모증상 관찰

두드림 운동을 시작한 후 매일같이 들르는 충전소 직원 중에 필자와 비슷한 연배의 한 남자분도 머리 윗부분에 필자와 거의 같은 탈모 현상이 나타나서 유심히 그분의 탈모 진행 과정을 관찰했다. 탈모의 진행 속도는 놀라웠다. 정수리 부분에서 보이기 시작한 탈모증상은 불과 관찰한 지 3~4개월(2011년 11월 중순~2012년 2월 중순) 만에 머리 정수리에서 윗부분 전체로 훤하게 번졌다. 약간 떨어져 있는 거리에서도 그분의 탈모증상은 마치 여름 장마에 산허리가 수해로 무너져 내린 것처럼 휑하게 관찰됐다. 놀라운 속도다.

저분도 10년 이상 추풍낙엽처럼 빠지던 머리카락이 어느 날 갑자기 왕창 빠지기 시작했으리라. 당혹스러웠는지 어느 날부터 그분은 머리를 아주 짧게 자르고 모자를 쓰고 다니셨다. (관찰: 탈모를 가려주기 위한 모자나 두건 등의 착용은 증상을 보이지 않도록 덮고 외면하는 행동으로 탈모를 더욱 심화시키는 대머리 지름길이다). 불과 3~4개월 만에 개선이 늦어 버린 정도로 진행된 것이다. 저 정도 되면 포기하고 사시겠지. 나이도 있고 치료 비용도 문제고 많이들 탈모로 사는데 뭘.... 탈모가 진행 중인 분들의 설문에서 많이 나오는 답변이다.

그해 겨울, 관찰한 지 1년이 지난 시점인 2013년 1월 중순경에 그 충전소 아저씨는 여전히 근무 중이었고 탈모는 정수리 및 머리 윗부분 기준 70% 이상 진행되어 있었다. 짧게 깎았던 옆면과 뒷부분 머리털을 길러서 탈모증상이 심한 부분을 가리려고 연출하셨는데 오히려 더욱 어색해 보였고, 그동안 탈모로 인한 고충이 많았음을 단적으로 보여주는 장면이었다. 1년 전 머리 윗부분의 탈모증상은 머리 전체 부분으로 번지고 있었다. 2013년 1월 29일 밤 이후 아저씨 퇴사. 관찰

종료(관찰: 탈모증으로 조금씩 빠지던 머리카락이 추풍낙엽처럼 빠지기 시작하는 시기를 거쳐 급속 탈모로 진행되고 대머리가 되기까지는 15~20년 이상 오랜 세월이 걸린다. 늦어도 대머리 직전 단계인 급속 연쇄 반응 탈모가 진행 중일 때 또는 그전에 두드림 운동을 시작해야 약 2년 전 머리 상태로 개선이 가능하다).

3. 사람들의 비교

주거지가 3층이라 지나가는 사람마다 머리 부분을 볼 수 있다. 길을 가도 사람을 만나도 텔레비전을 봐도 사람들의 머리 부분에 가장 먼저 눈이 간다. 놀라운 일이다! 나이 드신 남자분들은 하나같이 머리 정수리 부분이 훵해 있다. 반면에 나이 드신 여성분들이라도 머리채를 유지하고 계신 분들은 탈모증상이 심하지 않다. 다만 머리채 여성분들 중에도 정수리 가르마 부분에 탈모증상이 보이는 분도 있지만 남성분들에 비해 심한 편은 아니다. 그러나 눈에 띄는 특징이 있다. 나이 드신 여성분들 경우 머리털을 짧게(15cm 안팎) 자른 분들이 유독 많은데 남성들처럼 정수리 부분으로 탈모증상이 보인다는 점이다. (관찰: 미혼인 젊은 여성들도 머리채에서 짧은 머리로 바꾸는 분들이 점점 많아지고 있다. 매일 머리털 운동으로 관리하지 않으면 기나긴 100년 인생 나이 들수록 점점 가르마는 넓어지고 정수리와 이마가 훵해지면서 민망한 대가를 치르게 된다.) 남녀 불문 머리털이 짧은 경우 예외 없이 탈모증상이 나타나며 훵하게 빠진 분들 모두 양쪽 머리 부분, 뒷머리 부분은 그대로 남아 있고 남성 경우 탈모증상과 달리 수염은 대부분 잘 있는 편이다. 특히 이마 윗부분부터 정수리 부분까지 탈모증상이 심하게 보인다.

4. 직업에 따른 비교

농어업중심이던 조상 시대까지는 남부여대인 경우가 많았다. 어린 시절부터 세상을 떠날 때까지 머리채를 유지했던 옛날 머리채 여성분들은 똬리를 이용하여 머리를 주요 이동 수단으로 각종 물건(쌀 등 농수산물, 땔감, 물동이 등)을 이고 다니셨고, 하루하루 삼시 세끼 먹고사는 것이 생활 자체일 정도로 영양도 부족했지만 탈모 걱정은 없었다. 현재도 시골 장터를 가보면 흔치는 않지만 머리에 물건 등을 항상 이고 다니시는 여성분들은 연세가 있어도 머리채 여부와 관계없이 정수리는 물론이고 머리털 전체가 풍성하며 대부분 장수하시는 분들이다.

뭘 뜻한다고 보는가?

옛날에는 바람도 많이 쐬는 생활환경이기도 했고 남녀노소 모두 머리채 생활했다. 이와 서캐 비듬도 많아서 자주 머리를 손톱으로 긁고(관찰: 청결 운동으로 머리숱의 이와 서캐 비듬이 사라지면서 숱이 깨끗해진 반면 두피의 무감각에 박박 긁어 털뿌리에 활력을 주던 손톱 자극의 손길도 끊겼다. 이래저래 정수리 털뿌리는 죽을 맛이다), 참빗으로 자주 빗고, 자주 감고, 자주 묶는 습관을 통해 야성의 강풍을 쐰 것 같은 일상 운동이 반복되면서 자연스럽게 정수리 모낭이 자극됐고 그 영향으로 장수하셨던 분들도 탈모증상이 심하지 않았던 것이다. 현재도 주택생활은 하지만 야성의 바람이 살아 있는 농어촌 산촌 등에서 생활하시는 분들이 도시화된 지역에서 생활하시는 분들에 비해 머리털이 비교적 풍성함을 볼 수 있다. 세계적으로도 도시화 등 생활환경이 발달한 나라의 지역일수록 탈모 인간들이 많고 생활환경이 비교적 덜 발달한 지역(농업, 어업, 산촌 등)은 탈모 인간들이 소수이면서 증상도 심하지 않다. 한편 농촌 어촌 산촌 등 직업상 주로 밖에서 일하시는 분들 중에서도 똑같은 시간에 똑같이 햇볕 아래서 일하는데도 남자는 탈모증상이 있고 여자는 없는 경우가 많은 것은 남자는 머리털이 짧아서 강렬한 햇볕에 두피가 장시간 반복으로 과다 노출되기 때문이며 여성분은 머리채가 햇볕을 가려주는 양산 효과가 있기 때문이다. 머리채의 다양한 장점으로 여성분들의 탈모증상은 심하지 않다는 얘기다. 도시에서도 직업에 따라 머리털은 차이가 난다. 거리가게, 건설업 종사자, 일용직 근로자, 산악인, 운동선수, 화가, 여행가, 미화원, 영업사원 등 자연과 더불어 생업에 종사하거나 자연에 머리털을 자주 노출시키는 직업인들은 실내 직업인들에 비해서 비교적 머리털이 풍성한 편이다. 자연이 주는 야성의 바람과 적당한 햇볕의 활력 영양이 탈모예방의 특효라고 보는 이유다. 그에 대한 증명으로 예전이나 현재나 바람을 차단하는 환경 속에서 생활했었거나 하고 있는 분(예전의 상투 생활, 갓 생활, 나라, 종교 등의 전통에 따라 항상 밖에서는 전통의상, 모자, 두건 등으로 남녀 불문 머리털에 옷을 입히고 생활하시는 경우)들은 탈모가 발생했었고 현재도 많이 발생하고 있다는 사실이다(관찰: 머리채라도 바깥에서 두건 등으로 바람 자극을 차단하는 경우와 상투나 갓, 비녀 생활 시절처럼 집 안에서나 밖에서나 머리털이 항상 묶여 있는 상태는 손발을 묶어 놓는 경우와 다를 바 없어 탈모증상은 점점 심해진다).

5. 탈모증상과 흰 머리카락

흰 머리카락이 발생하는 주요 원인을 보면 ① 멜라닌 부족 현상 ② 노화 현상 ③ 스트레스, 심한 고통 등으로 생기는 정신의 황폐한 현상 등으로 볼 수 있다. 탈모증상이 심하게 진행되는 정수리 주변의 머리카락들이 흰 머리카락으로 변해

가는 것을 보고 느낄 수 있는 현상은 ③ 번으로 흰 머리카락들이 탈모증상 진행 과정과 연관되어 있는 것이 예상되며 정신적인 고통이 탈모를 부르고 흰머리를 동반한다는 증명인 셈이다. 지금 당장 탈모가 발생한 당신이나 옆에 있는 분의 탈모와 흰머리 관계를 면밀히 살펴씨리. 달모가 발생되는 주변으노 특히 흰 머리카락이 많은 것을 볼 수 있을 것이다(관찰: 탈모증상과 동반되는 흰머리 발생 현상을 확인할 수 있으며 두드림 운동으로 탈모증상이 사라지면 흰머리도 없어짐). 물론 머리카락이 병들어 죽어 가는데 비실비실 가늘어지며 메마르고 색도 변할 수 있지만 말이다.

6. 머리털과 장수

주변에 장수하시는 어르신들을 잘 관찰해보면 머리털이 비교적 잘 붙어 있음을 확인할 수 있다. 여성분들이 장수하는 경우가 물론 더 많으시고 머리털도 잘 유지되고 있지만 장수하시는 남성분들의 경우에도 머리털이 비교적 잘 유지되고 있다. 남성 장수 어르신들의 머리털을 자세히 관찰해보면 탈모증상이 있고 또 심한 분도 계시지만 연세(80 이상)가 많을수록 대머리 선생은 거의 없고 비교적 머리털이 잘 유지되고 있는 것을 확인할 수 있다. 머리털과 장수가 연관성이 있다는 뜻이고 오래 살려면 머리털에 관심을 가져야 한다. 100년 장수 시대에 탈모 문제를 넘어서 100년 이미지와 생존의 문제로 인식하고 머리털 관리를 잘해야 한다.(관찰: 주목할 점은 머리털 풍성하게 장수하시는 분들은 평생을 살아오면서 **부부**간에 부모 사식 간에 또는 가성생활에 불화 없이 순탄하게 지내 오신 분들이다.)

7. 노인성의 탈모

나이 들면서 탈모가 오면 노인성의 변화로 치부하는 경우가 많다. 인간들이 변화와 진화 없는 삶을 반복하면서 남긴 허무한 족적이다. 인간을 포함한 사육동물과 반려동물들의 털은 운동량이 부족하면 털뿌리 자극으로 인한 활력 부족으로 나이와 관계없이 털뿌리의 발모 능력이 떨어져 털이 가늘어지고 빠진다. [증명① 머리털의 운동량이 부족하면 청춘 젊은이도 머리털이 가늘어지며 탈모 되지만 머리채 등 생활 습관으로 털뿌리가 활력 넘치는 분들의 머릿결은 나이가 들어도 풍성하며 머리털 외에 생활 습관으로 항상 거친 자극을 받는 몸 구석구석 털은 나이와 관련 없이 한평생 풍성하다. 증명② 두드림과 헤어털치 등 머리털 운동이 활발할수록 나이와 관계없이 머릿결이 개선된다(관찰: 인간의 머리털은 피부처럼 보호하고 관리하고자 하는 주인의 의지와 관계있어도 나이와는 관계없다)]

머리털 생각 · 머리채 정수리 33 VS 짧은 머리 정수리 0

사람의 정수리는 한번 돌아선 여자의 마음 만큼 단단하다. 사람마다 다른 머릿결 상태에 따라 차돌 같은 정수리의 털뿌리가 건강하게 발모를 반복하는 지 여부의 관찰 결과는 극과 극이다. 사람 정수리의 털뿌리가 일상에서 활력이 미칠 정도로 강한 자극을 받는 경우는 머리 감을 때 빗을 때 등 사람의 손길이 닿을 때이다. 그런데 정작 털뿌리에 미치는 강한 활력은 사람의 손길이 아니라 긴 머리털을 통해서 자극이 전달된다. 머리털이 30cm 이상인 사람 경우 머리를 빗거나 감을 때 등 해종일 평균 33번 머리카락을 통해서 정수리의 털뿌리는 강한 '태풍급' 살맛 나는 활력을 받는다. 반면 머리털이 10cm 안팎으로 짧은 주인의 경우 해종일은 물론 평생 동안 단 한 번도 정수리 털뿌리는 미미한 자극 외에 살맛 나는 자극은 받지 못한다. 머리털이 짧은 주인의 정수리가 나이 들수록 황폐되어 훤하게 빛나는 원인이다.

탈모의 문제의식과 사고의 전환

탈모 멈춤과 개선의 필요충분조건은 살아있는 털뿌리 재생 역량의 동력인 자극과 햇볕영양의 공급이다. 두드림 운동을 이용한 자극은 인위적인 활력 운동으로 생활환경의 변화와 당신이 방심하는 사이 탈모증상이 이미 떠나 버린 버스이므로 따라잡기 위해 고속열차라도 타야 하는 방법이라고 보면 될 것이고, 햇볕은 야성 생물의 활력 영양으로 인위적인 운동의 자극과 병행하면 그 효과가 배가 된다는 뜻이다. 물론 청소년, 청춘 및 탈모증상이 없는 분들은 자연(바람과 햇볕)적인 자극(활력)만으로 충분하지만 1년 내내 환절기 현상으로 머리숱이 줄고 있고 예전 야성 바람 자극의 맛(센 바람)을 느끼기에는 어려운 주거환경과 상태(특히 남성 등 짧은 머리카락)이므로 인위적 운동의 활력소 헤어털치와 자연과 소통을 병행해서 관리해야 평생 탈모예방은 물론 머리숱 개선 등 풍성한 머릿결을 유지할 수 있다.

1. 자극을 주는 활력이다.

자연은 차치하고 몸에 붙어 있는 털 중에서 그나마 풍성함을 유지하는 모든 털은 항상 비비고 닿고 하는 자극과 관련이 있는 곳들이며 오직 일상에서 자극을 전혀 받지 못하는 곳은 정수리와 윗부분의 머리털뿐이다. 지구촌 젊은 남성들은 짧은 머리에 자극은커녕 모자나 두건을 뒤집어쓰고 살면서 빠지는 머리가락만 원망한다. 자업자득이다. 일단 탈모가 일어나는 당신의 머리 M자 부위, 정수리에서 이마 윗부분을 더듬어 봐라. 두피조직도 얇아서 마치 돌처럼 딱딱한 조직으로 죽은 각질 세포 여러 층으로 이루어져 있는 표피 부분임은 누구나 알고 있다. 그런데 돌처럼 딱딱하긴 하지만 많이들 이용하는 손가락 마사지, 빗 마사지, 각종 도구 마사지만으로도 심신 안정과 두피 근육을 이완하는 효과 외에도 탈모증상 없는 분들에게는 머리털 관리에도 도움이 되지만 이미 탈모가 진행 중인 분들에게 탈모 멈춤과 살아있는 털뿌리 재생 등 회복을 기대하기는 역부족이다. 딱딱한 정수리 부분의 머리카락을 뽑아서 살펴보면 모근이 상당히 깊이(약 2mm) 박혀 있는 것을 확인할 수 있다. 탈모증상이 시작된 정수리 모낭 속 털뿌리에 재생의 활력을 주려면 두피 마사지로는 모낭에 기별도 안 가며 그 이상의 운동이 필요하다. 정수리 부분과 달리 머리 둘레 부분 귀 쪽 옆면과 뒷면 후두부 쪽을 더듬어 봐라. 비교적 살이 많은 연한조직으로 되어 있어서 마사지 효과만으로도 탈모예방이 충분한 곳이다. 연한 피부조직은 혈관의 발달이 용이하고 혈액의 공급도 풍부하여 머리카락이 자라기에 좋은 환경이라는 것이 전문가들의 견해다. 따라서 귀 쪽 옆면과 후두부 쪽 머리카락은 굳이 인위적인 자극의 전달이 아니더라도 잠잘 때 베개와 비비고, 무의식적으로 문대고 하는 자극(활력) 운동만으로도 탈모예방이 가능하며 탈모가 있는 분들도 이곳만은 비교적 풍성함을 유지하고 있는 것이다. 만약 인간들이 잠잘 때 거꾸로 물구나무서듯 머리 정수리 등 윗부분을 바닥이나 베개에 비비면서 잠자는 것이 일상화되어 왔다면 엄청난 몸무게의 자극으로 정수리 및 머리 윗부분에 탈모예방은 물론 머리털이 풍성했을 것이고 오히려 머리 옆면과 뒷면에 탈모증상이 왔을 것이다. 그 외도 발가벗고 몸 구석구석을 살펴보자. 머리 정수리 부분을 제외한 털이 자라는 곳마다 비교적 살갗이 연한조직으로 되어 있기도 하지만 일상에서 수시로 자극받는 곳들이다. 만약 당신의 뒷면 머리카락과 옆면 머리카락은 비교적 풍성한데 정수리 부분 등 윗부분만 휑하다면 호르몬 영향이나 자라기 좋지 않은 조직 등은 차치하고 전혀 머리털에 대한 관심도 관리도 없었다는 증거다. 그렇다. 눈썹, 속눈썹, 수염은 눈을 깜박이거나 음식물 씹을 때, 세수 및 면도할 때 등 일상생활 속에서 받는 자극만으로도 탈모예방이 된다. 생활환경이 아무리 변해도 육체의 털 중에서 한평생 자나 깨나 10초도 쉬지 않고 엄청난 바람의 자극을 받는 곳이 행복한 코털이다. 숨 쉴 때마다 작은 공간의 콧구멍 코털이 받는 자극의 강도는 강풍이다. 특히 코를 풀 때 코털이 받는 자극의 강도는 강렬한 토네이도다. 콧물의 액체로 인해 인체의 털 중에서 가장 지저분한 환경의 코털이지만 육체의 털 중 건강은 단연 으뜸이다. 그래서 시련도 많다. 왕성한 코털이 코 밖으로 삐죽 내미는 순간 코털은 여지없이 잘려 나간다. 코털 제거기를 발명하는 등 왕성한 코털을 제거하기 위해 인간들은 연일 코털과 전쟁이다. 오! 같은 몸털인데 어찌 이리도 다를꼬? 그러나 눈썹과 수염 부분처럼 매일 세수할 때 손 마사지가 닿는데도 이마 윗부분이 탈모 되는 것은 조직도 환경도 다르기 때문이다. 정수리처럼 딱딱한 이마 윗부분도 약한 손 마사지만으로는 모낭에 활력 운동이 전달되지 못한다는 증명인 셈이다. 그 외 겨드랑, 사타구니 털 등 옷의 장벽으로 바람 한 점 없는 환경이지만 사람이 생활하면서 움직이는 과정에 맞대서 비비고 옷과 털들의 마찰로 늘 문대고 괴롭힘을 당하듯 야성의 바람 자극이 아닌 인위적 거친 마찰의 자극을 받는 부위들인데도 털이 윤이 나고 풍성하다.

2. 자연(바람 & 햇볕)이다.

두피가 땅이라면 진피는 흙이고, 모낭 속 모근은 뿌리고 머리카락은 숲이다.

자연(바람&햇볕)은 머리카락부터 온몸의 구석구석 털뿌리마다 그 영향이 미친다. 햇볕영양 없이 두드림을 이용한 인위적 활력 운동만으로는 온전한 탈모 회복과 개선이 어렵다는 의미다. 인간들이 먹고 싶은 것들을 입으로 다 먹으면서 인체의 지존 머리털의 생장 영양소인 바람과 햇볕은 하루 얼마나 쐬고 쬐는지를 살펴봐야 한다. 배 속의 배고픔은 느끼면서 머리카락의 흐느낌은 듣지 못하고 발모에 필요한 바람의 활력과 햇볕영양은 주지 않고 빠지는 머리카락만 원망하고 있지는 않는지 말이다. 머리카락은 자연(바람&햇볕)을 필요로 하는 야성의 생물임을 잊지 말자. 결국 주택생활, 자동차생활, 빌딩숲 등 도시화로 야성 바람은 쐴 수조차 없고 직업상 또는 여러 가지 이유로 하루에 필요한 햇볕조차 쬐고 있지 못하는 현대인들에게 탈모 현상은 필연적일 수밖에 없다. 더욱 염려스러운 것은 유아에서 청소년 시기까지 야성의 바람은 언감생심이라 해도 반드시 햇볕이 필요한 시기임에도 햇볕조차 쬘 수 없는 환경에서 생활하는 경우가 많아 비타민D 등 인체 자연 영양 부족으로 인한 탈모증상이 일찍 청소년 시절부터 나타날 수도 있는 것이다. 햇볕, 바람을 차단하는 머리카락은 시루 속 콩나물과 같이 머리털 생존 자체에 한계가 있다. 다행히 햇볕은 간접적인 영양을 미치지만 바람은 직접적인 영양을 미치므로 인위적 영양이 가능하다. 청소년 시절부터 발톱 관리하는 정도만 머리털에 신경을 쓴다면 갈수록 변해 가는 생활환경과 관계없이 100년 평생 건강하고 풍성한 머릿결을 유지할 수 있다는 얘기다. 강한 바람이 불어오거나 태풍 등으로 야성의 바람이 올 때 피하고 숨으려고만 하지 말고 머리채 날리는 거 싫다며 꽁꽁 묶지 말고 확 풀어헤치고 밖으로 나가 야성의 머리털과 야성의 바람 친정 형제자매들 만남의 배려로 머리털의 외로움을 달래주자.

두드림 운동이 억울한 탈모 진행 중인 분

두드림 운동과 헤어털치 운동을 비교하면 어린이와 어른의 차이다. 두드림 운동이 모낭세포의 자극으로 털뿌리에 미치는 활력의 강도가 해풍이라면 털치 운동으로 미치는 활력은 강풍이기 때문이다. 탈모증상 문제로 털치 운동이 부적절하므로 두드림 운동을 해야 하는 처지가 억울하다. 머리털은 하나하나가 독립된 개체다. 탈모증상이 있는 경우 두드림 운동이 귀찮아서 짜증나서 싫어서 창피해서 털치 운동을 하게 되면 그동안 탈모증상으로 메마르고 가늘어지거나 빠져서 육안으로 보이지는 않지만 모낭의 보호로 기진맥진 살아있는 털뿌리 재생에 도움이 되지 않는다. 또한 탈모증으로 자력 발모 능력이 역부족인 메말라 가늘어진 머리카락이 머리털 운동 과정에서 끊어지거나 빠진 채 방치되므로 결국 재생의 기회가 어려워진다. 두드림 운동이 싫으면 털치 운동이 아닌 다른 방법으로 신음하는 털뿌리 탈모증상을 회복시켜야 된다. 현재 탈모가 진행 중인 분들이 두드림 운동의 마지막 분들이 되어야 한다는 바람은 청소년 늦어도 탈모증상이 시작되지 않은 청춘 시절부터 매일매일 자연의 대안인 머리털 운동(헤어헬스, 헤어털치)을 한다면 질병 탈모는 몰라도 관리 부족으로 인한 탈모증상은 결코 없을 것이다. 지구촌 어떤 젊은이든 탈모증상이 시작되지 않은 시절부터 매일매일 헤어헬스 헤어털치 운동을 식사하듯 습관화한다면 탈모예방은 물론 더욱 건강하고 풍성한 머릿결로 평생 관리될 것이다. 물론 모든 인류가 머리숱 개선 등 탈모증상에 대한 위기의식을 가지고 머리털 관리의 습관성이 청소년 시절부터 몸에 배야 가능한 일이다. (관찰: 탈모증상이 시작된 다음부터는 머리털 운동 헤어털치는 사실상 물 건너가고 평생을 탈모와 전쟁만 하다가 끝난다.) 억울하지만 필자처럼 탈모증상이 오랫동안 계속되어 왔거나 심하진 않더라도 탈모증상이 현재 진행형이거나, 시작된 것 같은 느낌이 오는 분들은 짜증스럽고 귀찮더라도 두드림 운동으로 탈모증상을 먼저 100% 회복시키고 나서 헤어털치 운동으로 전환하여 관리하라. (관찰: 100% 회복이라는 표현은 머리숱이 많고 적고를 떠나서 머리 전체에 탈모증 머리카락이 단 한 개도 존재하지 않아야 한다는 뜻이다.) 머리카락은 세상을 떠나는 날까지 숨쉬기 운동처럼 매일매일 헤어헬스 헤어털치 운동을 해야 가출이나 자살 없이 100년 이상 끝까지 당신의 머리를 풍성하게 수호한다. (관찰: 독한 인내 정신이 부족하다면 두드림 운동을 시작하는 듯 하다가 그만 두게 되거나 일정 기간 계속 하더라도 두드림 운동으로 탈모를 멈추는 것은 가능하겠지만 신음하는 털뿌리를 재생하고 회복 개선하기까지는 어렵다. 3년간 두드림의 신비 과정이 탈모 생각으로 설명되고 있는 사실에 주목해야 한다. 빨리빨리가 몸에 밴 분, 성질 급한 분, 두드리자마자 머리털이 우후죽순 나오길 바라는 분들에겐 초기에 포기하기 딱 좋은 운동이 두드림 운동이다.)

탈모의 원인은 무관심

1. 자만과 방심의 핍박 탈모

　설령 당신이 자연(바람&햇볕)과 등지고 생활한다고 하더라도 탈모는 하룻날 갑자기 '뽕' 하고 찾아오는 것이 아니다. 적어도 몇 년 전부터 머리카락이 하루 빠지는 정상수치보다 많이 빠지는 전조증상이 나타나지만 '별 표시 안 나니까' '아직은 괜찮으니까' '유전이니까' 걱정은 되지만 대수롭지 않게 생각하는 자만과 방심, 속수무책 속에서 탈모 인간으로 점점 변해 가는 것이다. 당신의 머리털이 휑하게 탈모 됐다면 이미 10년 이상 오랫동안 심하게 빠져 왔으며 전혀 관리도 없이 방치해 왔음은 물론이다. 머리카락이 많이 빠지고 탈모가 심해지는 가장 큰 원인은 머리털을 짧게 자르면서 야성을 잃었으며 가정 직장 자동차 등 자연(바람&햇볕)과 차단된 공간에서 생활(1년 내내 환절기 현상)하는 시간이 대부분이고 자연 영향을 대체하는 머리털 활력 운동도 전혀 없기 때문이다. 인간들이 학교나 직장 가정 등의 왕따 문제는 열을 받고 당황해 하면서 정작 자신의 정수리 등 머리 윗부분 털은 왕따시키고 있다. 팔다리 등 몸 관리 운동 외에 머리털 관리 운동 머리 피부조직 운동도 필요하다는 얘기다. 자연(바람, 햇볕)과 차단된 생활을 하는 사무직 등 직장인, 매장 근무자, 주야 교대(24시간) 근무자, 투잡, 내부 근무 자영업자, 내부 사업장 근무자, 야간 근무자, 학생, 수부, 운선직 및 진문직 등 모두가 여기에 속하며 남녀 누구든 국적 불문 특히 머리털을 짧게 자른 경우는 갈수록 탈모증상이 점점 더 심화되는 것이다. 결론적으로 무관심, 무성의, 무관리가 머리털을 죽이고 있음을 깨달아야 한다. 오장육부는 몰라도 머리털은 자연이다. 상식과 의지의 문제다.

2. 포기하고 방치하면 영원한 탈모인

 탈모증상이 시작되면 여유(관심+시간+돈)가 있는 분들은 다양한 제품 등을 이용한 예방 및 관리를 시작하여 어느 정도 회복이 되거나 유지되는 것으로 본다. 아무런 노력도 하지 않고 방치하는 것보다는 어떤 방법으로 머리털을 관리하든 더 나빠지지는 않거나, 탈모증상이 좀 더 느리게 진행된다는 말로 이해하면 된다. 야성인 머리털이 얼마나 활력을 그리워하는지 알 수 있는 대목이다. 하지만 탈모의 예방 및 관리에 대한 인식이 부족한 탓에 포기하고 방치하여 영원한 탈모 인간으로 생을 마감한다. 20세기까지 조상님처럼 비교적 일찍 지구를 떠난다면 몰라도 21세기부터는 100세 시대다. 탈모 없는 100세 인생을 준비해야 한다. 머리털은 매일매일 돌봐야 하는 생물이며 인간에게 유일한 자연환경이라는 인식만 가져도 여자 머리털과 남자 머리털은 다르다는 편견으로 속절없이 세월만 보내면서 탈모 인간으로 100년 평생을 살아가는 일은 결코 없을 것이다. 탈모는 병이 아니라 자연(바람&햇볕)이라는 사고의 전환이 필요하다. 자연은 돈으로 바꿀 수 없다. 특히 머리카락에 있어서 자연은 최고의 활력소다. 땅을 일구고 채소를 가꾸듯이 양치하고, 세수하고, 면도하고, 화장하고, 마사지하는 관심과 노력의 0.1%만 머리털에 신경 써라. 너무 풍성해서 좀 빠졌으면 하리라.

탈모 멈춤 털뿌리 재생 등 개선 과정

1. 탈예빗(두드림 빗, 일반 빗, 기타 두드림 용품 등)

 탈예빗은 탈모증상이 더 이상 진행되지 않도록 탈모를 멈추게 하고 모낭의 보호 속에 살아있는 털뿌리 재생 등 회복은 물론 좀 더 개선해주는 머리 두드림에 적절한 빗이나 용품 등의 총칭으로 돈보다는 당신의 의지와 노력이 필요하다. 국적, 나이, 성별 불문하고 탈모증상이 나타나기 시작하면 두드림 운동을 이용한 관리 및 개선 방법과 병행하여 자연과의 소통을 시작하라.

- Hair working out (남녀 매일 공통 필수)
① 탈모증상 있는 분 = 머리털의 아침 운동 헤어헬스+머리털의 저녁 운동 두드림 운동
② 탈모증상 없는 분 = 머리털의 아침 운동 헤어헬스+머리털의 저녁 운동 헤어털치 운동

- 예방 및 관리 단계(탈모 초기)
① 하루 빠지는 머리카락이 평균(60개)보다 많다고 느껴지는 '어! 많이 빠지네?' 하는 시기
② 단골 이 미용실 담당 헤어 디자이너의 탈모 진행 지적이 있을 때

※ 예방 방법: 머리털의 아침 운동 헤어헬스+머리털의 저녁 운동 헤어털치(일정 기간 두드림 운동 병행)매일매일 적용 및 햇볕 쬐기 20분 이상 매일 실시하면 탈모예방 및 관리 OK

- 관리 및 개선 단계(탈모 진행 중)
① 기상 직후 베개 및 이불, 침대 주변에 빠진 머리카락이 많은 경우
② 머리털을 빗거나 쓰다듬고 매만질 때마다 빠지는 머리털이 가을 낙엽처럼 우수수 떨어지는 경우
③ 세수 과정에 수건, 욕실 바닥 등 빠진 머리카락이 많이 보일 때
④ 양 손가락을 이용하여 머리털을 잡고 훑어 내렸을 때 머리카락이 3~4개 이상(심하다 싶을 정도로) 빠져나오는 경우
⑤ 비누로 머리를 감았을 때 빠진 머리카락이 비누에 많이 들러붙거나 머리 감은 직후 빠진 머리카락이 어림수로 많다고 느낄 때
⑥ 양 손가락 끝으로 머리 정수리 부분(또는 전체)을 살살 쓰다듬어봐서 짧게 깎은 머리카락 쓰다듬는 것과 같이 날카로운 것들이 느껴지는 경우 (머리카락 새싹이 아니고 탈모증으로 메마른 머리카락들의 끊김 현상)
⑦ 아침 기상(직업상 기상 시간) 직후 헤어헬스 과정에서 떨어진 머리카락이 소나무 아래 솔잎 낙엽처럼 20개 이상 일주일 동안 계속 쌓이는 경우
⑧ 가르마 부분 또는 이마 부분 머리털을 쓸어 올리고 자세히 살펴보았을 때 자라나는 어린 머리카락들이 우후죽순 보이지 않고 전혀 없거나 한두 개 정도만 겨우 보이면서 가르마 부분과 이마 부분이 갈수록 넓어지는 경우
⑨ 오랫동안 탈모증상으로 20% 이상 탈모가 진행된 경우
※ 관리 및 개선 방법: 머리털의 아침 운동 헤어헬스+머리털의 저녁 운동 두

드림 운동+햇볕 쬐기 병행

☞ 어느 경우든 두드림 운동 및 자연과의 소통을 시작하면서 더 이상의 탈모 진행은 멈추게 된다. ①번~⑧번 같은 경우는 하루 빠지는 머리카락이 80개 이상으로 탈모 진행에 속도가 붙은 경우지만 탈모 멈춤과 개선에는 문제가 없으나 ⑨번 같이 수년에서 십 년 이상 탈모가 진행되어 오는 경우는 증상에 따라서 1~2년 이상 꾸준한 노력이 필요한 상태다.

- 대머리 직전 지키자 단계(탈모 후기)

⑩ 15년 이상 탈모가 진행되어 50~80% 이상 머리털이 가출한 상태로 남아있는 머리카락이라도 더는 떠나지 않고 자리를 지켜줬으면 하는 경우

※ 지키자 조금 더 개선 방법: 머리털의 아침 운동 헤어헬스+머리털의 저녁 운동 두드림 운동 적용 및 햇볕 쬐기 병행

☞ 더는 탈모 되지 않고 재생 여력 기간인 2년 동안 죽지 않고 살아있는 모근 수량에 따라 약 2년 전 모습까지 개선이 가능하며 2년 이상 두드림 운동 노력이 필요하다.

2. '취침 직전 두드려라.' 한가한 소리라는 당신!

그렇다. 전쟁터나 다름없는 사회생활에서 누구나 밤에 자고 낮에 일하는 것은 아니다. 취침 직전이란 말이 거슬리는 당신, 차 안에서, 비행기 안에서, 배 안에서, 산 속에서, 움막에서, 토굴에서, 사무실에서, 숙소에서, 공장 식당 구석방에서, 국내외 출장 등으로 집에 들이기는 날이 손에 꼽을 정도인 당신, 그리고 복역 중인 당신, 가출한 당신, 입원 중인 당신, 여행 중인 당신, 단체생활 중인 당신, 당신이

머무는 지구촌 어디서든 당신의 100년 이미지를 위해서 가능한 시간에 하루 한 번 20분 정수리부터 머리털 전체 골고루 두드려라. (청춘 및 탈모증상이 전혀 없는 분들은 매일 한 번 30초~1분 헤어털치) 당신 가방에 주머니에 돈과 콘돔은 없어도 두드림 운동 빗은 반드시 2개 이상 준비하라. (관찰: 직업이나 개인 사정에 따라서 낮이든 밤이든 잠자리에서 일어나는 기상 직후가 소중한 머리털 아침 운동 헤어헬스 시간이고 낮이든 밤이든 취침 직전이 소중한 머리털의 저녁 운동 시간이다)

3. 자연(바람, 햇볕)을 사랑하고 소통(운동, 등산)하라

두드림(또는 헤어털치) 운동을 적용하여 매일 모근에 활력을 주는 관리 방법과 병행하여 몸 부분을 햇볕에 쬐는 일광욕이 20분 이상 필요하다. 특히 직업 또는 사정상 햇볕을 쬐기 어려운 분들이라도 점심 식사 후 잠깐 20분 정도 햇볕을 쬐어보라. 탈모예방 및 머리숱 개선에도 도움이 되고 뇌 신경 전달 물질인 세로토닌(serotonin)의 영향으로 기분이 좋아지면서 하는 일의 업무 효율도 높아지며 취침 시 숙면에도 도움이 된다는 것이 전문가들의 한결같은 지적이다. 또한 두드림(또는 헤어털치) 운동을 매일 적용하더라도 햇볕과의 일광욕 병행이 반드시 필요하다는 것이 5년간 관찰 과정에서 입증된 필자의 주장이다. 햇볕 쬐기는 자연이 주는 최고의 활력소다. 특히 매일 햇볕 쬐기가 어려운 입장이거나 해종일 햇볕이 들지 않는 가게나 직장에 근무하시는 분들 경우 두드림 운동을 매일 빠짐없이 하면서 일주일에 하루나 이틀 짧은 시간이라도 규칙적인 걷기, 등산, 여행, 산악회 활동 등 여타 꾸준한 야외 운동을 하면 건강에도 도움을 주면서 자연스럽게 머리털과 몸을 바람과 햇볕에 노출시키는 효과로 탈모 개선에 도움이 된다.

☞ 사정상 야외 햇볕 쬐기가 어려우신 분들은 실내 창문을 통한 몸 부분 햇볕 20분 쬐기 필수. (주 3일 이상)(*정 시간이 없으신 분들 경우 하루 5분 짧은 시간이라도 몸 부분 햇볕 노출, 그만도 어려우면 일주일에 하루 중 짧은 시간이라도 햇빝 미팅 필수)

4. 융통성 있는 모자 착용 및 여성 가르마

직업상 또는 밖에서 일이나 등산, 운동 등을 위해 댁을 나설 때부터 종일 모자나 두건 등을 쓰고 있는 경우에 머리털에 필요한 최소한의 햇볕영양(간접적 영양)은 몸의 다른 부위들을 통해 흡수하더라도 바람 자극(직접적 영양)을 차단하는 관계로 오히려 탈모가 심화될 수도 있다. (관찰: 국가 종교 직업 개인의 취향 등의 특징에 따라 바깥 활동 시 전통의상, 모자, 두건 등을 착용하는 분들은 탈모가 오기 전 청춘 시절부터 반드시 매일매일 기상 직후 헤어헬스 취침 직전 헤어털치로 머리털 관리 생활화해야 100년 평생 탈모 없다). 모자 등을 쓰더라도 머리카락의 활력소인 바람의 자극을 허용해줘야 하므로 햇볕이 없는 날은 모자나 두건 등을 착용하지 말고 햇볕이 있는 날도 가끔 모자를 벗어서 자연과 소통되도록 배려해준다. (관찰: 탈모를 가려주기 위한 목적으로 댁을 나설 때부터 햇볕이 없는 날도 무조건 모자나 두건 등을 착용하는 경우 바람 차단으로 그나마 남아 있는 머리털의 탈모증상이 더욱 심화된다) 또한 햇볕 아래서 장시간 일하거나 여행, 등산, 외출 등을 하는 여성들 가르마를 하는 경우 두피 부분의 햇볕 과다 노출로 탈모 될 수 있으므로 머리채를 옆으로 또는 뒤로 넘겨주면 머리털의 양산효과로 가르마 부분의 탈모증상도 예방하면서 자연과 소통도 병행할 수 있다.

5. 탈예빗(두드림 운동) + 자연(바람&햇볕) = 병행 효과

① 진피 속 모낭(영양저장, 모근보호, 탈모 발원지) 자극으로 모근(뿌리)이 활력(발모)을 갖도록 도움을 주는 운동 방법으로 탈모 멈춤, 살아있는 탈뿌리 재생, 회복은 물론 개선도 가능하다.
② 머리카락이 굵어지며 윤기 흐르고 성장이 빨라지는 등 건강한 머릿결로 개선 및 관리해준다.
③ 죽은 각질 세포를 제거해주고 탈모증상과 동반 발생했던 흰머리 등이 사라지는 효과 외에도 내뱉기가 조심스러운 부수적인 증상들도 개선된다.

6. 탈예빗(두드림 빗+일반 빗+기타 두드림 용품 등) 사용 금지

① 모발이식 하신 경우 (담당 전문의와 상담 후에 적용하세요)
② 2년 전부터 머리털이 모두 빠진 대머리 선생인 경우
③ 치료가 필요한 원형탈모, 특정 부위 탈모, 전신 탈모로 온몸의 털이 모두 빠지신 경우
④ 손가락만 대도 아픔을 느끼는 두피 통증으로 두드림 운동이 부적절하신 분
⑤ 머리 수술, 상처 등으로 두드림 운동이 부적절하신 분
⑥ 머리가 아플까 봐, 깨질까 봐 걱정되는 분
⑦ 지루성 두피염 등으로 두드림이 부적절하다는 의사 진단이 있는 분
⑧ 기타 두드림 운동 시 알레르기가 나타나는 경우 등

매일 습관
탈모증상 없는 분 평생 헤어 관리 방법

돈과 가정 그리고 인생과 머리털 최고의 능력은 관리다.

양치하고 세수하듯 청춘 시절부터 머릿결 관리 습관화!

부모님이 대머리면 청소년 시절부터 적용.

1. **헤어털치** : Hair working out 참고. 취침 직전 머리털 저녁 운동[머리채, 짧은 머리털, 까까머리 등 따로따로 헤어털치 방법에 따라 30초~1분].
- 왜? 평생 동안 자연을 차단한 동굴 생활에 1년 내내 환절기 현상 속에서 생활하는 현대인들의 필수. 모낭 모근의 활력 운동으로 평생 탈모예방 및 건강하고 풍성한 머릿결 개선 관리 방법. (어린 시절부터 짧은 머리털을 유지해 오는 남성 경우 이마~정수리 부분 특히 신경 써서 골고루 털치^^)

2. **헤어헬스** : 기상 직후 머리 및 머릿결 건강 아침 운동(Hair working out 참고)
- 왜? 왜? 밤새 지쳐 있는 소중한 머리털에게 강한 바람(자극)을 쐰 것처럼 모낭 모근 활력 운동 외 당일 빠질 휴지기 머리카락 및 빠져 들러붙어 있는 머리카락 제거해주는 Total health

3. **머리 감기** : 하루 한 번 (머리털도 피부처럼 사랑하자!)
- 왜? 왜? 왜? 외출, 퇴근 후 밝은 색(흰색, 노랑 등)의 빗으로 머리털을 빗어

보면 빗살에 검은 때가 끼는 것이 보인다. 자동차 매연 및 온실가스 미세먼지 등으로 공기가 오염되어 있다는 증거다. 공기 오염은 자연을 파괴한다. 인체에서 유일한 자연환경인 머리털과 두피, 모공 등도 영향을 받는다. 특히 젊은이들의 경우 머리털의 혈기 왕성과 기름진 식생활로 피지 등 기름기가 많아 먼지 및 오염된 물질들이 잘 끼는 것이 특징이다. 매일 씻고 관리하는 얼굴(수염, 눈썹 부분 등) 및 피부처럼 같은 인체조직의 머리털과 두피도 청결 유지와 관리(모낭세포+털뿌리 활력)는 필수

4. 햇볕영양 충전 : 하루 20분 이상
- 왜? 왜? 왜? 왜? 햇볕은 털뿌리 재생의 필수 요소인 비타민D 활성화 외에도 털을 포함한 인체조직 건강에 수많은 영향을 미치는 생명의 근원

◇머리털 운동(헤어헬스+헤어털치)의 신비
활력: 털뿌리 활력으로 인한 100년 평생 탈모예방!
풍성: 머리숱 개선으로 인한 100년 평생 풍성하고 건강한 머릿결 유지!
청결: 집 안 구석구석 자동차 직장 등 생활 공간에서 빠져 붙어 있거나 뒹구는
 휴지기 머리털 단 한 가닥도 없이 사라짐!
건강: 건강한 수염처럼 머리 피부조직 운동으로 인한 머리 피부와 모낭세포의
 자극으로 정수리 피부와 털뿌리 활력 유지!

매일 습관
탈모 진행 중인 분 탈모 멈춤, 털뿌리 재생

지금껏 얼마나 탈모 됐든, 더 이상 탈모 없이 개선 관리!

1. 헤어헬스 : 가장 먼저 시작해야 할 기상 직후 습관

Hair working out 참고. (머리털 주인은 잠을 자면서 에너지를 충전하지만 머리털은 주인이 잠든 시간에도 계속 자라면서 에너지를 소비한다. 기상 직후 밤새 지쳐 있는 소중한 머리털에게 기력을 보충해주고 하루 종일 건강한 머릿결이 유지되도록 활력을 충전해주는 머리털의 아침 운동)

• 왜? 강한 바람을 쐰 것 같은 모낭 모근 활력 및 머리 피부조직 운동 외 수건, 옷, 베개, 이불, 침대 등 온 집 안, 직장 구석구석 빠져 뒹구는 머리카락 미리 제거하는 효과로 스트레스 해방 등 Total health (욕실 바닥 또는 돗자리나 신문지 등을 깔고 탈탈! 빠지는 머리카락 수 확인 및 관찰)

2. 머리 감기 : 하루 한 번

• 왜? 왜? (위와 동일) (관찰: 혼자 사네, 직장 없네, 봐줄 사람도 없네, 외출 안 하네, 개뿔 늙었네, 귀찮네 하면서 감지 않고 자극을 주지 않으면 방치된 정신이나 몸뚱이처럼 머리털도 빠르게 황폐된다)

3. 햇볕영양 충전 : 하루 20분 이상

• 왜? 왜? 왜? (위와 동일) (증명: 두드림을 적용하는 기간에도 날씨 등으로 햇볕을 쬘 수 없는 날이 3일 이상 지속되는 경우 헤어헬스 또는 두드림 적용 후 탈탈 등을 통해서 햇볕 미팅이 계속되는 날보다 머리카락이 더 빠지는 상태를 확인할 수 있다. 또한 탈모를 유발하는 질병이 아니더라도 각종 사고로 장기 입원하시는 분들과 직업 등 여러 사정상 햇볕과는 담쌓고 생활하시는 분들의 탈모 심화증상을 통해서 장기간의 햇볕 차단이 탈모를 유발하고 있음을 확인할 수 있다)

4. 두드림 운동 시작 : 취침 직전 머리털의 저녁 운동 하루 한 번 20분, 탈모 멈춤은 물론 모낭의 보호로 살아있는 털뿌리 재생 운동

• 왜? 왜? 왜? 왜? (두드림 운동 첫 달, 첫 경험 페이지부터 참고) (참, 두드림 운동으로 머리 전체에 탈모증상 머리카락이 단 한 개도 없이 100% 회복된 후에 머리털 운동 헤어털치 관리로 전환)

◇머리털 운동(헤어헬스+두드림 운동)의 신비

멈춤: 탈모 진행의 멈춤!

개선: 극한 상황 속에 살아 있는 털뿌리 재생으로 인한 머리숱 개선!

청결: 집 안 구석구석 등 생활 공간에 빠져 붙어 있거나 뒹구는 휴지기 머리털, 탈모증상으로 빠지거나 끊어진 머리털 단 한 가닥도 없이 사라짐!

건강: 머리 피부조직 운동으로 정수리 피부와 모낭이 건강해지며 탈모와 동반 발생하는 흰머리 감소 및 여러 가지 부수 증상의 개선!

나는, 남자?

뭐든 남자가 문제야? 농담이고, 각종 질환 등으로 탈모 되는 경우를 제외하고도 탈모에 관한 의학적 상식과도 상충될지는 모르지만 탈모는 병이 아니라 관리 부족이다. 필자의 머리통을 잘라내겠다는 맘으로 지난 5년간 털을 관찰하면서 얻은 짧은 지식의 결론은 머리털의 야성과 생활환경의 변화 외에도 남녀의 머리털 관리 습관이 다르다는 것이다. 여자도 여자? 나름이지만 머리채에 자주 빗고, 감고, 쓰다듬고, 당기고, 묶고, 머리채가 찰랑거리면서 엄청난 당김(50cm 이상 기준 0.0025g 이상 무게의 방울을 머리카락마다 달고 다니는 효과)으로 모낭 세포 털뿌리에 운동 자극을 주고, 미용샵 자주 가서 염색, 펌 등 늘, 종일, 한 달 내내 괴롭힌다? 는 것이며, 더욱 중요한 것은 아주 어릴 때부터 야성의 특성을 살린 머리채를 유지해 주면서 영리한 여성들이 태고 시대 야성 바람을 쐰 것 같은 효과를 머리털이 그대로 누리도록 특혜를 주고 있는 것이다. 또한 외출 때 양산으로 강한 햇볕은 가려주고 머리채를 그대로 바람에 노출하는 등 머리털을 자연과 적당히 미팅시키는 현명한 인간이 여자며 세상에서 가장 섬세하고 지혜로운 인간도 여자다. 여자를 보면 답이 보인다는 얘기다. 지금 옆에 머리채 여성이 있다면 경의를 표하라. 반면 아주 일찍부터 머리털을 자르기 시작하는 잘났다는 남자들은 머리털을 짧게 자르기 시작한 역사 이래 원시생활 시절에 머리채의 엄청난 아니 기적 같은 야성의 효과를 잃었다. 그나마 얼굴은 잘 씻는 편인데 머리털은 자주 감지도 않고 햇볕은 피해 다니고 탈모가 오면 좋다는 음식 등 허겁지

겁 발광이 최고조다. 당신 인생도 그렇게 살고 있는 것은 아닌지 그것은 큰 병이다. 남자의 정수리는 외롭다! 다른 털이야 이리저리 닿고 비비는 등 일상에서 늘 자극을 받지만 특히 짧은 머리털 남자들 정수리는 머리털의 생명력인 야성의 바람과 이별한 지 오래고 비빌 곳도 없으며 약한 바람조차 생활환경 등으로 차단해 버리고 손길도 가끔 머리 감을 때만 닿을 뿐 외롭기는 생수절 여인과 다름없다. 사람이나 머리털이나 외로움은 중병이다. 단체생활이나 직업상 또는 사정상 짧은 머리인 경우도 머리 감을 때만 정수리에 손길을 잠깐 스칠 게 아니라 때때로 틈나는 대로 외로운 정수리 부분을 매일 1회 이상 비비털치(털 운동) 습관을 들여야 한다. 머리털은 나무뿌리와 달리 모낭(영양저장 및 모근보호, 탈모 발원지)이 털뿌리를 감싸고 있는 여성 젖가슴 같은 형태다. 자연이든 사람 손길이든 자극이 필요하다는 얘기다. 식생활 개선으로 먹는 영양은 충분하겠지만 바람의 자극도 피해 다니고 손길의 자극도 주지 않고 햇볕영양도 차단하고 무슨 재미로 살아갈꼬?

머리털 생각 · 상상을 초월하는 머리카락의 질긴 힘

탈모증상 없는 건강한 머리채를 잡고 사람을 들어 올리면 머리털이 모두 빠질까? 사람이 들어 올려 질까? 머리채 주인이 가볍게 들어 올려 진다. 머리털이 길게 자라는 사람의 한 가닥 머리카락으로 약 50g 정도 되는 무게의 물체를 가볍게 들어 올릴 수 있다. 수만 개의 탈모증상 없는 건강한 머리털이 힘을 합치면 100kg 이상의 물체도 거뜬하다. 주인을 들어 올리는 것은 물론이고 머리채의 힘으로 자동차를 끌어 당기는 것도 가능하다. (안 돼요? 탈모증상 없는 머리채라고 해서 안전 교육이나 전문가의 조언, 장치 없이 머리털을 잡고 사람을 들어 올리거나 머리채로 자동차 등 물체를 끌어 당기지 마세요. 머리채를 어설프게 잡을 경우 머리털만 빠지거나 목 부분을 다칠 수도 있습니다) 관찰: 머리채라도 사람마다 머릿결의 상태가 다름.

두드림 운동에 대한 오해와 진실

■ 두드리면 머리털이 풍성해집니까?

탈모가 오랜 세월 많이 진행된 상태라면 두드림 운동 한다고 머리털이 풍성했던 젊은 모습 시절로 돌아갈 수는 없을 것입니다. 분명한 것은 두드림 운동으로 급격히 빠지던 머리털의 탈모증상이 멈춘다는 것입니다. 계속 두드리는 과정에서 당신이 보고 느끼는 머리 상태(탈모 기간, 탈모 된 정도, 살아있는 털뿌리의 재생 여력 등)에 따라 더 이상의 탈모 없이 관리하면서 두드림 적용 시점으로 약 2년 전 모습까지 점점 개선된다고 보시면 되겠습니다.

1. 지금까지 당신의 머리털이 얼마나 많이 탈모 됐든 더 이상은 빠지지 않고 남아 있는 머리털을 중심으로 유지되면서 좀 더 개선됐으면 하시는 분

2. 탈모증상은 없지만 머리숱이 적어 고민이신 분

(머리숱이 적은 이미지 관리 대상자 = 기상 직후: 헤어헬스+낮 동안: 두드림 운동+취침 직전: 헤어털치 운동) *헤어털치 운동 참고. (증명: 탈모가 많이 진행된 정수리 및 윗부분과 달리 탈모가 심하지 않은 머리 뒷면, 옆면 경우 두드림 운동으로 더욱 풍성하게 개선된다)

☞ 매월 말 두드림 운동 및 관찰(특이)기록, 종합평가표를 꼼꼼하게 작성 평가 하시면 냉정하고 공정한 평가가 가능할 것입니다.

■ 부작용은 없습니까?

있습니다. 특히 처음 두드림 과정에서 두피가 아프고 붓는 현상 등이 나타날 수 있습니다. 두드림에 적절한 빗이나 용품 선택 등을 잘하셔야 하며 처음 4주 정도는 너무 강하게 두드리는 등 지나치지 않도록 주의하셔야 합니다. 또한 두드림 운동이 부적절하신(탈예빗 사용 금지) 분들은 자제하시기 바랍니다.

■ 꼭 빗으로 두드려야 합니까?

아닙니다. 두드림 운동 빗처럼 머리 두피 부분 전체를 꼼꼼하게 모낭과 털뿌리에 활력이 미치도록 다른 부작용 없이 효과를 낼 수 있으면서 두드림 강도 등을 조절할 수 있는 것(두드림 빗, 일반 빗, 두드림 전용 자동 캡 등 기타 두드림에 적절한 용품)들은 무엇이든 관계없습니다.

■ 디지털 시대에 원시적인 방법 아닙니까? 창피하고 귀찮고

그렇습니다. 그러나 다른 인체조직은 몰라도 머리털은 자연입니다. 자연환경 복원은 원시적인 환경과 방법의 적용만이 원상회복의 특효입니다. 자연적인 맛(회복)과 멋(개선)은 가장 원시적인 방법에서 찾아야 합니다. 창피하고 귀찮아한 결과가 바로 지금 당신의 탈모증상입니다. 야성 바람의 자극과 머리채의 장점, 여성들의 습관성 관리, 몸 구석구석 털에게 미치는 자극의 장점 등을 융합하여 탈모를 멈추고 머리털 모낭과 털뿌리에 발모의 활력을 주는 방법이 인위적 두드림 운동입니다.

■ 두드리면 흰머리와 두통증상 등이 감소합니까?

장담할 수 없습니다. 필자의 지난 5년간 두드림 운동 과정에서 나타난 부수 현

상 중 일부입니다. 각자 처한 환경과 신체, 평소 흰머리 발생(탈모증상이 심화되면서 동반했던 흰머리 발생 여부) 등 머리털 상태와 두통증상 여부, 성격, 나이, 성별 등에 따라 사람마다 다를 수도 있고 전문가의 연구 등이 필요하다는 뜻입니다. 당신의 입장에서 실 관찰해보십시오.

■ 헤어털치와 두드림의 차이는 무엇입니까?

강한 야성 바람을 쐰 것 같은 효과와 머리채의 장점을 합친 방법으로 탈모를 예방하고 머리털을 건강하게 관리(털들이 굵어지며 윤기 흐르고 성장이 빠르다)됨은 물론 좀 더 개선되어 풍성함을 유지하게 도와준다는 의미에서의 효과는 똑같습니다. 다만 탈모증상이 없는 분들은 헤어털치를 적용하시고 탈모증상이 있는 분들은 두드림 운동을 적용해야 합니다. 왜? 탈모증상이 시작된 분들이 귀찮아서 두드림 운동을 기피하고 처음부터 헤어털치를 하게 되면 어차피 당일 빠질 휴지기 머리카락이 털치 과정에서 빠지는 것은 관계없지만(발모를 반복하니까) 지금까지 탈모증상으로 메마르고 가늘어지거나 빠져서 보이지 않지만 모낭의 보호로 살아있는 털뿌리 재생에 도움이 안 되며 또한 헤어털치 과정에서 탈모증으로 메마르고 건강하지 못한 머리카락까지 끊기거나 빠져나가는 관계로 탈모 개선에 도움이 되지 않기(자력 발모 능력이 역부족이므로) 때문입니다. 탈모증으로 헐떡이는 모근에 헤어털치로 활력을 주기에는 역불급(탈모증 머리카락이 끊기거나 빠져나가므로 자극 전달이 안 됨)이라는 뜻입니다. 건강한 머리카락은 헤어털치 한다고 절대 빠지거나 끊어지지 않습니다. 그러므로 모낭세포 활력에 야성 바람이나 머리재서림 도움이 쉰나는 것입니다. (관찰: 머리털은 하나하나가 독립된 개체인 관계로 자력 발모 능력이 역부족인 탈모증으로 끊어지거나 빠진 머리카락 모근에 헤어털치로는 활력 전달이 어려우므로 두드림 운동을 적용해야 한다) 헤어털치는 머리털이 건강한 청춘 및 탈모증이 전혀 없는 분들의 평생 동안 탈모예방 및 건강하고 풍성한 머릿결 관리를 위한 방법입니다. 탈모증상이 진행 중인 경우는 탈모멈춤과 살아있는 털뿌리 재생에 적절한 두드림 운동이나 또는 기타 방법으로 탈모증상이 100% 회복된 다음 헤어털치로 전환하여 관리하셔야 됩니다.

- ■ 탈모 초기인 경우도 헤어털치를 해서는 안 됩니까?

병행하시면 됩니다. 최근 들면서 머리털이 좀 많이 빠지기 시작했거나 빠지기 시작한 시간이 좀 지났지만 육안으로 볼 때 머리털 전체는 이상이 없으면서도 머리털이 하루 정상수치보다 많이 빠지는 탈모 초기인 경우는

① 기상 직후 머리털 건강 아침 운동 헤어헬스

② 하루 생활 중에서 시간 날 때 15~20분 정도 머리 전체를 골고루 두드려준다.

③ 취침 직전에 헤어털치 적용한다.

병행하여 관리하시면 풍성한 머리 모습을 더 빨리 찾을 수 있습니다. 탈모증이 100% 없어졌을 때 헤어털치만 적용하시면 되겠습니다. (관찰: 시간이 없는 분들은 취침 직전에 두드림 적용하고 나서 바로 헤어털치 적용한 다음 머리 피부조직 운동과 동시에 탈탈 털고 마무리하셔도 됩니다)

- ■ 언제까지 두드려야 합니까?

① 하루 빠지는 머리카락이 60개 안팎으로 정상일 때까지(하루 빠지는 머리카락은 나라별, 남녀별, 머리숱, 탈모 된 정도 등에 따라 각자 다르므로 기상 후 베개나 이불, 침대, 옷, 바닥 등에 떨어진 머리카락이 거의 없고 '있어도 0~1개 정

도' 머리 감은 후+기상 직후 헤어헬스+두드림 운동 후 탈탈 = 총 빠진 머리카락이 어림수로 머리털 운동 이전보다 확 줄었다는 느낌이 올 때까지)

② 탈모증상으로 메마르고 가늘어진 머리카락 끊김 현상이 단 한 가닥도 느껴지지 않을 때까지

③ 머리 전체가 두드림 운동으로 탈모 탈출은 물론 많이 개선됐다고 스스로 인정하는 느낌이 올 때까지

위 3개 항이 모두 만족할 때까지이며 이후 헤어털치로 전환하여 관리하시거나 두드림과 헤어털치를 병행하여 관리하시면 더욱 좋아집니다. (관찰: 관리란? 탈모증상이 왔다가 100% 회복되신 분들은 물론 다행히 탈모증상이 시작되지 않은 인류 모두가 자신의 치아, 얼굴, 피부처럼 머리털도 평생 돌봐야 한다는 뜻입니다.)

머리털 생각 · 안전모(헬멧) 속의 정수리

머리털에 미치는 영향이 모자나 두건 등을 착용하는 것과 다를 바 없을 것이라는 생각은 착각이었다. 안전모를 수시로 벗고 착용을 반복하는 오토바이 전사들은 제외하고 직업상 안전모(헬멧)를 착용하고 근무해야 하는 분(노동자 및 해당 회사의 임직원)들과의 대면에서 쏟아진 고민(①머리털이 많이 빠진다. ②두피가 일어난다. ③비듬이 생긴다.)은 당황스럽다. 이러한 사실을 사업자나 법을 만든 이들이 알고 있는지 묻고 싶다.

물론 머리를 다칠 위험성이 있는 경우는 당연히 착용해야 한다. 문제는 위험성이 거의 없는 경우에도 해당 사업장에서는 무조건 안전모를 착용하고 근무하도록 하는 융통성도 생각도 없는 법칙이 죄 없는 정수리 머리털을 질식사 시키고 있다.

모자나 두건 속의 정수리 머리털도 고통스럽기는 마찬가지다. 그런데 미미하지만 공기 순환은 된다. 그러나 안전모(헬멧) 속의 정수리는 통조림 속이다. 근무나 교칙, 복무 규정, 종교적 규율 등으로 안전모(하이바)나 모자, 두건 등 착용을 독려하기 전에 머리털 생물을 배려하는 머리털 운동부터 독려해야 한다. 머리털 운동이 인체에서 유일한 자연환경인 소중한 머리털 생물을 수호하고 사랑하는 방법이다.

2부
탈모 진행 중인 분: 두드림 운동

(탈모 멈춤 살아있는 털뿌리 재생 운동)

◇두드림 운동의 정의

두드림 운동은 탈모가 진행 중인 분들을 위한 탈모 멈춤은 물론 살아 있는 털뿌리 재생에 도움을 주는 머리털 운동으로써 일상생활에서 피부 움직임으로 털뿌리에 미치는 활력을 바탕으로 탈모증상으로 기진맥진 죽어 가긴 하지만 모낭의 보호로 극한 상황에서도 끝내 죽지 않고 악착같이 버티며 살아 있는 털뿌리에 좀 더 강한 재생의 활력이 미치도록 하여 건강한 머리털로 자라도록 도와주는 방법의 머리털 운동이다.
핍박 탈모가 진행 중인 분은 반드시 거쳐야 하는 필수 과정이다.

두드림(DODREAM) 운동의 신비

■ 두드림 적용 관찰기록   ■ 종합평가

① 두드림 적용 과정
② 탈모 생각
③ 관찰(특이)기록
④ 월말 개선 평가

• 두드림 운동의 관찰(특이)기록 및 월말 개선 평가를 해야 탈모 멈춤 진행 과정과 살아있는 털뿌리 재생으로 머리숱 개선 현황을 파악할 수 있습니다. 한 달을 4주로 계산해서 기록하시고 매달 앞뒤로 남거나 모자라는 날짜는 그달 첫째 주나 넷째 주에 가감해서 4주로 맞추세요. 첫 주 적용 전에 정수리 등 머리털 상태 사진 찍어 두시고 월별로 비교해보십시오. 매월 말일마다 사진 촬영해서 비교해보고 PC 또는 폰 동영상이나 사진으로 별도 보관하면서 매달 말일 비교 평가 해보십시오. (탈모 멈춤+약 2년 전 비슷하게 개선=본인 입장에서 만족할 때까지)

☞ 이후에는 헤어털치로 전환하여 매일 평생 관리하십시오.

☞ 월별 탈모 생각, 두드림 운동 관찰 및 월말 개선 평가표(첫 달~24개월까지)
월별 탈모 생각 및 머릿결 관리장(25개월~36개월까지)

• 관찰(특이)기록에는 '흰 머리카락'의 발생 및 감소 여부 '두통 및 스트레스' 완화와의 상관 여부 등 두드림으로 인해 발생되는 부수적 특징을 기록하십시오.

두드림 강도 조절, 시간, 빗 선택 등 주의 사항

 탈예빗(두드림 빗, 일반 빗)은 가까운 빗 판매점이나 시장 등에서 구입하여 사용 가능.

① 일반 빗 선택 시 주의(빗을 잘못 선택하면 하루도 못 쓰고 망가짐)

- 반드시 탄력 받침이 있는 빗을 사용해야 한다.(빗 받침이 갈라짐 없이 받침 둘레가 벌어지지 않고 마무리 작업이 꼼꼼하고 튼튼하게 잘된 빗)

☞ 탄력 받침 없는 빗 사용 금지

- 빗 받침은 너무 작지도 크지(7cm×10cm 정도)도 않고 손잡이가 충분하고 편한 빗

- 빗살봉은 수수쌀(좁쌀보다는 크고 작은 수수쌀 정도) 만한 크기로 단단하게 잘 붙어 있는 빗(빗살봉이 큰 수수쌀처럼 너무 크면 겉멋은 있지만 빗살이 촘촘하지 않아 두피 부분을 꼼꼼하게 두드려주지 못하고 자극의 강도도 떨어지는 등 손맛이 부족하며 소리만 크다. 또한 빗살봉이 좁쌀처럼 작은 빗은 두드림 강도 조절이 어렵고 빗살도 약해서 두드릴 때마다 빗살이 휘어져서 두드림 효과도 반감되며 빗 받침 둘레 손잡이 등도 약한 편이라 쉽게 망가짐.)

- 빗살은 촘촘하게 박혀 있고 휘지 않도록 튼튼하게 만들어진 빗

② 일반 빗 사용 시 주의

- 빗살 끝 봉이 쪼개지거나 빠져서 뾰족한 빗살 끝이 두피를 찌르거나 피나는 현상에 주의

- 빗살이 함몰되고 한쪽으로 쏠리거나 벌어지는 현상에 주의
- 빗살이 빠지거나 휘는 현상에 주의
- 빗살 받침이 빠져 옆으로 튕겨 나오거나 갈라지고, 탄력이 저하되는 현상에 주의

③ 빗 받침의 탄력: 두드림 운동 빗을 계속 사용하는데도 불구하고 망가지지 않고 튼튼하더라도 약 3개월 이상 사용 시 빗 받침이 갈라지거나 탄력이 떨어지고 퍽퍽 소리가 나기 시작하면 빗 교체 시기.

④ 처음 한 달간은 두피, 진피 적응력을 키우기 위해 매일 10분 정도 머리 전체 골고루 적용한다. (두드림 정도도 손힘 빼고 '약 중' 정도로 두드린다)

⑤ 두피 마사지 정도로는 안 된다. 모낭에 자극(활력)이 전달되도록 첫 달 '약 중'에서 두 달째부터는 하루 20분씩 정수리 등 탈모증상이 심한 부위뿐만 아니라 머리 전체를 골고루 '약 강' 정도로 두드린다.

⑥ 하루 20분 이상 햇볕영양 쬐기 노력(병행하면 효과 증대)

⑦ 과유불급: 두피 자극이나 두피 마사지 정도로는 탈모증상으로 기진맥진 죽어가는 털뿌리에게 재생의 활력이 미치기에는 약하지만 그렇다고 세상만사 짜증과 스트레스 해소한다면서 아주 강하게 두드려서 빗이 망가지거나 두피에 상처가 나고 고막이 멍해지고 이상이 생길 정도로 과속하지 말고 진피 속 모낭세포와 털뿌리에 자극으로 인한 활력이 전달될 정도인 손가락 두드림보다 좀 더 강한 정도가 좋다.

⑧ 취침 직전 운동이 효율적인 방법이다.

의학적 상식에 따르면 하루 중에서 혈액순환이 가장 활발해지는 시간이 잠자는 시간이므로 수면 중 모발 성장도 촉진되는 것으로 보고 있다. 모낭과 모근에

활력을 주고 모발과 두피 부분의 청결을 유지하며 특히 머리채 경우 머리 피부 조직 운동까지 가능한 취침 직전에 머리 감는 이유도 이와 관련이 있다. 가능하면 두드림 운동도 저녁 운동으로 취침 직전에 적용하는 것을 권장한다. 두드림 운동이 혈관을 자극해서 혈액순환에도 도움이 된다.

머리털 생각 · 두드림이 탈모를 촉진한다?

두드림 운동보다 더 강한 자극이 미치는 정수리가 있습니다. 매일 반복되는 시골 어머님의 머리임 정수리와 매일 머리로 공을 받아치는 운동선수의 정수리입니다. 특히 연세가 많아도 평생 동안 매일같이 반복해서 무거운 물건을 머리에 이고 다니시는 시골 어머님의 정수리는 풍성한 머릿결의 상징입니다.

말도 많고 탈도 많은 세상입니다. 특히 탈모가 그렇습니다. 카더라! 최고다! 탁월하다! 하면서 정작 본인은 대안도 없이 속절없는 세월로 탈모에서 벗어나지 못하면서 말입니다. 탈모는 육안으로 확인이 가능한 증상이므로 좋다고 말하는 당사자의 머릿결을 확인하거나 일정 기간 직접 적용하면서 느끼며 관찰하면 명확하게 증명됩니다.

①탈모에 좋다! 대안을 제시하는 전문가의 머릿결엔 당연히 과거 탈모증상이 있었지만 대안을 적용한 후 탈모에서 완전히 벗어난 상태야 됩니다.

②탈모증상에서 벗어난 후에 다시는 탈모증상이 오지 않는 머릿결을 100년 이상 평생 유지하는 대안이어야 합니다.

☞육안으로 확인한다 → 일정 기간 적용하며 관찰한다 → 느끼면서 평가한다.

• 두드림 운동 경우도 다음 두 사항을 주의하셔야 합니다.

1. 두드림이 부적절하다는 의견이 있는 지루성 두피염 경우 자제하시고 먼저 전문의와 상담한 후에 결정하시기 바랍니다.
2. 머리털 아침 운동과 저녁 두드림 운동을 6~9개월 계속하는데도 탈모증상이 이전과 변함없이 계속되면 다른 원인이 있는지 전문의와 상담하시기 바랍니다.

☞머리털 운동은 쉬운 운동이 아닙니다. 지구촌에서 머리털 운동을 깨닫고 제대로 터득하는 분을 몇 사람이나 만날 수 있을 지…. 당신이 그중 한 분이기를 기대합니다.

두드림 운동 처음 시작 전 참고 사항

두드림을 적용하게 되면 휴지기에 있는 당일 빠질 머리카락 외에도 탈모증으로 건강하지 못한 머리카락이 두드림의 영향으로 미리 빠져나가거나 빗살봉과의 마찰로 접질리면서 끊어지는 경우가 발생합니다. 이러한 현상은 두드림 적용이 거듭될수록 개선되어 휴지기로 빠지는 머리카락은 점점 줄어 정상수치를 찾아가고 탈모증으로 끊어지는 머리카락은 완전히 없어집니다.

1. 머리카락 빠지는(메말랐어도 뿌리가 있는 머리카락) 현상

어떤 식으로 머리털 관리를 시작하든 지 처음엔 도움이 되는 듯 느껴집니다. 문제는 두드림 적용으로 탈모가 더 심해지지 않고 일정 기간이 지나면서 탈모증상 머리카락이 단 한 개도 없이 완전히 멈춰야 하며 점점 갈수록 죽지 않고 살아 있는 털뿌리 재생으로 회복 및 개선되어야 진짜 도움이 되는 것입니다. 물론 빠지는 머리카락 수도 점점 정상수치를 찾아가야 합니다. 두드림 운동 처음 시기에는 탈모가 진행되어 오는 기간 및 증상에 따라서 일정 기간 동안은 정상(하루 60개 정도)보다 많은 머리카락이 빠지게 되지만 두드림 적용이 거듭될수록 정상수치를 찾아갑니다. 월간일지 작성을 통해서 관찰해보십시오.

2. 머리카락 끊김(뿌리 없는 머리카락) 현상

두드림을 시작하면서 머리카락 끊김 현상을 잘 보셔야 합니다. 빗으로 두드리

는 과정에서 빗살봉과의 마찰로 탈모증으로 가늘어지고 메말라 있는 머리카락이 두피 부분에서 접질리며 끊김 현상이 일어납니다(건강한 머리털은 절대 끊어지지 않음). 월간일지 작성을 통해서 관찰하셔야 합니다. 두드림 첫 적용 후 1~2개월 지난 뒤부터 양 손가락으로 머리 정수리 및 머리 전체를 쓰다듬으면 아주 짧게 자른 머리털처럼 까칠한 털끝이 느껴집니다. 느껴지지 않는다면 탈모가 심하지 않은 편이고, 약간 소수 정도 느껴지면 탈모 초기이며, 좀 많다 싶으면 탈모가 빠르게 진행 중이고, 아주 많은 경우이면 탈모 진행이 오랫동안(10~15년 이상) 진행되어 오는 급격하게 대머리로 가는 탈모 중증입니다. (관찰: 탈모증상으로 메마르고 가늘어진 머리카락이 두드리는 과정에서 빗살봉과 마찰로 두피 부분에서 접질리며 끊어지는 현상은 탈모증상 기간, 남아 있는 머리털, 두드리는 강도 등에 따라서 사람마다 다를 수 있음) 잘 관찰해보시면 개인 증상에 따라서 까칠한 머리카락 끊김 현상은 1~2년까지 지속될 수 있으며 끊김 현상이 단 한 가닥의 느낌도 없이 사라지면 탈모증상에서 완전히 벗어났다고 볼 수 있습니다. (관찰: 두드림 과정에서 빗살봉과의 마찰로 끊어져 나가는 머리카락 중에서 탈모증 머리카락뿐이 아니고 당일 빠질 휴지기 머리카락이 끊어져 나간 경우도 섞여 있을 수 있으나 아주 소수라고 봅니다. 휴지기 머리카락은 일반 머리카락처럼 접질려도 부러지는 경우는 아주 드물고 두드림 적용 2년이 지나면서 끊어져 나간 까칠한 머리카락이 모두 사라지기 때문입니다. 한편 머리털의 길이가 10cm 이상 또는 머리채 분들 경우 머리털 운동 과정에서 짧게 끊어진 머리카락이 발견되는 것은 머리카락의 끝이나 중간에서 끊어진 것으로 머리털 운동 외에 온갖 고통으로 머리털을 핍박하지 않는 등 머리카락 자체의 질 관리에도 신경 쓰셔야 합니다)

3. 빠져 뒹구는 머리카락 스트레스 관리 '헤어헬스'

탈모증상이 없는 분들도 하루 일정한 수준의 수명을 다한 머리카락이 소나무의 솔잎 낙엽처럼 떨어져 나가게 됩니다. 가장 많이 빠져서 머리에 붙어 있는 시간은 기상 직후 시간대입니다. 헤어털치 적용하는 분이든, 두드림 적용하는 분이든, 아무 짓도 하고 싶지 않은 분이든 기상 직후 헤어헬스(Hair working out 참고) 방법을 적용해보십시오. 밤새 빠져 붙어 있는 머리카락과 당일 빠질 머리카락을 미리 털어내는 효과로 주변에 뒹굴던 머리카락이 없어집니다. 취침 직전에도 각자 처한 상황에 따라서 두드림 운동 방법이나 헤어털치 방법을 적용하신 후 각 머리털 운동 과정에 따라서 마무리하고 주무시면 머리 피부조직 운동 및 모낭 모근의 활력은 물론 베개, 옷, 이불, 침대 등 온 집 안에 직장에 자동차 안에서 붙어 있거나 뒹굴던 머리카락도 볼 수 없게 됩니다.

머리털 생각 · 두드림 운동 빗의 패턴

두드림 운동을 시작하게 되면서 짜증을 많이 받는 부분이 두드림 빗이다. 특히 일반 빗을 사용하게 되는 분들 경우 빗이 쉽게 망가지기 때문인데 일반 빗은 머리 빗는 용도로 만들기 때문이다. 해결 방안은 빗을 구입한 후 약한 부분을 두드림 용도로 튼튼하게 보강해서 오래 사용하면 된다. 빗을 처음 구입한 다음 사용하기 전에 보강해야지 사용 후 망가진 상태서 보강해서는 효과가 없다.
① 하루만 두드려도 빗살 테두리가 튕겨 나와 빗이 망가지는 문제 ☞ 강력 접착제로 빗살 테두리에 꼼꼼하게 도포한 다음 24시간 후 사용하면 된다.
② 빗의 등 부분이 깨어지고 갈라지는 문제 ☞ 얇은 쇠붙이를 빗의 등 쪽 손잡이로 이어지는 부분에 테이프로 고정하고 사용하면 된다.
③ 빗살이 함몰되는 문제 ☞ 보강 대책이 없기 때문에 빗살과 빗살봉이 튼튼하게 잘 붙어 있는지 꼼꼼하게 두드리며 살펴보고 구입한다.

두드림 방법 및 마무리 포인트

1. 두드리는 방법

① 정수리부터 시작하여 시계 방향, 반대 방향 관계없이 원을 그리면서 머리털 전체를 골고루 두드려준다. (반복적으로 20분)

② 특정한 방향과 관계없이 양손을 번갈아 이용하여 머리털 전체를 골고루 두드려준다. (반복적으로 20분)

③ 탈모 된 곳만 편중하여 두드리면 효과가 제한적이다. 일단 탈모증상이 오면 육안으로 보이는 탈모 된 상태와 달리 탈모증상은 머리 전체에서 나타난다. 머리 전체를 20분 정도 골고루 두드려주면 특정된 곳에 30초 정도 두드리는 효과가 있다고 보면 된다.(관찰: 1초에 평균 세 번 두드릴 경우 20분 동안 약 3,600회 두드림 운동을 하게 된다)

☞ 탈모증상 문제로 두드림 운동을 하는 분도 기상 직후 머리털의 아침 운동 헤어헬스 과정은 머릿결 건강 관리의 필수로 반드시 준수해야 한다.

※탈모증상 있는 분 = 기상 직후: 헤어헬스+취침 직전: 두드림 운동

☞ 두드림 운동으로 머리 전체에 탈모증상의 머리카락이 단 한 개도 없이
  100% 회복된 이후 헤어털치 운동으로 전환하여 평생 매일 관리해야 한다.

※100% 회복된 분 = 기상 직후: 헤어헬스+취침 직전: 헤어털치

주의하세요: 헤어 젤이나 오일 스프레이 등을 사용한 날에는 머리 먼저 감은 후에 머리털 운동을 하십시오. (관찰: 머리털의 엉킴, 끊김 등 방지)

2. 마무리 방법, 맛(속)도 건강, 멋(겉)도 건강!

머리 피부조직 운동: 두드림 운동 적용 직후 마무리하기 전에 양손을 펴고 손가락을 최대한 벌린 채로 각각 양쪽 귀 아랫부분에서 정수리까지 머리털을 쓸어올려 정수리에서 한 손에 모아 쥐고 털뿌리가 따끔따끔할 정도로 강하게 툭툭 아홉 번 당겨준 다음(관찰: 정수리 털뿌리에게 다시 확실하게 활력을 주는 동시에 머리 피부 운동을 겸하는 동작) 머리 숙여서 휴지기로 빠진 머리털 탈탈(두드림 과정에서 윗옷에 떨어져 묻은 머리털은 옷을 벗어서 탈탈 털어주는 것이 좋다) 털어주고 마무리한다.

머리 피부 운동 관찰① 부지런하다+깔끔하다+장수하신다=머리털 관리에 뛰어난 감각을 가진 여성분들의 머리채 장점(자주 감고, 당겨 묶고, 빗고, 이고, 머리카락 무게의 당김 자극 등) 중의 백미로 그냥 털고 마무리하는 것보다 머리털 개선 효과 증대는 물론 딱딱한 정수리 피부조직의 모낭과 털뿌리 자극, 머리 전체 피부조직의 이완효과, 혈액순환 등에 도움을 준다.

짧은 머리 남성들은 머리 피부 운동 평생 한 번도 안 한다!

관찰② 머리에 물건 등을 항상 이고 다니시는 여성분들은 머리 피부조직 운동이 아주 잘되고 있으며 대부분 장수하시는 분들이다. 그러나 머리채 분들이라고 해서 모두가 자연스럽게 머리 피부조직 운동이 되는 것은 아니다. 머리털을 다루는 방법에 따라 머리채 여성분마다 다르다. 머리채를 뒤로 묶어 주면서 당김 정도와 머리 감는 과정에서의 개인 동작 등에 따라 극히 일부만 피부조직 운동이 된다. 머리채라고 해서 감는 과정에 누구나 자연스럽게 머리 피부조직 운동이 되지 않는다. 하물며 머리털이 15cm 안팎으로 짧은 특히 남성 경우는 머리 감는 과정은 물론 세면 등 일상에서도 평생 동안 정수리 머리 피부 운동이 단 한 번도 이루어지지 않는다. 머리털이 짧은 경우 머리를 이용하는 일부 스포츠 선수를 제외하곤 일부러 머리 피부조직 운동을 하기 전에는 자연적으로 운동이 되는 경우는 없다.

몸은 건강 운동으로!
머릿결은 두드림 or 헤어털치 운동으로!
머리는 머리 피부조직 운동으로!
맛(속)도 건강, 멋(겉)도 건강!

움직이는 피부 속의 모낭이 자극받으며 활짝 웃는다 (관찰: 인간들의 머리털을 포함한 몸털은 바람에 의한 당김 자극이나 일상생활 속에서 문대는 과정에서만 자극을 받는 것이 아니다. 털뿌리가 들어 있는 피부가 움직이는 과정에서도 당김 자극만은 못하지만 털뿌리가 발모하여 건강한 털로 자라는 데는 지장 없을 정도로 활력을 받는다. 눈썹, 수염 등 몸 구석구석 털이 이를 증명하고 있다. 인간들이 운동을 하거나 일상에서 피부가 늘 움직이며 자극받는 것처럼 정수리 피부도 일상에서 시시때때로 움직이면서 자극받아 왔다면 탈모라는 단어조차도 없었을 테고 문명 생활 시대에 머리털이 너무나 풍성해서 오히려 스트레스였을 것이다)

> **머리털 생각 · 정수리 피부 운동의 중요성!**
> 머리임 정수리, 머리채, 야생 동물, 남성 수염, 살털, 코털, 액모
> 피부가 받는 거친 자극처럼 딱딱한 정수리 털뿌리에게
> 강한 활력을 주는 운동이다.

두드림 운동 시작

첫 달, 첫 경험. 2011년 9월 7일 두드림 운동 시작 ~

(처음이라 그나마 다 빠질까 봐? 조바심 속에 첫 주 나흘은 취침 직전 5분씩만 적용) (둘째 주=10분, 셋째, 넷째 주=15분) 매일 적용,

햇볕 쬐기 20분 매일 실시 (날씨에 따라 유동적)

☞ 첫 달 매일 평균 빠지고 끊긴 머리카락 100개 이상

(두드림 적용+헤어헬스+머리 감은 후 등 기타 총합)

■ 두드림 운동 과정에서 탈모증으로 건강하지 못한 머리카락이 빗살봉과의 마찰로 끊어진 짧은 머리카락 등 메마른 뿌리가 있고 없고 모두 합한 평균 수효

- **탈모 생각**

사실 처음엔 모험이었다. 생활환경 및 식생활의 변화, DHT 등이 몸의 각 털에 미치는 영향과 이런저런 두피 자극 등 두피 마사지 얘기는 많이 듣고 있던 참이었다. 그러나 돌 같은 정수리의 두피 마사지가 모낭 모근까지 자극을 미치기에는 역부족이라 죽어 가는 모근을 깨우고 활력을 주기 위해서는 마사지보다 강한 자극 전달이 필요했다. 처음에는 손가락으로, 주먹으로, 기타 용품으로 두드려 봤지만 골고루 두드려지지도 않고 머리만 아프고 될 일도 아니었다. 고심 끝에 빗을 이용하는 방법을 찾았다. 탈예빗의 탄생이다. 수많은 종류의 빗 중에서 두드림 탄력이 좋은 빗들을 골라서 두드림을 시작했다. 첫날, 그나마 붙어 있는 머리

카락이 다 빠질까? 머리가 혹여 어찌 될까? 조바심 속에 첫 주는 살살 하루 5분씩만 머리 전체를 골고루 두드렸다. 두 번째 주부터는 10분, 그 다음 주부터는 15분으로 늘려 적용했다. 놀랍다! 급속한 연쇄 반응으로 휑하게 번져가던 머리 윗부분 탈모증상과 왕창 빠져나가던 머리카락이 적색 신호등 앞의 자동차처럼 확 멈추는 듯했다.(관찰: 손 거울을 옆에 준비해 두시고 두드림 운동 20분 끝나고 머리 빗고 정리하고 나서 정수리 등 머리털을 항상 비춰보시면서 관찰하십시오. 두드림 운동을 시작하고 몇 개월 내에 머리털이 쑥쑥 올라오는 것은 분명 아니지만 탈모증상이 더 이상 번지지 않고 멈췄다는 것은 본인의 느낌으로 확인이 가능하며 일정한 기간이 지나면서 탈모 멈춤과 머릿결 개선 상태도 스스로 확인할 수 있습니다. 당신을 보호해주고 이미지를 지켜주는 인체에서 유일한 자연환경인 소중한 머리털 생물을 다시는 방치하지 마십시오)

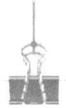
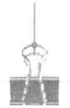

- 첫 달. (년)(월)(성별: 나이: 성명:)

두드림 운동 및 관찰기록 ■ 종합평가 ■ 첫 달~24개월까지 습관화: 두드림 운동의 관찰기록+월말 탈모 개선 평가!	
첫째 주 적용 ( )일~( )일	1. 두드림 주간 운동 일수 ( )일 2. 햇볕 쬐기 주간 미팅 일수( )일 3. 주(첫날) 빠지고 끊어진 머리카락( )개
• 관찰(특이)기록:	
둘째 주 적용 ( )일~( )일	1. 두드림 주간 운동 일수 ( )일 2. 햇볕 쬐기 주간 미팅 일수( )일 3. 주(첫날) 빠지고 끊어진 머리카락 ( )개
• 관찰(특이)기록:	
셋째 주 적용 ( )일~( )일	1. 두드림 주간 운동 일수 ( )일 2. 햇볕 쬐기 주간 미팅 일수( )일 3. 주(첫날) 빠지고 끊어진 머리카락 ( )개
• 관찰(특이)기록:	

- 빠지고 끊어진 머카(머리카락) 수 ☞ 일주일 중 첫날만 체크

　두드림 과정에서 빠지고 끊기는 머카는 사람(탈모 정도에 따른 남은 머리 숱 나라별 남녀 등)마다 다르다. 따라서 매일 기록할 필요는 없으며 매주 또는 매월 한 번 정도 기록하여 매월 말 평가 때마다 탈모 개선 여부를 판단하는 자료로 이용한다. 신문지를 깔고 두드릴 때 떨어진 머카, 헤어헬스, 머리 감은 뒤 빠진 머카 등을 종합해서 기록한다. (관찰: 하루 빠지는 휴지기 머카 중 60%가 두드리는 과정에서 빠져나가고 기상 직후 헤어헬스 과정에서 20%가 빠지며 머리 감는 과정에서 20% 빠진다. 단 예외 있음)

　　※ 두드림 적용 후 머리 피부조직 운동하고 빠진 머리카락 한 가닥도

　　남김없이 골고루 탈탈 털어준 다음 마무리한다. (일상 습관화).

2개월. 2011년 10월

- 매일 한 달간 빠짐없이 20분 적용
- 매일 햇볕 쬐기 20분 이상

- **탈모 생각**

관리하라!

말은 쉽게 하지만 관리를 잘하기는 어려운 문제다. 돌아보고 살펴보면 인생사(삶과 인생)도 관리의 역사다. 그중에서는 준비된 역량이 있어야 가능한 관리 부분들이 많다. 가정일부터 배우자, 자녀, 부모, 가족, 사람(인맥), 재능, 직업, 사업, 재산, 주식 등에서 자신의 이미지 관리까지 노력과 준비된 일정한 역량이 없다면 지켜 내기 어려운 문제들이다. 그러나 준비된 능력 없어도 일상 습관으로 관리가 가능한 부분도 있다. 머리털이다. 일상에서 습관성으로 관리되는 대표적인 것이 세수로 얼굴 관리 양치로 치아 관리하는 것이다. 누가 시키지 않아도 준비된 역량 없어도 자연히 누구나 습관화되어 있다. 여기에 야성 바람을 대신해서 머리털과 운동하며 놀아주기를 추가하면 된다. 의지도 필요 없다. 씻지 않는 얼굴, 양치 않는 치아의 끔찍함을 생각해보면 야성이다, 야생이다, 는 차치하고 같은 인체조직 활력 없는 머리털의 탈모증상은 당연한 것이다. 돈도 계획도 필요 없고 시간을 별도로 낼 것도 없다. 머리 빗고 정리하는 시간에 30초~20분 더하면 충분하다. 기상 직후 헤어헬스 방법 반드시 일상 습관화하고, 취침 전 탈모증상 있는 분은 두드림 운동(탈모 멈춤 살아있는 털뿌리 재생에 적절한 운동), 탈모증상 없는 분은 헤어벌치 머리털 운동(평생 탈모예방 머리숱 개선 풍성한 머릿결에 적절한 운동) 습관화(각 마무리 방법 준수)로 평생 건강하고 풍성한 머릿결로 관리하자.

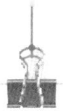
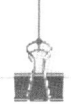

- 2개월. (년)(월) (두드림 운동 용품:)

두드림 운동 및 관찰기록 ■ 종합평가 ■ 한평생 습관화: 기상 직후 헤어헬스!	
첫째 주 적용 ( )일~( )일	1. 두드림 주간 운동 일수 ( )일 2. 햇볕 쬐기 주간 미팅 일수( )일 3. 주(첫날) 빠지고 끊어진 머리카락( )개

- 관찰(특이)기록:

둘째 주 적용 ( )일~( )일	1. 두드림 주간 운동 일수 ( )일 2. 햇볕 쬐기 주간 미팅 일수( )일 3. 주(첫날) 빠지고 끊어진 머리카락 ( )개

- 관찰(특이)기록:

셋째 주 적용 ( )일~( )일	1. 두드림 주간 운동 일수 ( )일 2. 햇볕 쬐기 주간 미팅 일수( )일 3. 주(첫날) 빠지고 끊어진 머리카락 ( )개

- 관찰(특이)기록:

넷째 주 적용 ( )일~( )일	1. 두드림 주간 운동 일수 ( )일 2. 햇볕 쬐기 주간 미팅 일수( )일 3. 주(첫날) 빠지고 끊어진 머리카락( )개

- 관찰(특이)기록:

■월말 탈모 개선 평가표 (평가일: 월   일)

1. 두드림 적용일 총(일): ▢ 25일 미만(부족)*개선 의지가 약함
   ▢ 25일 이상(정상)*주 6일, 월 25일 이상 적용해야 효과
2. 햇볕 미팅일 총(일): ▢ 10일 미만(부족) ▢ 10일 이상(정상)
3. 두드림 적용으로 끊긴 머카 여부: ▢ 약간 있다 ▢ 다수 있다
   ▢ 많이 있다 ▢ 한 개의 끊긴 머카 느낌도 없다(정상)
4. 탈모 개선 종합평가 : ▢ 계속 나빠짐 ▢ 더 나빠지지는 않음
   ▢ 조금 좋아진 느낌 ▢ 점점 좋아지고 있다 ▢ 많이 좋아졌다
   ▢ 100% 회복됐다 ▢ 100% 회복+개선(정상)됨 ☞탈치로 전환

※ 4. 탈모 개선 종합평가 : 매월 말일 평가 방법=빠지고 끊긴
머카 감소 여부+본인 및 가족 평가+사진, 영상 비교 평가 등 종합

3개월. 2011년 11월

- 매일 한 달간 빠짐없이 20분 적용+햇볕 쬐기 20분 이상
- 두드림 적용 때마다 빠지고 끊기는 머리카락은 여전함.

• 탈모 생각

 탈모증상이 있는 분 경우 가장 시급한 탈모 멈춤과 살아있는 털뿌리 재생에 특효인 두드림 운동이 필요조건이라면 햇볕영양 쬐기는 충분조건이다. 햇볕 쬐기 없는 두드림 운동만으로는 온전한 탈모 회복 및 개선이 어렵다는 의미다. 물론 아무 짓도 하지 않고 있는 것보다는 백배 낫겠지만 말이다. 햇볕도 하루 종일 쬔 (살갗이 벗어지도록)다고 좋은 것은 아니다. 햇볕에 장시간의 두피 노출은 오히려 탈모를 부르기 때문이다. 직업 등으로 많은 시간을 햇볕 아래서 근무하시는 분들에게서 탈모가 심하게 발생해왔고 현재도 많이 발생하고 있는 이유다. 인체조직이 필요로 하는 적당한 햇볕영양 충전을 해주면 된다. 두드림을 적용하면서도 머리카락 외에 기타 털에게도 반드시 필요한 활력 영양소인 햇볕을 매일 20분 이상 쬐어 주어야 한다. 날씨 문제로 햇볕을 쬘 수 없는 날을 위해서 햇볕영양 저축도 필수다. 당신이 하루 20~30분 정도씩 완전 알몸으로 일광욕을 할 수 있는 생활환경 속에서 실제 실천하며 살고 있다면 탈모증상 고민은 남의 얘기일 것이고 지구촌에서 가장 행복한 사람이다. 탈모로 고민하는 분들 경우 자동차 안에서 사무실에서 바람과 햇볕이 차단된 장소에서 직업 문제로 자연과 담쌓고 지내는 분들이 대부분이다(자연영양 방전). 쉬는 시간에 점심 식사 직후에 잠시라도 자연과 소통하는 것이 자연환경인 머리털을 건강하게 하는 비결이다. 시간 없어도 만들어라. 10분이라도 햇볕영양을 충전하라.

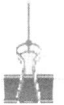
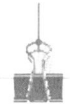

- 3개월. (년)(월) (두드림 운동 용품:)

두드림 운동 및 관찰기록 ■ 종합평가 ■ 한평생 습관화: 머리 감고 물기 마른 후 정수리 머리털 개선 상태 늘 점검!	
첫째 주 적용 ( )일~( )일	1. 두드림 주간 운동 일수 ( )일 2. 햇볕 쬐기 주간 미팅 일수( )일 3. 주(첫날) 빠지고 끊어진 머리카락( )개

- 관찰(특이)기록:

둘째 주 적용 ( )일~( )일	1. 두드림 주간 운동 일수 ( )일 2. 햇볕 쬐기 주간 미팅 일수( )일 3. 주(첫날) 빠지고 끊어진 머리카락 ( )개

- 관찰(특이)기록:

셋째 주 적용 ( )일~( )일	1. 두드림 주간 운동 일수 ( )일 2. 햇볕 쬐기 주간 미팅 일수( )일 3. 주(첫날) 빠지고 끊어진 머리카락 ( )개

- 관찰(특이)기록:

넷째 주 적용 ( )일~( )일	1. 두드림 주간 운동 일수 ( )일 2. 햇볕 쬐기 주간 미팅 일수( )일 3. 주(첫날) 빠지고 끊어진 머리카락( )개

- 관찰(특이)기록:

■월말 탈모 개선 평가표 (평가일: 월   일)

1. 두드림 적용일 총(일): ▢ 25일 미만(부족)*개선 의지가 약함
   ▢ 25일 이상(정상)*주 6일, 월 25일 이상 적용해야 효과
2. 햇볕 미팅일 총(일): ▢ 10일 미만(부족) ▢ 10일 이상(정상)
3. 두드림 적용으로 끊긴 머카 여부: ▢ 약간 있다 ▢ 다수 있다
   ▢ 많이 있다 ▢ 한 개의 끊긴 머카 느낌도 없다(정상)
4. 탈모 개선 종합평가 : ▢ 계속 나빠짐 ▢ 더 나빠지는 않음
   ▢ 조금 좋아진 느낌 ▢ 점점 좋아지고 있다 ▢ 많이 좋아졌다
   ▢ 100% 회복됐다 ▢ 100% 회복+개선(정상)됨 ☞털치로 전환

※ 두드림 운동은 살아있는 털뿌리에게 재생 활력이 미치게 하기 위한 인위적

인 활력 전달이며 햇볕영양 쬐기는 자연적인 활력 전달이다.

2011년 12월

4개월.

- **탈모 생각**

　처음에는 생각 없이 아무 빗이나 구입하여 두드리고 있자니 마치 돌덩어리를 두드리는 것처럼 빗이 망가져서 온전한 빗이 없었다. 빗살의 봉이 빠지자 뾰족한 흉기로 변했고 두피를 찌르면서 상처에다 아프고 피도 흘렀다. 봉이 빠진 빗살은 창이 되어 두피에 꽂혀 있기도 하는 황당함을 연출하기도 했다. 두드리는 빗 문제는 큰 고민이었다. 빗은 하루 20분도 못 견디고 항복했고, 길어야 일주일 버텼다(봉이 빠지고, 쪼개지고, 빗살은 함몰되고, 쏠리고, 벌어지고, 빠지고, 휘고, 받침 테두리도 빠지고, 탄력 저하 등) 외국산 빗도 사정은 비슷했고 빗을 제작하여 쓴다는 것도 쉽지 않았으며 다양한 빗에 대한 정보도 부족하여 처음엔 대책 없이 많은 빗을 구입해야만 했다. 다행히 시간이 지나면서 품질이 향상되어 일반 빗이라도 빗살 받침이 넓어지고 탄력 좋고 빗살봉과 빗살들도 비교적 튼튼한 빗을 구입하여 적용하게 된 것은 두드림 운동 시작 후 2년이 지난 뒤에야 가능했다. 머리를 두드리는 소리는 절간 목탁소리 만큼 또렷해서 주위 가족들에게는 소음이었다. 가족들의 이해와 배려가 필요한 부분이다. 만약 이런저런 사유로 집안에서 두드림이 어려운 입장이라면 퇴근 직전 직장이나 자동차 안에서 20분 두드리고 퇴근하는 방법도 좋다. 두들겨 맞은 머리는 울퉁불퉁 부어올라 좁쌀 벌집이 되었다(시간이 지나면서 적응이 되고 두피 부분도 깨끗해지며 도가 통한다). 중요한 것은 두드림 강도 조절 및 두드림에 적절한(빗의 받침 넓이, 빗살봉의 크기 및 단단함, 튼튼하고 촘촘한 빗살, 탄력을 유지하는 받침 및 테두리의 꼼꼼하고 튼튼한 마무리 등) 빗을 사용해야 부작용을 피할 수 있다.

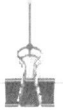 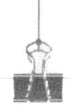

- 4개월. (년)(월) (두드림 운동 용품:)

두드림 운동 및 관찰기록 ■ 종합평가 ■ 한평생 습관화: 하루에 한 번 머리 감기!(모낭세포+털뿌리 자극 등)	
첫째 주 적용 ( )일~( )일	1. 두드림 주간 운동 일수 ( )일 2. 햇볕 쬐기 주간 미팅 일수( )일 3. 주(첫날) 빠지고 끊어진 머리카락( )개

- 관찰(특이)기록:

둘째 주 적용 ( )일~( )일	1. 두드림 주간 운동 일수 ( )일 2. 햇볕 쬐기 주간 미팅 일수( )일 3. 주(첫날) 빠지고 끊어진 머리카락 ( )개

- 관찰(특이)기록:

셋째 주 적용 ( )일~( )일	1. 두드림 주간 운동 일수 ( )일 2. 햇볕 쬐기 주간 미팅 일수( )일 3. 주(첫날) 빠지고 끊어진 머리카락 ( )개

- 관찰(특이)기록:

넷째 주 적용 ( )일~( )일	1. 두드림 주간 운동 일수 ( )일 2. 햇볕 쬐기 주간 미팅 일수( )일 3. 주(첫날) 빠지고 끊어진 머리카락( )개

- 관찰(특이)기록:

■월말 탈모 개선 평가표·(평가일: 월   일)

1. 두드림 적용일 총(일): □ 25일 미만(부족)*개선 의지가 약함
   □ 25일 이상(정상)*주 6일, 월 25일 이상 적용해야 효과
2. 햇볕 미팅일 총(일): □ 10일 미만(부족) □10일 이상(정상)
3. 두드림 적용으로 끊긴 머카 여부: □ 약간 있다 □ 다수 있다
   □ 많이 있다 □ 한 개의 끊긴 머카 느낌도 없다(정상)
4. 탈모 개선 종합평가 : □ 계속 나빠짐 □ 더 나빠지지는 않음
   □ 조금 좋아진 느낌 □ 점점 좋아지고 있다 □ 많이 좋아졌다
   □ 100% 회복됐다 □ 100% 회복+개선(정상)됨 ☞털치로 전환

※ 4개월이 지나면서 탈모 정지! 살아있는 털뿌리 재생의 확신이 찾아온다.

2012년 1월

5개월.

- 매일 한 달간 빠짐없이 20분 적용(취침 직전)

• 탈모 생각

첫 달 첫 경험 때처럼 살살 먼지 털듯 해서는 안 된다. 두피 자극이나 마사지하려고 두드리는 것이 아니며 두피는 살갗일 뿐이다. 탈모가 오기 전이면 두피 자극이나 마사지가 탈모예방에 도움이 되지만 이미 탈모증상이 왔다면 두피 자극이나 마사지만으로는 털뿌리에 활력이 미치지 못한다. 정수리와 머리 윗부분이 돌처럼 딱딱한데도 불구하고 머리카락을 뽑아 보면 생각보다 털뿌리가 깊이(약 2mm) 박혀 있어서 깜짝 놀란다. 모낭세포 속의 모근이 활력을 찾아 재생할 수 있도록 마사지보다 강한 정도로 두드려라. 모낭 속 모근 쪽에는 수많은 혈관들이 지나가고 있다. 머리 혈액순환에도 도움이 된다는 뜻이다. (* 두피 → 진피 → 모낭 → 모근)그렇다고 머리가 깨지도록 두드리라는 뜻은 아니고 적당히 하되 자극이 확실하게 전달되도록 두드리란 뜻이다. 빗이 망가지거나 두피에 상처가 나고 고막이 멍해질 정도로 너무 강하게 두드리지 말고 약 중에서 약 강 정도로 두드려라. 물론 이 과정에서 두드림 초기에는 두피가 붓거나 많이 아플 수도 있다(관찰: 시간이 지나면서 두피도 적응하고 깨끗하다). 두드림 운동 일수가 거듭되면서 아픔은 환희가 된다. 탈모증상이 10년 이상 지속되어 오는 경우는 적어도 2년은 두드림 적용해야 탈모증상이 완전히 없어지고 3년째가 되어야 개선 현상이 뚜렷해지며 두드림 적용 시점으로부터 약 2년 전 모습을 찾게 된다. 그동안 탈모증상으로 고통이 심했던 당신이라면 2~3년은 눈감고 가라. 5개월쯤이면 개선은 느려도 탈모는 중단됐을 것이고 손해 볼 것도 없고, 돈 드는 일도 아니고 의지의 문제다.

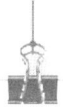
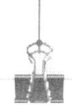

- 5개월. (년)(월) (두드림 운동 용품:)

두드림 운동 및 관찰기록 ■ 종합평가 ■ 한평생 습관화: 항상 머리털 거꾸로 빗기(결 자극)!	
첫째 주 적용 ( )일~( )일	1. 두드림 주간 운동 일수 ( )일 2. 햇볕 쬐기 주간 미팅 일수( )일 3. 주(첫날) 빠지고 끊어진 머리카락 ( )개
• 관찰(특이)기록:	
둘째 주 적용 ( )일~( )일	1. 두드림 주간 운동 일수 ( )일 2. 햇볕 쬐기 주간 미팅 일수( )일 3. 주(첫날) 빠지고 끊어진 머리카락 ( )개
• 관찰(특이)기록:	
셋째 주 적용 ( )일~( )일	1. 두드림 주간 운동 일수 ( )일 2. 햇볕 쬐기 주간 미팅 일수( )일 3. 주(첫날) 빠지고 끊어진 머리카락 ( )개
• 관찰(특이)기록:	
넷째 주 적용 ( )일~( )일	1. 두드림 주간 운동 일수 ( )일 2. 햇볕 쬐기 주간 미팅 일수( )일 3. 주(첫날) 빠지고 끊어진 머리카락( )개
• 관찰(특이)기록:	
■월말 탈모 개선 평가표 (평가일: 월 일)	
1. 두드림 적용일 총(일): ☐ 25일 미만(부족)*개선 의지가 약함 　☐ 25일 이상(정상)*주 6일, 월 25일 이상 적용해야 효과 2. 햇볕 미팅일 총(일): ☐ 10일 미만(부족) ☐ 10일 이상(정상) 3. 두드림 적용으로 끊긴 머카 여부: ☐ 약간 있다 ☐ 다수 있다 　☐ 많이 있다 ☐ 한 개의 끊긴 머카 느낌도 없다(정상) 4. 탈모 개선 종합평가 : ☐ 계속 나빠짐 ☐ 더 나빠지지는 않음 　☐ 조금 좋아진 느낌 ☐ 점점 좋아지고 있다 ☐ 많이 좋아졌다 　☐ 100% 회복됐다 ☐ 100% 회복+개선(정상)됨 ☞탈치로 전환	

※ 아파도 참아라. 도깨비 방망이는 안 나와도 평생 탈모와의 전쟁은 끝난다.

6개월.

2012년 2월

- 매일 한 달간 빠짐없이 20분 적용(취침 직전)
- ☞ 햇볕 20분 이상 노출 (매일 실시)

• 탈모 생각

 6개월째 되면서 두드림 운동의 효과? 가 있는 것인지, 없는 것인지 매일 그게 그거 같다는 생각을 하게 된다. 실제로 두드림 시작 후 6개월까지는 빠지거나 끊어지는 머리카락이 여전하다는 느낌이 든다. 그러나 분명한 점은 정수리 및 머리 윗부분의 휑한 탈모 연쇄 반응 넓이 확산이 더 심해지지 않고 멈췄다는 점이다. 만약에 당신이 6개월 전에 두드림 운동을 시작하지 않았다면 지금 어떻게 되었을까? 십중팔구 두드림 운동 자체도 늦었을 것이다. 라고 생각해보면 아찔하다는 느낌이 들었을 것이다. 왜냐하면 처음 모습과 두드림 운동 6개월 이후 머리 전체 개선된 모습의 느낌이 확연히 다르기 때문이다. 지난 6개월 전의 머리 사진과 현재 머리 사진을 비교해봐라. 최소한 탈모가 더 심해지지는 않았다는 것을 확인할 수 있을 것이다. 당신이 보고 있는 그대로의 느낌과 양심으로 진단해봐라. 다시 밝히지만 두드림 운동으로 탈모를 멈추고 개선한다는 의미는 당신의 두드림 첫 적용 당시 상태를 더 이상 망가지지 않도록 유지 및 관리시켜 준다는 뜻이다. 물론 탈모증으로 머리카락이 빠져 보이지도 않고 사람마다 다를 수도 있지만 기진맥진 모낭이 헐떡이는 모근을 재생 여력 기간인 약 2년간 보호하면서 살아있으므로 갈수록 두드림 적용 시점으로부터 2년 전 비슷하게 개선은 되지만 이미 오래전부터 대머리에 한 가닥도 없던 머리카락이 '뽕' 하고 나타나 주기를 바라는 마음이 당신의 입장이라면 두드림 보다는 머리털 전문의사와 상담하라.

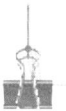
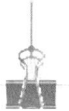

- 6개월. (년)(월) (두드림 운동 용품:)

두드림 운동 및 관찰기록 ■ 종합평가 ■ 한평생 습관화: 하루 20분 이상 햇볕 쬐기!	
첫째 주 적용 ( )일~( )일	1. 두드림 주간 운동 일수 ( )일 2. 햇볕 쬐기 주간 미팅 일수( )일 3. 주(첫날) 빠지고 끊어진 머리카락 ( )개
• 관찰(특이)기록:	
둘째 주 적용 ( )일~( )일	1. 두드림 주간 운동 일수 ( )일 2. 햇볕 쬐기 주간 미팅 일수( )일 3. 주(첫날) 빠지고 끊어진 머리카락 ( )개
• 관찰(특이)기록:	
셋째 주 적용 ( )일~( )일	1. 두드림 주간 운동 일수 ( )일 2. 햇볕 쬐기 주간 미팅 일수( )일 3. 주(첫날) 빠지고 끊어진 머리카락 ( )개
• 관찰(특이)기록:	
넷째 주 적용 ( )일~( )일	1. 두드림 주간 운동 일수 ( )일 2. 햇볕 쬐기 주간 미팅 일수( )일 3. 주(첫날) 빠지고 끊어진 머리카락 ( )개
• 관찰(특이)기록:	
■월말 탈모 개선 평가표 (평가일: 월 일)	

1. 두드림 적용일 총(일): ▢ 25일 미만(부족)*개선 의지가 약함
   ▢ 25일 이상(정상)*주 6일, 월 25일 이상 적용해야 효과
2. 햇볕 미팅일 총(일): ▢ 10일 미만(부족) ▢ 10일 이상(정상)
3. 두드림 적용으로 끊긴 머카 여부: ▢ 약간 있다 ▢ 다수 있다
   ▢ 많이 있다 ▢ 한 개의 끊긴 머카 느낌도 없다(정상)
4. 탈모 개선 종합평가 : ▢ 계속 나빠짐 ▢ 더 나빠지지는 않음
   ▢ 조금 좋아진 느낌 ▢ 점점 좋아지고 있다 ▢ 많이 좋아졌다
   ▢ 100% 회복됐다 ▢ 100% 회복+개선(정상)됨 ☞탈치로 전환	

※ 두드림 운동은 탈모를 정지하고 약 2년 전 머리 상태로 회복하도록

도와주고 개선하는 능력이 있다.

7개월.
2012년 3월

- 매일 한 달간 빠짐없이 20분 적용(취침 직전)
- ☞ 햇볕 20분 이상 미팅 (매일 실시)
- ☞ 매일 평균 빠시고 낳어신 머리카락 85개 (두드림 적용+헤어헬스+머리 감은 후 등 기타 총합)

• 탈모 생각

두드림 운동 전에는 헤어헬스도 몰랐고 온 집 안 구석구석에 머리카락이 가을 낙엽처럼 굴러다녔다. 자고 일어나면 베개와 이불 침대 주변에 온통 머리카락이 마치 뱀 무리처럼 수도 없었고 세면 후 수건에도 옷에도 욕실 바닥에도 머리카락의 놀이터였다. 머리 감을 때는 물론 걷는 과정에 발걸음마다 빠진 머리카락이 멋대로 드러누워 있었다(매일 머리 감는 여부와 관계없이 아침 기상 직후 헤어헬스 방법 적용+취침 직전 20분 두드림 운동 및 마무리 방법 준수를 생활화한다면 베개, 이불, 침대 등 집 안, 직장, 자동차 안 구석구석 빠진 머리카락 볼 수 없거나 가끔 1개 정도 외에는 없음). 그때는 왜 몰랐을까? 탈모 태풍이 다가오는 것을.... 그런 전조증상들을 오랫동안 자만과 방심으로 대머리 직전까지 왔음을 뒤늦게 깨닫고 그 방치의 대가를 치르고 있는 것이다. 늦게라도 깨달아 다행이지만 말이다. 당신도 탈모 전조증상이 있었는가? 탈모는 하룻날 갑자기 오는 증상이 아니다. 증상이 시작되었다면 탈모증상으로 머리털이 빠지기까지 적어도 지난 2년 동안 기진맥진 고통받아 왔다는 증명이다. 탈모증으로 가늘어지고 메말라 빠지는 머리카락 만큼 속상하고 짜증 나는 일도 없을 것이다. 두드림 운동 이전과 운동 이후 확 달라진 당신의 머리 모습을 그려본다.

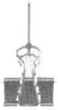
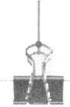

- 7개월. (년)(월) (두드림 운동 용품:)

두드림 운동 및 관찰기록 ■ 종합평가 ■ 한평생 습관화: 미지근한 물로 머리 감기!	
첫째 주 적용 ( )일~( )일	1. 두드림 주간 운동 일수 ( )일 2. 햇볕 쬐기 주간 미팅 일수( )일 3. 주(첫날) 빠지고 끊어진 머리카락( )개

- 관찰(특이)기록:

둘째 주 적용 ( )일~( )일	1. 두드림 주간 운동 일수 ( )일 2. 햇볕 쬐기 주간 미팅 일수( )일 3. 주(첫날) 빠지고 끊어진 머리카락 ( )개

- 관찰(특이)기록:

셋째 주 적용 ( )일~( )일	1. 두드림 주간 운동 일수 ( )일 2. 햇볕 쬐기 주간 미팅 일수( )일 3. 주(첫날) 빠지고 끊어진 머리카락 ( )개

- 관찰(특이)기록:

넷째 주 적용 ( )일~( )일	1. 두드림 주간 운동 일수 ( )일 2. 햇볕 쬐기 주간 미팅 일수( )일 3. 주(첫날) 빠지고 끊어진 머리카락( )개

- 관찰(특이)기록:

■월말 탈모 개선 평가표 (평가일: 월   일)

1. 두드림 적용일 총(일): ☐ 25일 미만(부족)*개선 의지가 약함
   ☐ 25일 이상(정상)*주 6일, 월 25일 이상 적용해야 효과
2. 햇볕 미팅일 총(일): ☐ 10일 미만(부족) ☐ 10일 이상(정상)
3. 두드림 적용으로 끊긴 머카 여부: ☐ 약간 있다 ☐ 다수 있다
   ☐ 많이 있다 ☐ 한 개의 끊긴 머카 느낌도 없다(정상)
4. 탈모 개선 종합평가 : ☐ 계속 나빠짐 ☐ 더 나빠지지는 않음
   ☐ 조금 좋아진 느낌 ☐ 점점 좋아지고 있다 ☐ 많이 좋아졌다
   ☐ 100% 회복됐다 ☐ 100% 회복+개선(정상)됨 ☞탈치로 전환

※ 탈모는 외적으로, 정신적 고통은 내적으로의 황폐다.

2012년 4월

8개월.

- 매일 한 달간 빠짐없이 20분 적용 (취침 직전)
- ☞ 햇볕 20분 이상 노출 (매일 실시)

• 탈모 생각

당신의 머리털! 끊어지는 상태를 점검해봐라.

양손 손가락을 펴서 머리 전체 특히 탈모가 심했던 정수리 부분부터 머리 윗부분을 살살 더듬어봐라. 마치 땅속에서 이제 막 올라오는 새싹을 찾는 심정으로 말이다. 혹시 느껴지는가? 까칠까칠한 짧은 머리카락들, 금방 발모하여 올라오는 어린 머리카락 같으면서도 뾰족하면서 날카롭고 까칠한 머리카락들, 끊어진 머리카락이다. 기진맥진 고사 직전으로 언젠가는 메말라 빠져나갈 핍박받던 머리카락이다. 핍박받아 약해지고 가늘어지며 메말라가던 머리카락이 두드림 적용 과정에서 빗살봉과의 마찰로 두피 부분에서 접질리며 끊어져 나간 것이다. 건강한 어린 머리카락에서는 까칠함이 전혀 느껴지지 않고 건강한 머리털은 두드린다고 절대로 뽑히거나 끊어지지 않는다. 만약 당신이 8개월 된 이 시점에서 까칠한 끊어진 머리카락이 머리 전체에서 많이 느껴진다면 10년 이상 탈모가 진행되어 오는 중증 탈모다. 끊어진 까칠한 머리카락은 두드림 운동으로 활력을 찾아 건강한 머리카락으로 재생하게 되며 2년이 지나야 까칠한 머리카락 끊김 현상이 모두 사라진다. 핍박 탈모 경우에 탈모 멈춤 및 살아있는 털뿌리 재생 운동에 적절한 두드림 운동을 해야 하는 이유다. 탈모증상은 쉽게 오지도 않지만 일단 탈모증이 한번 오면 쉽게 회복되지도 않고 다소 회복된다 해도 정준 시절의 풍성했던 머리털 모습은 어렵다. 신음하는 머리털을 굶기고 방치한 대가로 2년 이상의 노력이 필요하다.

• 8개월. (년)(월) (두드림 운동 용품:)

두드림 운동 및 관찰기록 ■ 종합평가 ■ 한평생 습관화: 취침 중에 머리를 묶거나 싸매지 말고 풀어주기!	
첫째 주 적용 ( )일~( )일	1. 두드림 주간 운동 일수 ( )일 2. 햇볕 쬐기 주간 미팅 일수( )일 3. 주(첫날) 빠지고 끊어진 머리카락 ( )개

• 관찰(특이)기록:

둘째 주 적용 ( )일~( )일	1. 두드림 주간 운동 일수 ( )일 2. 햇볕 쬐기 주간 미팅 일수( )일 3. 주(첫날) 빠지고 끊어진 머리카락 ( )개

• 관찰(특이)기록:

셋째 주 적용 ( )일~( )일	1. 두드림 주간 운동 일수 ( )일 2. 햇볕 쬐기 주간 미팅 일수( )일 3. 주(첫날) 빠지고 끊어진 머리카락 ( )개

• 관찰(특이)기록:

넷째 주 적용 ( )일~( )일	1. 두드림 주간 운동 일수 ( )일 2. 햇볕 쬐기 주간 미팅 일수( )일 3. 주(첫날) 빠지고 끊어진 머리카락 ( )개

• 관찰(특이)기록:

■월말 탈모 개선 평가표 (평가일: 월   일)

1. 두드림 적용일 총(일): ▫ 25일 미만(부족)*개선 의지가 약함
   ▫ 25일 이상(정상)*주 6일, 월 25일 이상 적용해야 효과
2. 햇볕 미팅일 총(일): ▫ 10일 미만(부족) ▫ 10일 이상(정상)
3. 두드림 적용으로 끊긴 머카 여부: ▫ 약간 있다 ▫ 다수 있다
   ▫ 많이 있다 ▫ 한 개의 끊긴 머카 느낌도 없다(정상)
4. 탈모 개선 종합평가 : ▫ 계속 나빠짐 ▫ 더 나빠지지는 않음
   ▫ 조금 좋아진 느낌 ▫ 점점 좋아지고 있다 ▫ 많이 좋아졌다
   ▫ 100% 회복됐다 ▫ 100% 회복+개선(정상)됨 ☞털치로 전환

※ 10년 이상 진행되어 오는 탈모는 단숨에 정복되지 않는다.

9개월. 2012년 5월

- 매일 한 달간 빠짐없이 20분 적용(취침 직전)
- 육안으로 보이는 머리털 상태는 점점 좋아지는 느낌

- **탈모 생각**

당신이 룰을 지키면서 여기까지 왔다면 책의 내용에 대한 신뢰와 관계없이 당신이 보고 느낀 그대로 관찰하고 판단할 수 있는 시기다. 두드림 운동 9개월쯤 되면 당신의 탈모 생각을 정리해야 한다.

1. 처음 두드림 운동 직전보다 더 나빠지지도 않았지만 더 개선되지도 않았다. (현상 유지 정도)
2. 하루 빠지는 머리카락 총 수효가 두드림 이전보다 눈에 띄게 줄었다.
3. 처음 두드림 운동 직전보다 머리숱이 눈에 띄게 좋아졌다.

적어도 위 세 가지 중에 한 가지라도 연관되어야 두드림 운동 효과가 있다고 볼 수 있고 두드림 운동을 계속 적용해야 하는 이유가 된다. 별 효과가 없다? 고 판단되는데도 계속 두드리고 있을 수는 없다. 솔직히 두드림 운동 이전처럼 별다른 효과도 없이 계속 탈모가 진행되는 것 같으면 두드림을 중단하고 왜? 어떤 다른 원인이 있는지 전문의사와 상담해봐라. 매주 첫날 빠지는 머리카락 수를 보고 판단이 가능할 것이고 배우자나 부모님 등 가족들의 의견도 들어보고 처음 적용 직전 사진과 3개월, 6개월, 9개월째 사진이나 영상을 비교하여 평가해봐라. 솔직하고 현명한 판단은 당신 몫이다. 두드림 운동을 시작한 후 한두 달 내에 머리카락이 쑥쑥 나오는 것은 아니지만 탈모증상의 확산은 분명 멈춰야 정상이다. 계속 머리카락이 이전보다 더 많이 빠지면 관리 부족 탈모증상이 아니다.

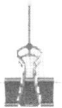 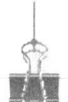

- 9개월. (년)(월) (두드림 운동 용품:)

두드림 운동 및 관찰기록 ■ 종합평가 ■ 한평생 습관화: 기상 직후 머리 감는 분! 헤어헬스 적용하고 감기	
첫째 주 적용 ( )일~( )일	1. 두드림 주간 운동 일수 ( )일 2. 햇볕 쬐기 주간 미팅 일수( )일 3. 주(첫날) 빠지고 끊어진 머리카락( )개
• 관찰(특이)기록:	
둘째 주 적용 ( )일~( )일	1. 두드림 주간 운동 일수 ( )일 2. 햇볕 쬐기 주간 미팅 일수( )일 3. 주(첫날) 빠지고 끊어진 머리카락 ( )개
• 관찰(특이)기록:	
셋째 주 적용 ( )일~( )일	1. 두드림 주간 운동 일수 ( )일 2. 햇볕 쬐기 주간 미팅 일수( )일 3. 주(첫날) 빠지고 끊어진 머리카락 ( )개
• 관찰(특이)기록:	
넷째 주 적용 ( )일~( )일	1. 두드림 주간 운동 일수 ( )일 2. 햇볕 쬐기 주간 미팅 일수( )일 3. 주(첫날) 빠지고 끊어진 머리카락( )개
• 관찰(특이)기록:	
■월말 탈모 개선 평가표 (평가일: 월 일)	

1. 두드림 적용일 총(일): ▫ 25일 미만(부족)*개선 의지가 약함
   ▫ 25일 이상(정상)*주 6일, 월 25일 이상 적용해야 효과
2. 햇볕 미팅일 총(일): ▫ 10일 미만(부족) ▫ 10일 이상(정상)
3. 두드림 적용으로 끊긴 머카 여부: ▫ 약간 있다 ▫ 다수 있다
   ▫ 많이 있다 ▫ 한 개의 끊긴 머카 느낌도 없다(정상)
4. 탈모 개선 종합평가 : ▫ 계속 나빠짐 ▫ 더 나빠지지는 않음
   ▫ 조금 좋아진 느낌 ▫ 점점 좋아지고 있다 ▫ 많이 좋아졌다
   ▫ 100% 회복됐다 ▫ 100% 회복+개선(정상)됨 ☞탈치로 전환	

※ 당신의 탈모 생각을 정리하라. 종합평가에서 '계속 나빠짐' 이면

두드림 중단하라. 그 외분들은 계속 GO!

10개월. 2012년 6월

- 매일 한 달간 빠짐없이 20분 적용(취침 직전)
- ☞ 햇볕 20분 이상 노출 (매일 실시)

- **탈모 생각**

   여성들도 남성들처럼 어린 시절부터 머리털을 짧게 자르고 생활하는 습관을 들이다가 어른이 되어서도 짧은 머리털 생활을 계속 이어간다면 여성들의 머리털엔 어떤 변화가 있을까? 결론은 남자들처럼 똑같이 탈모가 심하게 올 것이다. 똑같은 상황에선 남녀가 다르지 않다는 것이다. 그에 대한 증명으로 어린 시절부터 나이 들어서까지 머리채를 유지해온 남성들에게서도 탈모증상이 머리채 여성처럼 심하지 않고 나이 드신 짧은 머리 여성분들에게서는 탈모증상이 나타나고 있다는 점이다. 물론 여성들에 따라서 차이가 있지만 남성들처럼 아주 짧게 자르지 않고 습관성 관리(자주 쓰다듬고, 빗고, 감고 등)도 비교적 잘하는 편이라 남성들처럼 심하지는 않다. 그러나 습관성 관리도 없이 방치하는 경우엔 남성 못지않게 탈모증상이 심하게 나타난다는 사실을 여성 머리털 관리 관찰을 통해서 알 수 있다. 대부분 여성들 경우 어린 시절부터 결혼 전까지는 머리채를 유지하다가 결혼 후 또는 나이 들면서 관리 등의 문제로 머리털을 짧게(15cm 안팎) 자르는 분들이 많다. 짧게 자르긴 했지만 머리채의 저항력이 남아있고 남성보다 머리털(습관성 관리)에 많은 신경을 쓰므로 여성에 따라 5~7년 사이에는 탈모증상이 비교적 약한 편이지만 저항력 유지 기간이 지나면서부터 탈모증상이 급격하게 심해지는 것을 확인할 수 있다. 오랜 세월 짧은 머리털로 특히 딜뿌리 활력 유지 등 관리 없이 생활해오는 경우의 탈모증상은 남녀가 다르지 않다는 증명인 셈이다.

- 10개월. (년)(월) (두드림 운동 용품:)

두드림 운동 및 관찰기록 ■종합평가 ■ 한평생 습관화: 취침 직전에 머리 감는 분! 두드림 운동하고 감기	
첫째 주 적용 ( )일~( )일	1. 두드림 주간 운동 일수 ( )일 2. 햇볕 쬐기 주간 미팅 일수( )일 3. 주(첫날) 빠지고 끊어진 머리카락( )개
• 관찰(특이)기록:	
둘째 주 적용 ( )일~( )일	1. 두드림 주간 운동 일수 ( )일 2. 햇볕 쬐기 주간 미팅 일수( )일 3. 주(첫날) 빠지고 끊어진 머리카락 ( )개
• 관찰(특이)기록:	
셋째 주 적용 ( )일~( )일	1. 두드림 주간 운동 일수 ( )일 2. 햇볕 쬐기 주간 미팅 일수( )일 3. 주(첫날) 빠지고 끊어진 머리카락 ( )개
• 관찰(특이)기록:	
넷째 주 적용 ( )일~( )일	1. 두드림 주간 운동 일수 ( )일 2. 햇볕 쬐기 주간 미팅 일수( )일 3. 주(첫날) 빠지고 끊어진 머리카락( )개
• 관찰(특이)기록:	
■월말 탈모 개선 평가표 (평가일: 월 일)	

1. 두드림 적용일 총(일): ▢ 25일 미만(부족)*개선 의지가 약함
   ▢ 25일 이상(정상)*주 6일, 월 25일 이상 적용해야 효과
2. 햇볕 미팅일 총(일): ▢ 10일 미만(부족) ▢ 10일 이상(정상)
3. 두드림 적용으로 끊긴 머카 여부: ▢ 약간 있다 ▢ 다수 있다
   ▢ 많이 있다 ▢ 한 개의 끊긴 머카 느낌도 없다(정상)
4. 탈모 개선 종합평가 : ▢ 계속 나빠짐 ▢ 더 나빠지지는 않음
   ▢ 조금 좋아진 느낌 ▢ 점점 좋아지고 있다 ▢ 많이 좋아졌다
   ▢ 100% 회복됐다 ▢ 100% 회복+개선(정상)됨 ☞털치로 전환

※ 똑같은 처지와 환경에서의 탈모증상은 남녀가 다르지 않다.

11개월. 2012년 7월

- 매일 한 달간 20분씩 적용(취침 직전)

• 탈모 생각

　11개월째 들면서 탈모 개선이 80%까지 회복되었지만 탈모가 급격하게 진행되기 직전의 모습까지는 회복되지 않았다. 외형상 보기에는 탈모 급격 진행 직전까지 회복된 것처럼 보이지만 계속 머리카락의 끊김 현상이 있고 정상적인 하루 50~60개보다 많은 80개 정도의 머리카락이 빠져(끊김 포함)나가기 때문이다. 필자 경우는 두드림 운동을 시작하기 전에 이미 누가 봐도 "탈모구나!" 할 정도로 10년 이상 심하게 탈모증상이 있어 왔다. 다행히 급격 탈모가 오면서 달포 만에 두드림 운동을 시작했지만 정수리 부분 애들을 생각하면 많이 늦은 셈이다. 탈모증상 기간과 상태에 따라서 탈모 초기인 경우 또는 몇 년이 지났어도 정수리 및 윗부분이 훤한 정도는 아닌 초기증상 정도에 해당하는 분들 경우는 두드림 적용 시점으로부터 약 2년 전 풍성했던 머릿결을 되찾을 수 있게 된다. (관찰: 탈모증상이 비교적 덜했던 머리 양 옆면과 뒷면은 갈수록 풍성해진다. "머리털이 풍성해진다"라는 뜻은 세포분열로 털뿌리가 늘어난다는 뜻이 아니다. 일단 탈모증상 문제로 머리카락이 빠지면 해당 털뿌리는 자연적으로 자력 발모가 어려우므로 인위적인 자극으로 재생 활력을 갖도록 도와주어야 한다. 그러나 대부분 인간들이 무관심으로 방치하니까 대가 끊기고 대머리 선생이 되는 것이다. 탈모증으로 고통받고 죽어가던 털뿌리가 두드림 운동으로 재생 능력을 갖고 건강해지면 머리카락이 발모하므로 머리털이 굵어지는 등 머릿결이 좋아지고 털뿌리 매게미다 발모하는 어린 머리카락으로 개체수가 많아져 머릿결이 풍성해진다는 뜻이다)

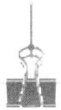
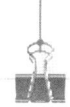

- 11개월. (년)(월) (두드림 운동 용품:)

두드림 운동 및 관찰기록 ■ 종합평가 ■ 한평생 습관화: 이마에서 정수리 부분까지 좀 더 신경 써서 머리털 운동!	
첫째 주 적용 ( )일~( )일	1. 두드림 주간 운동 일수 ( )일 2. 햇볕 쬐기 주간 미팅 일수( )일 3. 주(첫날) 빠지고 끊어진 머리카락( )개
• 관찰(특이)기록:	
둘째 주 적용 ( )일~( )일	1. 두드림 주간 운동 일수 ( )일 2. 햇볕 쬐기 주간 미팅 일수( )일 3. 주(첫날) 빠지고 끊어진 머리카락 ( )개
• 관찰(특이)기록:	
셋째 주 적용 ( )일~( )일	1. 두드림 주간 운동 일수 ( )일 2. 햇볕 쬐기 주간 미팅 일수( )일 3. 주(첫날) 빠지고 끊어진 머리카락 ( )개
• 관찰(특이)기록:	
넷째 주 적용 ( )일~( )일	1. 두드림 주간 운동 일수 ( )일 2. 햇볕 쬐기 주간 미팅 일수( )일 3. 주(첫날) 빠지고 끊어진 머리카락( )개
• 관찰(특이)기록:	
■월말 탈모 개선 평가표 (평가일: 월 일)	

1. 두드림 적용일 총(일): ☐ 25일 미만(부족)*개선 의지가 약함
   ☐ 25일 이상(정상)*주 6일, 월 25일 이상 적용해야 효과
2. 햇볕 미팅일 총(일): ☐ 10일 미만(부족) ☐ 10일 이상(정상)
3. 두드림 적용으로 끊긴 머카 여부: ☐ 약간 있다 ☐ 다수 있다
   ☐ 많이 있다 ☐ 한 개의 끊긴 머카 느낌도 없다(정상)
4. 탈모 개선 종합평가 : ☐ 계속 나빠짐 ☐ 더 나빠지지는 않음
   ☐ 조금 좋아진 느낌 ☐ 점점 좋아지고 있다 ☐ 많이 좋아졌다
   ☐ 100% 회복됐다 ☐ 100% 회복+개선(정상)됨 ☞털치로 전환	

※ 두드림은 탈모 멈춤과 살아있는 털뿌리 재생에 적절한 운동이다.

<mark>12개월.</mark>　2012년 8월

- 매일 한 달간 빠짐없이 20분 적용(취침 직전)
- ☞ 햇볕 20분 이상 노출 (매일 실시)

- **탈모 생각**

　두드림 운동 3년간의 월별 탈모 생각이 지루하게 소개되고 있다. 독자의 입장에서는 비슷한 내용이 반복되는 것 같아서 흥미를 잃을 수도 있겠지만 여기엔 그만한 이유가 있다. 필자가 처음 두드림 시작할 때만 해도 서너 달이면 되겠지? 했었다. 그러나 예상은 크게 빗나갔다. 두드림 시작 후 한 달 정도 지나면서 머리카락 왕창 빠짐 현상은 분명 멈추지만 3~4개월 내에 머리카락이 쑥쑥 올라오고 굵어지며 건강해지는 것이 아니었다. 분명 탈모는 멈추지만 반면에 두드림 과정에서 빗살봉과의 마찰로 접질리며 끊어져 나가는 머리카락도 점점 늘어난다는 사실이다. 두드림이 계속되면서 머리 전체 상태도 분명 좋아지긴 하지만 2년이 돼서야 끊어져 까칠까칠한 애들이 없어지고 3년째가 되면서 그제야 머리숱이 두드림 시점으로 약 2년 전 비슷하게 개선되었다. 물론 필자의 탈모증상이 10년 이상 진행되어온 중증이었던 탓도 있겠지만 탈모는 금방 몇 달 내에 회복되고 개선되는 증상이 아니었다. (관찰: 두드림 운동 3년째가 되어야 '두드림의 신비'를 느끼게 된다.) 결국 3년차까지 관찰해보고 이후 두드림과 털치를 병행하면서 혹여 탈모증상과 머리카락 끊김 현상이 다시 나타나는지를 지켜본 다음 확신을 가지고 두드림 시작 후 5년 세월이 지나서야 책으로 내미는 이유다. 필자가 생각해도 신기하지만 어쩌수가 없다. 머리별도 성상할 때부터 얼굴이나 피부 치아처럼 평생 관리(헤어헬스+헤어털치)해야 한다는 정의로 안위해본다.

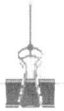
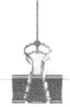

- 12개월. (년)(월) (두드림 운동 용품:)

두드림 운동 및 관찰기록 ■ 종합평가 ■ 한평생 습관화: 외출 때 머리털의 자유 핍박(묶거나, 가리개) 않기!	
첫째 주 적용 ( )일~( )일	1. 두드림 주간 운동 일수 ( )일 2. 햇볕 쬐기 주간 미팅 일수( )일 3. 주(첫날) 빠지고 끊어진 머리카락( )개

- 관찰(특이)기록:

둘째 주 적용 ( )일~( )일	1. 두드림 주간 운동 일수 ( )일 2. 햇볕 쬐기 주간 미팅 일수( )일 3. 주(첫날) 빠지고 끊어진 머리카락 ( )개

- 관찰(특이)기록:

셋째 주 적용 ( )일~( )일	1. 두드림 주간 운동 일수 ( )일 2. 햇볕 쬐기 주간 미팅 일수( )일 3. 주(첫날) 빠지고 끊어진 머리카락 ( )개

- 관찰(특이)기록:

넷째 주 적용 ( )일~( )일	1. 두드림 주간 운동 일수 ( )일 2. 햇볕 쬐기 주간 미팅 일수( )일 3. 주(첫날) 빠지고 끊어진 머리카락( )개

- 관찰(특이)기록:

■월말 탈모 개선 평가표 (평가일: 월   일)

1. 두드림 적용일 총(일): □ 25일 미만(부족)*개선 의지가 약함
   □ 25일 이상(정상)*주 6일, 월 25일 이상 적용해야 효과
2. 햇볕 미팅일 총(일): □ 10일 미만(부족) □ 10일 이상(정상)
3. 두드림 적용으로 끊긴 머카 여부: □ 약간 있다 □ 다수 있다
   □ 많이 있다 □ 한 개의 끊긴 머카 느낌도 없다(정상)
4. 탈모 개선 종합평가 : □ 계속 나빠짐 □ 더 나빠지지는 않음
   □ 조금 좋아진 느낌 □ 점점 좋아지고 있다 □ 많이 좋아졌다
   □ 100% 회복됐다 □ 100% 회복+개선(정상)됨 ☞털치로 전환

※ 탈모 개선! 확신의 희열은 본인만이 느낄 수 있다.

13개월.

2012년 9월

- 탈모 생각

　사람마다 비슷해 보이년시도 직업도 다르고 그에 따른 가정생활 및 환경도 상이하다. 당신도 비슷한 일상 속에서 당신만의 현실도 있을 것이다. 각자 입장에 따라서 취침 시작 시간, 기상 시간도 차이가 있을 수 있다. 하루 중 혈액순환이 가장 활발해지는 시간이 잠자는 시간이다. 수면 중에 모발 성장도 촉진된다는 뜻이다. 기상 직후 헤어헬스 과정에서 빠지는 머리카락은 취침 중 모낭 모근의 활력이 활발했음을 증명한다. 그러므로 두드림 적용 시간대도 취침 직전이 가장 좋은 시간대라고 할 수 있으며 하루 한 번 반드시 운동해야 한다. 그러나 처해진 입장과 직업, 가정 등 여러 사정에 따라서 두드림 적용 시간대는 각자 다를 수 있다. 낮에 자고 밤에 일하는 경우도 있으니 말이다. 낮에 자든 밤에 자든 잠잘 준비를 하면 취침 직전이고 일어나는 시간이 기상 직후다. 13개월쯤이면 취침 직전이 중요한 것이 아니고 계속 실천이 중요하다. 가정일 바깥일에 지쳐서, 직장일이나 사업 등 하는 일이 어려워져서, 짜증과 스트레스받아서, 술에 취해서, 새벽에 퇴근해서, 피곤해서 등등으로 첫 경험 때 두드림 빗을 꽉 잡았던 정신과 손목의 힘이 빠지지 않도록 마음을 다져야 하는 시기다. 당신도 처음엔 두드림을 픽! 우습게 봤겠지만 룰을 지키면서 끝까지 가는 사람을 과연 만날 수 있을까? 반신반의하는 것은 그 과정이 결코 녹록하지 않기 때문이다. 머리털도 당신의 권리다. 권리를 갖고 지키기 위해선 노력, 인내와 끈기 독한 정신이 필요하다. 하루도 빼먹지 않고 적용하는 것이 더 중요하다는 얘기고 두드림 운동에 대한 당신의 신뢰와 의지가 더 절실하다는 뜻이다. 식사는 걸러도 두드림 운동은 거르지 마라.

- 13개월. (년)(월) (두드림 운동 용품:)

두드림 운동 및 관찰기록 ■ 종합평가 ■ 한평생 습관화: 미세먼지나 황사 등에 머리털 노출되지 않도록 주의!	
첫째 주 적용 ( )일~( )일	1. 두드림 주간 운동 일수 ( )일 2. 햇볕 쬐기 주간 미팅 일수( )일 3. 주(첫날) 빠지고 끊어진 머리카락( )개
• 관찰(특이)기록:	
둘째 주 적용 ( )일~( )일	1. 두드림 주간 운동 일수 ( )일 2. 햇볕 쬐기 주간 미팅 일수( )일 3. 주(첫날) 빠지고 끊어진 머리카락 ( )개
• 관찰(특이)기록:	
셋째 주 적용 ( )일~( )일	1. 두드림 주간 운동 일수 ( )일 2. 햇볕 쬐기 주간 미팅 일수( )일 3. 주(첫날) 빠지고 끊어진 머리카락 ( )개
• 관찰(특이)기록:	
넷째 주 적용 ( )일~( )일	1. 두드림 주간 운동 일수 ( )일 2. 햇볕 쬐기 주간 미팅 일수( )일 3. 주(첫날) 빠지고 끊어진 머리카락( )개
• 관찰(특이)기록:	
■월말 탈모 개선 평가표 (평가일: 월 일)	

1. 두드림 적용일 총(일): ▫ 25일 미만(부족)*개선 의지가 약함
   ▫ 25일 이상(정상)*주 6일, 월 25일 이상 적용해야 효과
2. 햇볕 미팅일 총(일): ▫ 10일 미만(부족) ▫ 10일 이상(정상)
3. 두드림 적용으로 끊긴 머카 여부: ▫ 약간 있다 ▫ 다수 있다
   ▫ 많이 있다 ▫ 한 개의 끊긴 머카 느낌도 없다(정상)
4. 탈모 개선 종합평가 : ▫ 계속 나빠짐 ▫ 더 나빠지지는 않음
   ▫ 조금 좋아진 느낌 ▫ 점점 좋아지고 있다 ▫ 많이 좋아졌다
   ▫ 100% 회복됐다 ▫ 100% 회복+개선(정상)됨 ☞털치로 전환

※ 머리카락도 계절을 느끼고 왕성한 시간도 있다. 머리털은 자연이다!

14개월. 2012년 10월

- 매일 한 달간 빠짐없이 20분 적용(취침 직전)
- ☞ 햇볕 20분 이상 노출 (매일 실시)

• 탈모 생각

　남녀 불문 머리채를 어린 시절부터 나이 들어서도 계속 유지한다면 탈모는 오지 않는다? 아니다. 평생 머리채(50cm 이상)를 유지한다 해도 관리하지 않으면 짧은 머리털(15cm 이하)보다 심하지는 않겠지만 탈모증상은 반드시 온다. 질병 탈모 없이 건강한 사람인 경우 첫째 원인으로는 햇볕 쬐는 양이 적으면 비타민 D 등 발모 활력소 햇볕영양 부족으로 탈모 될 수 있다. 반대로 정수리나 가르마 두피 쪽에 햇볕 쬐는 양이 지나쳐도(살갗이 벗어지듯) 가르마 부분 등 머리 윗부분을 중심으로 탈모증상이 온다. 두 번째 원인은 바람 활력(직접적 영양) 차단으로 오는 탈모증상이다. 머리채 자체만으로도 탈모예방에 도움이 되긴 하지만 머리채 분들에 따라서 자주 빗고 자주 감고 자주 걷고 하는 행동도 개인마다 차이가 있으며 머리채라고 해도 평생 습관성 관리도 없이 밤낮으로 묶어 놓고 싸매 놓고 바람의 자극까지 차단하면 짧은 머리털 상태와 다를 바 없어 탈모증상은 갈수록 심화된다. 지구촌의 국가, 종교 등 특징에 따라 전통의상이나 모자, 두건 등으로 머리털을 감싸고 바람을 차단한 채 바깥 활동을 하는 남녀 불문 머리채 분들에게서 탈모증상이 발생하고 있고 특히 관리 없는 경우는 탈모가 심하게 발생하는 이유다. 세 번째 원인은 생활환경 발전에 따른 1년 내내 환절기 현상이다. 안팎의 생활환경 온도가 일정하면(알맞다, 덥다, 춥다) 적응하시만 안팎의 상이한 온도가 수시로 반복되는 환경에선 머리털이 적응하지 못하기 때문이다.

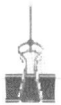 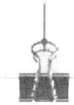

- 14개월. (년)(월) (두드림 운동 용품:)

두드림 운동 및 관찰기록 ■ 종합평가 ■ 한평생 습관화: 외출 때 머리털을 모자나 두건 등으로 싸매지 않기!	
첫째 주 적용 ( )일~( )일	1. 두드림 주간 운동 일수 ( )일 2. 햇볕 쬐기 주간 미팅 일수( )일 3. 주(첫날) 빠지고 끊어진 머리카락( )개

- 관찰(특이)기록:

둘째 주 적용 ( )일~( )일	1. 두드림 주간 운동 일수 ( )일 2. 햇볕 쬐기 주간 미팅 일수( )일 3. 주(첫날) 빠지고 끊어진 머리카락 ( )개

- 관찰(특이)기록:

셋째 주 적용 ( )일~( )일	1. 두드림 주간 운동 일수 ( )일 2. 햇볕 쬐기 주간 미팅 일수( )일 3. 주(첫날) 빠지고 끊어진 머리카락 ( )개

- 관찰(특이)기록:

넷째 주 적용 ( )일~( )일	1. 두드림 주간 운동 일수 ( )일 2. 햇볕 쬐기 주간 미팅 일수( )일 3. 주(첫날) 빠지고 끊어진 머리카락( )개

- 관찰(특이)기록:

■월말 탈모 개선 평가표 (평가일: 월   일)

1. 두드림 적용일 총(일): ▢ 25일 미만(부족)*개선 의지가 약함
   ▢ 25일 이상(정상)*주 6일, 월 25일 이상 적용해야 효과
2. 햇볕 미팅일 총(일): ▢ 10일 미만(부족) ▢ 10일 이상(정상)
3. 두드림 적용으로 끊긴 머카 여부: ▢ 약간 있다 ▢ 다수 있다
   ▢ 많이 있다 ▢ 한 개의 끊긴 머카 느낌도 없다(정상)
4. 탈모 개선 종합평가 : ▢계속 나빠짐 ▢ 더 나빠지지는 않음
   ▢ 조금 좋아진 느낌 ▢ 점점 좋아지고 있다 ▢ 많이 좋아졌다
   ▢ 100% 회복됐다 ▢ 100% 회복+개선(정상)됨 ☞털치로 전환

※ 머리채든 짧은 머리털이든 까까머리든 청춘 시절부터 얼굴 관리하듯

머릿결 관리(헤어헬스+헤어털치)해야 평생 탈모 걱정 없다.

15개월. 2012년 11월

- 매일 한 달간 빠짐없이 20분 적용(취침 직전)
- ☞ 햇볕 20분 이상 노출 (매일 실시)

- ## 탈모 생각

　두드림 운동은 각종 질병으로 인한 탈모 또는 대머리를 치료하는 의학이 아니다. 두드림 운동을 이용하여 탈모를 멈추게 하고 살아있는 털뿌리 재생 등으로 개선시켜 준다는 의미는 당신의 탈모가 얼마나 많이 진행됐든 앞으로는 더 이상 탈모 되지 않고 유지되면서 건강한 관리는 물론 머리털을 좀 더 개선시켜 주기 위한 방법으로 결국 털뿌리가 살아 있어야 가능하다는 얘기다. 머리 정수리 부분 또는 머리 윗부분에 머리카락이 하나도 없는 대머리에 가까운 분들에겐 도움이 안 된다는 뜻이다. 이분들은 탈모 멈춤과 개선이 아니라 모발이식 등 기타 탈모 치료에 대한 현대 의학의 도움이 필요한 분들이다. 선생들은 한마디로 머리털 관리 없이 탈모를 방치한 채 오랫동안 지내 오신 분들로 머리카락 뿌리들이 모두 고사한 분들이기 때문이다. 선생이 만약 지난 2년 동안에도 대머리에 가까운 상태였다면 두드려서 일부 살아있는 털뿌리가 재생할 수는 있겠지만 탈모증으로 시간이 많이 지나 이미 죽은 털뿌리에서 싹은 나오지 않는다. (관찰: 머리털이 비교적 많이 남아있던 머리 옆면, 뒷면은 두드림으로 더욱 풍성하지만 탈모증상이 심해 이미 몇 년 전부터 휑했던 정수리 등 윗부분은 두드림 적용 시점으로 약 2년 전 모습까지는 개선되지만 풍성하게 되는 것은 아니다. 탈모증상으로 기진맥진 고사 직전 털뿌리라도 약 2년간의 재생 여력 기간 동안 죽지 않고 살아있는 경우에만 두드림으로 활력을 찾게 된다)

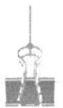
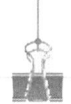

- 15개월. (년)(월) (두드림 운동 용품:)

두드림 운동 및 관찰기록 ■ 종합평가 ■ 한평생 습관화: 대기 오염된 비나 눈, 머리에 맞지 않기!	
첫째 주 적용 ( )일~( )일	1. 두드림 주간 운동 일수 ( )일 2. 햇볕 쬐기 주간 미팅 일수( )일 3. 주(첫날) 빠지고 끊어진 머리카락( )개
• 관찰(특이)기록:	
둘째 주 적용 ( )일~( )일	1. 두드림 주간 운동 일수 ( )일 2. 햇볕 쬐기 주간 미팅 일수( )일 3. 주(첫날) 빠지고 끊어진 머리카락 ( )개
• 관찰(특이)기록:	
셋째 주 적용 ( )일~( )일	1. 두드림 주간 운동 일수 ( )일 2. 햇볕 쬐기 주간 미팅 일수( )일 3. 주(첫날) 빠지고 끊어진 머리카락 ( )개
• 관찰(특이)기록:	
넷째 주 적용 ( )일~( )일	1. 두드림 주간 운동 일수 ( )일 2. 햇볕 쬐기 주간 미팅 일수( )일 3. 주(첫날) 빠지고 끊어진 머리카락( )개
• 관찰(특이)기록:	
■월말 탈모 개선 평가표 (평가일: 월 일)	

1. 두드림 적용일 총(일): □ 25일 미만(부족)*개선 의지가 약함
   □ 25일 이상(정상)*주 6일, 월 25일 이상 적용해야 효과
2. 햇볕 미팅일 총(일): □ 10일 미만(부족) □ 10일 이상(정상)
3. 두드림 적용으로 끊긴 머카 여부: □ 약간 있다 □ 다수 있다
   □ 많이 있다 □ 한 개의 끊긴 머카 느낌도 없다(정상)
4. 탈모 개선 종합평가 : □ 계속 나빠짐 □ 더 나빠지지는 않음
   □ 조금 좋아진 느낌 □ 점점 좋아지고 있다 □ 많이 좋아졌다
   □ 100% 회복됐다 □ 100% 회복+개선(정상)됨 ☞털치로 전환	

※ 정신의 황폐는 중병이지만 탈모증상은 관리 부족이다.

16개월. 2012년 12월

- 매일 한 달 중 25일 20분씩 적용(취침 직전)
- ☞ 매수 일요일은 쉼

- **탈모 생각**

두드림 운동을 시작한 지 16개월째다.

적지 않은 날을 하루도 빠지지 않고 두드림 운동을 적용해 왔다. 명절이나 집안의 행사 등 특별한 날을 빼고는 하루도 빠진 날이 없었다. 그만큼 탈모의 충격과 두드림 운동에 대한 기대가 컸던 까닭이기도 하다. 당신의 현재 머리 모습과 두드림 운동에 대한 생각은 어떤가? 물론 두드림 운동 직전의 탈모 상태에 따라 각자 생각이 다르겠지만 두드림 운동을 하는 둥 마는 둥 며칠 쉬고 다시 하곤 해서는 도로 무익이다. 탈모증상을 오랫동안 방치해오다가 조급한 마음에 허둥지둥 두드리다 조금 나아지면 다시 방치하는 행동의 당신이라면 탈모 회복과 개선은 물 건너간다(증명: 100% 회복되지 않은 상태에서 두드림 적용 도중 집안 애경사 및 입원 등 특별한 사정에 따라 10일 이상 두드림 운동을 중단하면 빠지는 머리카락이 늘어나며 다시 이전 모습으로 돌아가는 듯한 느낌을 받게 된다). 반드시 개선하겠다는 의지와 끈기가 중요하다. 첫 경험 이후 매일같이 적용해 오던 두드림 운동을 이번 달부터 월~토요일까지 적용하고 일요일은 쉬는 것으로 정했다. 두드림 운동 16개월 만의 일이고 그만큼 좋아졌고 확신이 선다는 의미다. (관찰: 16개월이 되면서 많이 좋아져서 두드림 운동을 일요일엔 쉬었지만 머리털 운동 헤어털지는 하시 못 했나. 탈모증상이 100% 회복되지도 않았지만 사람미디 머리털의 상태에 따른 털 운동 방법을 연구 중이었다.)

- 16개월. (년)(월) (두드림 운동 용품:)

두드림 운동 및 관찰기록 ■ 종합평가 ■ 한평생 습관화: 빗살이 촘촘한 빗으로 머리털 빗어주기!	
첫째 주 적용 ( )일~( )일	1. 두드림 주간 운동 일수 ( )일 2. 햇볕 쬐기 주간 미팅 일수( )일 3. 주(첫날) 빠지고 끊어진 머리카락( )개
• 관찰(특이)기록:	
둘째 주 적용 ( )일~( )일	1. 두드림 주간 운동 일수 ( )일 2. 햇볕 쬐기 주간 미팅 일수( )일 3. 주(첫날) 빠지고 끊어진 머리카락 ( )개
• 관찰(특이)기록:	
셋째 주 적용 ( )일~( )일	1. 두드림 주간 운동 일수 ( )일 2. 햇볕 쬐기 주간 미팅 일수( )일 3. 주(첫날) 빠지고 끊어진 머리카락 ( )개
• 관찰(특이)기록:	
넷째 주 적용 ( )일~( )일	1. 두드림 주간 운동 일수 ( )일 2. 햇볕 쬐기 주간 미팅 일수( )일 3. 주(첫날) 빠지고 끊어진 머리카락( )개
• 관찰(특이)기록:	

■월말 탈모 개선 평가표 (평가일: 월   일)

1. 두드림 적용일 총(일): ▫ 25일 미만(부족)*개선 의지가 약함
   ▫ 25일 이상(정상)*주 6일, 월 25일 이상 적용해야 효과
2. 햇볕 미팅일 총(일): ▫ 10일 미만(부족) ▫ 10일 이상(정상)
3. 두드림 적용으로 끊긴 머카 여부: ▫ 약간 있다 ▫ 다수 있다
   ▫ 많이 있다 ▫ 한 개의 끊긴 머카 느낌도 없다(정상)
4. 탈모 개선 종합평가 : ▫ 계속 나빠짐 ▫ 더 나빠지지는 않음
   ▫ 조금 좋아진 느낌 ▫ 점점 좋아지고 있다 ▫ 많이 좋아졌다
   ▫ 100% 회복됐다 ▫ 100% 회복+개선(정상)됨 ☞털치로 전환

※ 100세 시대! 머릿결은 당신의 이미지이자 경쟁력이다.

17개월. 2013년 1월

- 매주 월~토, 20분씩 적용(취침 직전)(일요일 쉼)
- ☞ 햇볕 20분 이상 노출 (매일 실시)
- ☞ 탈모 개선 100% 회복

- **탈모 생각**

   길을 가다 보면 남녀 불문하고 나이 드신 분들은 하나같이 정수리나 머리 윗부분이 횅한 모습이다. 특히 남성 경우 40대 이상 두 명 중 한 명은 탈모증상이 보인다. 여성 경우는 머리채의 장점으로 정수리 부분으로 탈모증상이 보이는 분들도 있지만 남성분들에 비해 비교적 양호한 편이다. 한편 여성분들도 머리털을 짧게 자른 분들을 중심으로 탈모증상이 많이 보이는 것은 머리채의 저항력 유지 기간이 지났고 습관성 관리 외에는 별다른 관리가 없기 때문이다.(관찰: 머리채를 20cm 안팎으로 짧게 자른 멋쟁이 아가씨들이 점점 많아지고 있다. 간편한 만큼 나이 들수록 탈모증상이 빨라진다는 사실도 명심해야 한다.) 각종 질병으로 인한 탈모증상을 제외하고 일시적인 원형탈모나 출산 후 탈모, 환절기 탈모증상 등은 시간이 지나면서 정상으로 돌아오지만 오랫동안 진행되어 온 탈모증상은 자연적으로 다시 회복되기 어렵다는 것이 전문가들의 지적이다. 두상이 잘 다듬어진 분들은 탈모가 심해도 남아있는 머리털을 짧게 자르면 일상생활이나 사회생활에도 큰 지장은 없어 보인다. 주변에 보면 탈모 문제로 까까머리 하신 분들을 더러 볼 수 있는 데 머리 윗부분으로 적은 수효라도 머리카락이 남아 있다면 포기하지 말고 누드림 운동을 권장한나. (관찰: 방치하면 빠르게 황폐된다) 수명이 100세 이상인 장수 시대에 걸맞게 머리털을 사랑하고 보살펴야 한다.

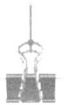
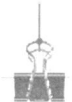

- 17개월. (년)(월) (두드림 운동 용품:)

두드림 운동 및 관찰기록 ■ 종합평가	
■ 한평생 습관화: 집이나 사무실을 짓거나 세를 들 때 1년 내내 햇볕 드는 곳 선택!	
첫째 주 적용 ( )일~( )일	1. 두드림 주간 운동 일수 ( )일 2. 햇볕 쬐기 주간 미팅 일수( )일 3. 주(첫날) 빠지고 끊어진 머리카락( )개

- 관찰(특이)기록:

둘째 주 적용 ( )일~( )일	1. 두드림 주간 운동 일수 ( )일 2. 햇볕 쬐기 주간 미팅 일수( )일 3. 주(첫날) 빠지고 끊어진 머리카락 ( )개

- 관찰(특이)기록:

셋째 주 적용 ( )일~( )일	1. 두드림 주간 운동 일수 ( )일 2. 햇볕 쬐기 주간 미팅 일수( )일 3. 주(첫날) 빠지고 끊어진 머리카락 ( )개

- 관찰(특이)기록:

넷째 주 적용 ( )일~( )일	1. 두드림 주간 운동 일수 ( )일 2. 햇볕 쬐기 주간 미팅 일수( )일 3. 주(첫날) 빠지고 끊어진 머리카락( )개

- 관찰(특이)기록:

■월말 탈모 개선 평가표 (평가일: 월   일)

1. 두드림 적용일 총(일): □ 25일 미만(부족)*개선 의지가 약함
   □ 25일 이상(정상)*주 6일, 월 25일 이상 적용해야 효과
2. 햇볕 미팅일 총(일): □ 10일 미만(부족) □ 10일 이상(정상)
3. 두드림 적용으로 끊긴 머카 여부: □ 약간 있다 □ 다수 있다
   □ 많이 있다 □ 한 개의 끊긴 머카 느낌도 없다(정상)
4. 탈모 개선 종합평가 : □ 계속 나빠짐 □ 더 나빠지는 않음
   □ 조금 좋아진 느낌 □ 점점 좋아지고 있다 □ 많이 좋아졌다
   □ 100% 회복됐다 □ 100% 회복+개선(정상)됨 ☞털치로 전환

※ 청춘 시절부터 관리(헤어헬스+헤어털치)하면 탈모는 결코 없다.

그러나 당신의 무관심이 죽인 털뿌리는 다시 살아나지 않는다.

18개월. 2013년 2월

- 매주 월~토, 20분씩 적용 (취침 직전)(일요일 쉼)
- ☞ 햇빛 20분 이상 노출 (매일 실시)

• 탈모 생각

필자의 두드림 얘기를 들었던 지인들 중 머리 정수리 탈모 된 일부만 두드린다는 답변을 들었다. 두드림에 대한 이해 부족으로 잘못된 방법이다. 두드림으로 모낭, 모근에 활력을 주는 것은 맞지만 혈액순환에 대한 이해도 중요하기 때문이다. 머리 전체의 혈액순환에 도움을 주기 위해서는 머리 전체(뒷면, 옆면, 윗면 등)를 골고루 똑같이 두드려주는 것이 중요하다. 그런 관계로 20분이 소요된다는 뜻이다. 정수리 등 특정된 곳만 집중적으로 두드리면 30초면 충분하다. 예를 들어 두드림 자동 캡 등을 이용하면 머리 전체를 한 번에 두드려주므로 20분이 아니고 30초~1분이면 충분하다는 뜻으로 빗을 이용하여 20분 정도 머리 전체를 골고루 두드리면 특정된 한곳에 약 30초 정도 두드리는 효과가 있다고 이해하면 된다. 이마 윗부분도 만져보면 돌 같은 느낌은 정수리와 같다. 바로 밑에 있는 연한 눈썹 부분과 조직이 다르다. 세수할 때 항상 손 마사지가 닿는데도 탈모 되는 이유다. 따라서 정수리 등에 편중하지 말고 이마 윗부분 포함 머리 전체를 20분 골고루 두드려라. (관찰: 탈모증으로 메마른 머리카락이 두드림 과정에서 빗살봉과의 마찰로 두피 부분에서 끊어져 나가는 현상은 머리 전체에서 나타난다. 연한 조직과 취침 중 베개와 비비고 무심결에 문대는 장점으로 머리 옆면 뒷면 등이 정수리 등 윗부분처럼 심하진 않더라도 탈모증상은 머리 전체에서 나타난다고 봐야 한다)

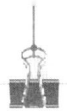
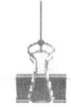

- 18개월. (년)(월) (두드림 운동 용품:)

두드림 운동 및 관찰기록 ■ 종합평가 ■ 한평생 습관화: 아주 차갑거나 뜨거운 물로 머리 감지 않기!	
첫째 주 적용 ( )일~( )일	1. 두드림 주간 운동 일수 ( )일 2. 햇볕 쬐기 주간 미팅 일수( )일 3. 주(첫날) 빠지고 끊어진 머리카락 ( )개
• 관찰(특이)기록:	
둘째 주 적용 ( )일~( )일	1. 두드림 주간 운동 일수 ( )일 2. 햇볕 쬐기 주간 미팅 일수( )일 3. 주(첫날) 빠지고 끊어진 머리카락 ( )개
• 관찰(특이)기록:	
셋째 주 적용 ( )일~( )일	1. 두드림 주간 운동 일수 ( )일 2. 햇볕 쬐기 주간 미팅 일수( )일 3. 주(첫날) 빠지고 끊어진 머리카락 ( )개
• 관찰(특이)기록:	
넷째 주 적용 ( )일~( )일	1. 두드림 주간 운동 일수 ( )일 2. 햇볕 쬐기 주간 미팅 일수( )일 3. 주(첫날) 빠지고 끊어진 머리카락( )개
• 관찰(특이)기록:	
■월말 탈모 개선 평가표 (평가일: 월 일)	

1. 두드림 적용일 총(일): ▫ 25일 미만(부족)*개선 의지가 약함
   ▫ 25일 이상(정상)*주 6일, 월 25일 이상 적용해야 효과
2. 햇볕 미팅일 총(일): ▫ 10일 미만(부족) ▫ 10일 이상(정상)
3. 두드림 적용으로 끊긴 머카 여부: ▫ 약간 있다 ▫ 다수 있다
   ▫ 많이 있다 ▫ 한 개의 끊긴 머카 느낌도 없다(정상)
4. 탈모 개선 종합평가 : ▫ 계속 나빠짐 ▫ 더 나빠지지는 않음
   ▫ 조금 좋아진 느낌 ▫ 점점 좋아지고 있다 ▫ 많이 좋아졌다
   ▫ 100% 회복됐다 ▫ 100% 회복+개선(정상)됨 ☞털치로 전환

※ 탈모가 심한 부위 등 특정 부분에 편중하지 말고

머리 전체를 골고루 두드려라.

19개월. 2013년 3월

• 탈모 생각

두드림 운동 19개월 만에 머리카락 빠지는 하루 평균 수효가 총 65개 안팎으로 줄었다. 두드림을 적용하는 20분 동안에 떨어지는 머리카락 수도 마무리 과정 포함하여 눈에 띄게 확 줄었다. 기상 후 베개나 이불, 옷, 침대 등에 묻어 있는 머리카락도 98% 이상 감소한 상태로 떨어진 머리카락을 눈을 부릅뜨고 찾아야 할 정도다. 그런데도 매일 빠지고 끊기는 머리카락 수효가 65개 정도라는 것은 휴지기로 빠지는 머리카락 외에 탈모증으로 건강하지 못한 머리카락이 빗살봉과의 마찰로 끊어진 뿌리 없는 머리카락까지 포함됐기 때문이다. 첫 달부터 빠지고 끊어진 머리카락 수효가 많은 것도 이와 같은 통계 때문이다. 탈모증으로 메마른 머리카락의 끊김 현상은 갈수록 줄지만 2년간 지속된다. 머리털이 얼마나 고통받아 왔나를 짐작하게 하는 대목이다. 기상 직후 헤어헬스 과정에서도 초창기에 비하면 50% 이상 줄었고 세면 후나 머리 감은 직후에도 확연하게 빠지는 머리카락이 줄어든 모습이다. 기상 직후 주변, 그리고 머리 감은 직후에 빠지는 머리카락을 보면 탈모의 심각성을 알 수 있는 척도가 된다. (관찰: 탈모증이 있든 없든 누구나 기상 직후 헤어헬스 방법에 따라 관리하라. 머리는 매일 감아주고 정 어려우면 이틀에 한 번은 반드시 감아주는 습관을 들여라. 취침 직전 얼굴 및 머리 정리하는 짧은 시간에 탈모증 있는 분은 유전 따지지 말고 두드림 운동 20분과 마무리 정리 방법 준수, 없는 분은 헤어털치 적용 후 마무리 정리 방법 준수 일상 습관을 들여라. 탈모예방 및 관리는 기본이고 머리숱 개신으로 평생 풍성한 미릿결을 유지하며 집 안 구석구석 빠져 뒹구는 머리털도 볼 수 없다.)

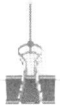
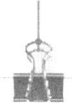

- 19개월. (년)(월) (두드림 운동 용품:)

두드림 운동 및 관찰기록 ■ 종합평가 ■ 한평생 습관화: 두피가 강한 뙤약볕에 30분 이상 노출 않도록 주의!	
첫째 주 적용 ( )일~( )일	1. 두드림 주간 운동 일수 ( )일 2. 햇볕 쬐기 주간 미팅 일수( )일 3. 주(첫날) 빠지고 끊어진 머리카락( )개

- 관찰(특이)기록:

둘째 주 적용 ( )일~( )일	1. 두드림 주간 운동 일수 ( )일 2. 햇볕 쬐기 주간 미팅 일수( )일 3. 주(첫날) 빠지고 끊어진 머리카락 ( )개

- 관찰(특이)기록:

셋째 주 적용 ( )일~( )일	1. 두드림 주간 운동 일수 ( )일 2. 햇볕 쬐기 주간 미팅 일수( )일 3. 주(첫날) 빠지고 끊어진 머리카락 ( )개

- 관찰(특이)기록:

넷째 주 적용 ( )일~( )일	1. 두드림 주간 운동 일수 ( )일 2. 햇볕 쬐기 주간 미팅 일수( )일 3. 주(첫날) 빠지고 끊어진 머리카락( )개

- 관찰(특이)기록:

■월말 탈모 개선 평가표 (평가일: 월   일)

1. 두드림 적용일 총(일): ▢ 25일 미만(부족)*개선 의지가 약함
   ▢ 25일 이상(정상)*주 6일, 월 25일 이상 적용해야 효과
2. 햇볕 미팅일 총(일): ▢ 10일 미만(부족) ▢ 10일 이상(정상)
3. 두드림 적용으로 끊긴 머카 여부: ▢ 약간 있다 ▢ 다수 있다
   ▢ 많이 있다 ▢ 한 개의 끊긴 머카 느낌도 없다(정상)
4. 탈모 개선 종합평가 : ▢ 계속 나빠짐 ▢ 더 나빠지지는 않음
   ▢ 조금 좋아진 느낌 ▢ 점점 좋아지고 있다 ▢ 많이 좋아졌다
   ▢ 100% 회복됐다 ▢ 100% 회복+개선(정상)됨 ☞틸치로 전환

※ 인생은 준비 만큼 피부(머리털+얼굴 등)는 당신의 관심과 관리 만큼 빛난다.

2013년 4월

==20개월.==

- 매주 월~토, 20분씩 적용(취침 직전)(일요일 쉼)
- ☞ 햇볕 20분 이상 노출 (매일 실시)
- ☞ 하루 평균 빠지고 끊긴 머리카락 60개 안팎(두드림 적용+헤어헬스+머리 감은 후 등 기타 총합)
- ☞ 탈모 개선 100% 회복
- 기상 후 베개 및 이불, 침대, 바닥 등 주변 빠진 머리카락 하루 평균 1~2개 정도 발견됨

- **탈모 생각**

   필자가 20~30대 시절에는 머리에 비듬이 있는 젊은이들이 많았다. 필자를 비롯하여 특히 검은 옷을 입은 남성들은 머리에서 떨어진 비듬이 검은 윗옷 어깨 근처에 떨어진 하얀 꽃잎처럼 쌓이곤 했다. 샴푸 등 화장품 종류의 성분이 향상되면서 비듬도 많이 사라졌지만 탈모가 급격하게 진행될 때도 두드림을 적용하기 시작한 후에도 머리 감을 때 샴푸 사용서부터 염색약 사용, 비듬약 사용 등은 두드림 운동 이전과 똑같이 똑같은 방법으로 적용해왔다. 염색약이나 비듬약 등을 사용하지 않을 수 없는 체질이기도 하지만 탈모 문제로 사용을 자제한 적이 없다. [(염색 관찰: 염색은 머리털에 색을 입힌다는 뜻으로 일반적인 염색인 경우 머리털에 미치는 영향은 거의 없지만 탈색을 동반하는 경우는 머리털이 상하지 않도록 주의가 필요하다)(비듬 관찰: 두드림 운동이 거듭되면서 두피 부분의 비듬 등이 모두 떨어져 내린다. 두드림 운동으로 나타나는 부수 현상 효과의 하나로 매일 머리 감는 여부와 관계없이 두피 부분은 아주 깨끗해진다. 두드림 운동이 끝날 때마다 돗자리에 떨어진 머리털과 비듬 등을 자세히 관찰해보면 재미있다. 신기하다)]

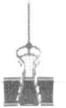
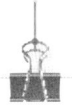

- 20개월. (년)(월) (두드림 운동 용품:)

두드림 운동 및 관찰기록 ■ 종합평가 ■ 한평생 습관화: 음주 시 술잔에 남은 술! 두피에 뿌리지 않기	
첫째 주 적용 ( )일~( )일	1. 두드림 주간 운동 일수 ( )일 2. 햇볕 쬐기 주간 미팅 일수( )일 3. 주(첫날) 빠지고 끊어진 머리카락( )개

- 관찰(특이)기록:

둘째 주 적용 ( )일~( )일	1. 두드림 주간 운동 일수 ( )일 2. 햇볕 쬐기 주간 미팅 일수( )일 3. 주(첫날) 빠지고 끊어진 머리카락 ( )개

- 관찰(특이)기록:

셋째 주 적용 ( )일~( )일	1. 두드림 주간 운동 일수 ( )일 2. 햇볕 쬐기 주간 미팅 일수( )일 3. 주(첫날) 빠지고 끊어진 머리카락 ( )개

- 관찰(특이)기록:

넷째 주 적용 ( )일~( )일	1. 두드림 주간 운동 일수 ( )일 2. 햇볕 쬐기 주간 미팅 일수( )일 3. 주(첫날) 빠지고 끊어진 머리카락( )개

- 관찰(특이)기록:

■월말 탈모 개선 평가표 (평가일: 월   일)

1. 두드림 적용일 총(일): ▢ 25일 미만(부족)*개선 의지가 약함
   ▢ 25일 이상(정상)*주 6일, 월 25일 이상 적용해야 효과
2. 햇볕 미팅일 총(일): ▢ 10일 미만(부족) ▢ 10일 이상(정상)
3. 두드림 적용으로 끊긴 머카 여부: ▢ 약간 있다 다수 있다
   ▢ 많이 있다 ▢ 한 개의 끊긴 머카 느낌도 없다(정상)
4. 탈모 개선 종합평가 : ▢ 계속 나빠짐 ▢ 더 나빠지지는 않음
   ▢ 조금 좋아진 느낌 ▢ 점점 좋아지고 있다 ▢ 많이 좋아졌다
   ▢ 100% 회복됐다 ▢ 100% 회복+개선(정상)됨 ☞털치로 전환

※ 2년이 지나야 두드림 운동의 맛(회복)과 멋(개선)을 느낀다.

21개월. 2013년 5월

- 매주 월~토, 20분씩 적용(취침 직전)(일요일 쉼)
- ☞ 햇볕 20분 이상 노출 (매일 실시)

• 탈모 생각

    탈모 관리와 치료에 관한 광고들을 보면 그 방법도 다양하다. 방법이 다양하고 그에 따른 광고들이 넘쳐나는 것은 그만큼 탈모로 고민하는 분들이 지구촌에 많다는 뜻이기도 하다. 또한 머리털을 어떤 방법으로 관리하던 전혀 신경 쓰지 않고 방치하는 것보다 낫다는 뜻도 포함돼 있다. (관찰: 머리털은 주인의 손길이 닿는 자체마저 갈망한다.) 야성인 머리털의 외로움이 느껴지는 대목이다. 필자가 말하고자 하는 것은 예방과 관리다. 예방 및 관리와 치료는 다르다. 책 내용을 두고 탈모를 치료한다는 뜻으로 확대 해석하지 말라는 얘기다. 5년 동안 머리털(내 털, 남 털)과 전쟁을 하면서 다양한 어떤 방법으로든(두드림 운동이 아닌 기타 다른 방법이라도) 머리털을 관리하는 것이 어떤 노력도 없이 손을 놓고 있는 것보다 낫다는 결론을 얻었다. (관찰: 수많은 탈모 관리 방법들을 분석해보면 탈모증의 머리카락이 단 한 개도 없이 탈모증상을 완전히 멈추고 모낭 모근이 활력을 찾아 머리털이 건강하게 자라고 평생 동안 발모를 반복할 수 있는 방법이냐 아니면 재생 여력 기간에 있던 모근이 나오는 듯하다가 비실비실 끝내 돌아가시는 즉, 탈모증상을 좀 느리게 진행시키는 방법이냐의 차이가 있다.) 탈모로 고민하는 사람은 머리카락 한 가닥 한 가닥에 온 신경이 쓰이는 분들이다. 생각하고 판단하고 선택하는 것은 당신 몫이다. 두드림 적용은 적어도 2년은 돼야 완전한 확신을 갖게 된다. 독한 인내가 필요하다.

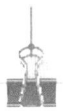
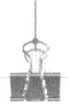

- 21개월. (년)(월) (두드림 운동 용품:)

두드림 운동 및 관찰기록 ■ 종합평가 ■ 한평생 습관화: 점포를 임차할 때 해종일 햇볕 들지 않는 곳 피하기!	
첫째 주 적용 ( )일~( )일	1. 두드림 주간 운동 일수 ( )일 2. 햇볕 쬐기 주간 미팅 일수( )일 3. 주(첫날) 빠지고 끊어진 머리카락( )개

- 관찰(특이)기록:

둘째 주 적용 ( )일~( )일	1. 두드림 주간 운동 일수 ( )일 2. 햇볕 쬐기 주간 미팅 일수( )일 3. 주(첫날) 빠지고 끊어진 머리카락 ( )개

- 관찰(특이)기록:

셋째 주 적용 ( )일~( )일	1. 두드림 주간 운동 일수 ( )일 2. 햇볕 쬐기 주간 미팅 일수( )일 3. 주(첫날) 빠지고 끊어진 머리카락 ( )개

- 관찰(특이)기록:

넷째 주 적용 ( )일~( )일	1. 두드림 주간 운동 일수 ( )일 2. 햇볕 쬐기 주간 미팅 일수( )일 3. 주(첫날) 빠지고 끊어진 머리카락( )개

- 관찰(특이)기록:

■월말 탈모 개선 평가표 (평가일: 월   일)

1. 두드림 적용일 총(일): □ 25일 미만(부족)*개선 의지가 약함
   □ 25일 이상(정상)*주 6일, 월 25일 이상 적용해야 효과
2. 햇볕 미팅일 총(일): □ 10일 미만(부족) □ 10일 이상(정상)
3. 두드림 적용으로 끊긴 머카 여부: □ 약간 있다 □ 다수 있다
   □ 많이 있다 □ 한 개의 끊긴 머카 느낌도 없다(정상)
4. 탈모 개선 종합평가 : □ 계속 나빠짐 □ 더 나빠지지는 않음
   □ 조금 좋아진 느낌 □ 점점 좋아지고 있다 □ 많이 좋아졌다
   □ 100% 회복됐다 □ 100% 회복+개선(정상)됨 ☞털치로 전환

※ 햇볕영양은 머리카락뿐만 아니라 온몸 구석구석 털에게 활력을 준다.

22개월. 2013년 6월

- 매주 월~토, 20분씩 적용(취침 직전)(일요일 쉼)
- ☞ 햇볕 20분 이상 노출 (매일 실시)

• 탈모 생각

주위에 보면 탈모에 좋다면서 검은콩, 검은깨로 만든 음식만 드시는 분도 계시다. 물론 검은콩이나 검은깨에는 단백질, 미네랄 등이 풍부한 음식이므로 도움은 될 것이다. 그러나 식생활 개선으로 특정한 성분의 양이 많고 적음의 차이는 있겠지만 우리가 먹는 일반적인 음식에 모두 들어 있는 것들이다. 가려 먹을 필요까지는 없다는 얘기다. (관찰①: 주변에서 직업으로 보나 직위로 보나 의식주로 보나 세상에서 가장 귀하며 비싸고 정력과 탈모에 좋다는 음식과 약제들을 마음대로 섭취하고 살 것 같은 분들 일수록 탈모증상은 더 심하게 보인다. 얼굴에 주름도 보인다. 늙는다. 노환도 온다. 죽는다. 관찰②: 정작 장수하시는 분들은 어떤 영양성분을 따지고 호의호식하는 분들이 아니다. 머리털 휘날리며 100년 장수하시는 분들은 부부간에 부모 자식 간에 불화 없이 삶에 스트레스를 받지 않고 그저 삼시 세끼 잘 잡수시고 잘 싸시고 잘 주무시는 어르신들이다.) 지나친 음주나, 과식, 기름진 음식들이 해롭다는 전문가의 지적은 있지만 모든 음식을 골고루 잘 먹는 것이 탈모예방 등 건강에도 좋은 것이다. 필자가 음식을 가려 먹는 체질이 아니어서 그런지는 모르지만 탈모예방에 좋다는 음식을 가려서 먹어 본 적이 없다. 이런저런 주변 얘기에 팔랑대지 마라. 탈모에도 잘 먹고, 잘 자고, 잘 싸는 것이 특효라고 생각하라. 물론 헤이헬스 및 두드림(또는 헤어털치) 운동과 햇볕충전 등 생물인 머리털 관리는 필수다.

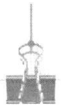
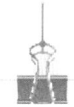

- 22개월. (년)(월) (두드림 운동 용품:)

두드림 운동 및 관찰기록 ■ 종합평가	
■ 한평생 습관화: 청춘(자녀, 후배, 제자)들에게 머리털(헤어털치) 운동의 중요성 전파!	
첫째 주 적용 ( )일~( )일	1. 두드림 주간 운동 일수 ( )일 2. 햇볕 쬐기 주간 미팅 일수( )일 3. 주(첫날) 빠지고 끊어진 머리카락( )개
• 관찰(특이)기록:	
둘째 주 적용 ( )일~( )일	1. 두드림 주간 운동 일수 ( )일 2. 햇볕 쬐기 주간 미팅 일수( )일 3. 주(첫날) 빠지고 끊어진 머리카락 ( )개
• 관찰(특이)기록:	
셋째 주 적용 ( )일~( )일	1. 두드림 주간 운동 일수 ( )일 2. 햇볕 쬐기 주간 미팅 일수( )일 3. 주(첫날) 빠지고 끊어진 머리카락 ( )개
• 관찰(특이)기록:	
넷째 주 적용 ( )일~( )일	1. 두드림 주간 운동 일수 ( )일 2. 햇볕 쬐기 주간 미팅 일수( )일 3. 주(첫날) 빠지고 끊어진 머리카락( )개
• 관찰(특이)기록:	

■월말 탈모 개선 평가표 (평가일: 월   일)

1. 두드림 적용일 총(일): □ 25일 미만(부족)*개선 의지가 약함
   □ 25일 이상(정상)*주 6일, 월 25일 이상 적용해야 효과
2. 햇볕 미팅일 총(일): □ 10일 미만(부족) □ 10일 이상(정상)
3. 두드림 적용으로 끊긴 머카 여부: □ 약간 있다 □ 다수 있다
   □ 많이 있다 □ 한 개의 끊긴 머카 느낌도 없다(정상)
4. 탈모 개선 종합평가 : □ 계속 나빠짐 □ 더 나빠지지는 않음
   □ 조금 좋아진 느낌 □ 점점 좋아지고 있다 □ 많이 좋아졌다
   □ 100% 회복됐다 □ 100% 회복+개선(정상)됨 ☞털치로 전환

※ 탈모예방은 음식을 골고루 잘 먹는 것이다.

23개월. 2013년 7월

- 매주 월~토, 20분씩 적용(취침 직전)(일요일 쉼)
- ☞ 햇볕 20분 이상 노출 (매일 실시)
- ☞ 매일 평균 빠지고 끊긴 머리카락 60개 안팎(두드림 적용+헤어헬스+머리 감은 직후 등 기타 총합)

- **탈모 생각**

당신이 정말 본 책의 관찰 룰에 따라서 여기까지 왔다면 이제부터 당신은 두드림 운동에 중독된다. 그동안도 탈모증상이 멈추는 등 많이 좋아졌겠지만 지금부터는 두드림 운동의 효과가 더욱 뚜렷하게 나타나기 때문이다. 두드릴 때마다 탈모증으로 기진맥진 메말라가던 머리카락이 빗살봉과의 마찰로 끊어져 나가던 현상이 없어지고 많이 빠지던 머리카락도 하루 정상수치가 되며 탈모 급격 진행 이전 모습을 찾게 되는 시점이다. 물론 당신의 탈모가 10년 이상 오랫동안 진행되어 왔다면 두드림 적용 이전의 머리 상태를 뛰어넘어 탈모가 전혀 없던 청춘 시절 모습으로 되돌릴 수는 없겠지만 두드림 적용 시점에서 탈모가 진행 중이던 약 2년 전 머리 상태로의 개선된 모습이 확연해졌을 것이다. 두드림 운동 2년이 되면서 탈모 급격 진행 직전 모습을 유지하고 더 이상은 탈모가 진행되지 않고 살아있는 털뿌리 재생 등으로 머릿결이 개선되어 두드림 운동을 끝내도 무방한 첫째 조건을 충족하는 시기가 된다. 24개월부터는 탈모 외의 효과(탈모증상과 동반 발생했던 흰머리 감소 외에도 자세히 밝히기가 조심스러운 기타 부수적인 여러 가지 증상의 효과 등)들도 나타난다. 사람마다 체질에 따라 다르겠지만 그동안 당신이 노력해오는 수고에 대한 덤이다.

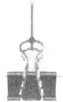
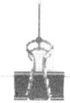

- 23개월. (년)(월) (두드림 운동 용품:)

두드림 운동 및 관찰기록 ■ 종합평가 ■ 한평생 습관화: 밖에서 싸매고 묶고 가렸던 머리털, 집 안에선 확 풀어 자유를!	
첫째 주 적용 ( )일~( )일	1. 두드림 주간 운동 일수 ( )일 2. 햇볕 쬐기 주간 미팅 일수( )일 3. 주(첫날) 빠지고 끊어진 머리카락 ( )개

- 관찰(특이)기록:

둘째 주 적용 ( )일~( )일	1. 두드림 주간 운동 일수 ( )일 2. 햇볕 쬐기 주간 미팅 일수( )일 3. 주(첫날) 빠지고 끊어진 머리카락 ( )개

- 관찰(특이)기록:

셋째 주 적용 ( )일~( )일	1. 두드림 주간 운동 일수 ( )일 2. 햇볕 쬐기 주간 미팅 일수( )일 3. 주(첫날) 빠지고 끊어진 머리카락 ( )개

- 관찰(특이)기록:

넷째 주 적용 ( )일~( )일	1. 두드림 주간 운동 일수 ( )일 2. 햇볕 쬐기 주간 미팅 일수( )일 3. 주(첫날) 빠지고 끊어진 머리카락 ( )개

- 관찰(특이)기록:

■월말 탈모 개선 평가표 (평가일: 월   일)

1. 두드림 적용일 총(일): ▫ 25일 미만(부족)*개선 의지가 약함
    ▫ 25일 이상(정상)*주 6일, 월 25일 이상 적용해야 효과
2. 햇볕 미팅일 총(일): ▫ 10일 미만(부족) ▫ 10일 이상(정상)
3. 두드림 적용으로 끊긴 머카 여부: ▫ 약간 있다 ▫ 다수 있다
    ▫ 많이 있다 ▫ 한 개의 끊긴 머카 느낌도 없다(정상)
4. 탈모 개선 종합평가 : ▫ 계속 나빠짐 ▫ 더 나빠지지는 않음
    ▫ 조금 좋아진 느낌 ▫ 점점 좋아지고 있다 ▫ 많이 좋아졌다
    ▫ 100% 회복됐다 ▫ 100% 회복+개선(정상)됨 ☞털치로 전환

※ 두드림 운동으로 흰머리 감소 외에도 내뱉기가

조심스러운 여러 가지 부수 증상의 효과들이 나타난다.

24개월. 2013년 8월

- **탈모 생각**

  두드림 운동 2년이 지나면서 탈모증상은 사실상 100% 회복된다. 100% 회복이라는 뜻은 머리숱이 많고 적고의 여부를 떠나서 머리 전체에 탈모증의 머리카락이 단 한 개도 존재하지 않는다는 뜻이다. 심하게 진행되던 탈모증상이 멈추고 어느 정도 개선이 되는 시점은 두드림 운동 10개월쯤이면 된다. 그 정도로 만족한다면 머리털 운동 책은 집필하지도 않았고 또한 3년간의 탈모 생각도 지루하게 나열할 필요도 없었다. 2년 동안의 두드림 운동으로 탈모증은 100% 회복되지만 3년째가 되어야 머리숱이 두드림 시점으로부터 약 2년 전 비슷하게 개선되므로 적어도 3년은 두드림 운동을 하라는 뜻이다. 또한 2년 동안 두드림 운동으로 탈모증이 100% 회복되었어도 어떤 방법으로든 한평생 머리털 관리를 해야 한다는 점으로 볼 때 이왕이면 적어도 3년 동안은 두드림 운동을 권장한다는 뜻도 포함한다. 그러나 2년 동안 두드림 운동을 실천한 당신이 분명 틀림없다면 25개월째부터는 두드림 운동과 머리털 운동 헤어털치 병행을 강력하게 권장한다.

  ① 두드림 운동을 2년 동안 빠지지 않고 룰을 지켜 오신 분.
  ② 머리숱이 적어 이미지 관리 차원에서 두드림 운동을 하신 분.

  이분들 경우는 하루 중에서 편리한 시간에 두드림 운동하시고 취침 직전에 헤어털치 운동을 병행하시거나 시간이 없으신 분들은 취침 직전에 두드림 운동하고 바로 이어서 헤어털치 운동하고 마무리 하시면 머리숱 개선으로 인한 풍성한 머릿결로 눈에 띄게 좋아진다. (기상 직후 헤어헬스는 필수)

  ☞ 가능하다면 한평생 두드림과 헤어털치 병행으로 최상의 관리를 권장한다.

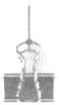
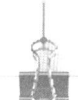

- 24개월. (년)(월) (두드림 운동 용품:)

두드림 운동 및 관찰기록 ■ 종합평가 ■ 한평생 습관화: 두드림 운동을 쉬는 날도 헤어헬스 헤어털치는 계속!	
첫째 주 적용 ( )일~( )일	1. 두드림 주간 운동 일수 ( )일 2. 햇볕 쬐기 주간 미팅 일수( )일 3. 주(첫날) 빠지고 끊어진 머리카락( )개
• 관찰(특이)기록:	
둘째 주 적용 ( )일~( )일	1. 두드림 주간 운동 일수 ( )일 2. 햇볕 쬐기 주간 미팅 일수( )일 3. 주(첫날) 빠지고 끊어진 머리카락 ( )개
• 관찰(특이)기록:	
셋째 주 적용 ( )일~( )일	1. 두드림 주간 운동 일수 ( )일 2. 햇볕 쬐기 주간 미팅 일수( )일 3. 주(첫날) 빠지고 끊어진 머리카락 ( )개
• 관찰(특이)기록:	
넷째 주 적용 ( )일~( )일	1. 두드림 주간 운동 일수 ( )일 2. 햇볕 쬐기 주간 미팅 일수( )일 3. 주(첫날) 빠지고 끊어진 머리카락( )개
• 관찰(특이)기록:	

■월말 탈모 개선 평가표 (평가일: 월   일)

1. 두드림 적용일 총(일): ▫ 25일 미만(부족)*개선 의지가 약함
   ▫ 25일 이상(정상)*주 6일, 월 25일 이상 적용해야 효과
2. 햇볕 미팅일 총(일): ▫ 10일 미만(부족) ▫ 10일 이상(정상)
3. 두드림 적용으로 끊긴 머카 여부: ▫ 약간 있다 ▫ 다수 있다
   ▫ 많이 있다 ▫ 한 개의 끊긴 머카 느낌도 없다(정상)
4. 탈모 개선 종합평가 : ▫ 계속 나빠짐 ▫ 더 나빠지는 않음
   ▫ 조금 좋아진 느낌 ▫ 점점 좋아지고 있다 ▫ 많이 좋아졌다
   ▫ 100% 회복됐다 ▫ 100% 회복+개선(정상)됨 ☞털치로 전환

※ 두드림 운동 2년! 헤어털치 운동을 병행하라.

25개월. 2013년 9월

- ☞ 머릿결 관리장을 활용하십시오.
- 매주 월~토, 20분씩 적용(취침 직전)(일요일 깍지털치)
- ☞ 머리카락 끊김 현상 사라짐. (두드림 운동 후 2년 걸림)

- **탈모 생각**

그동안 두드림을 적용해 오면서 느껴지던 짧은 머리(둘째 손가락과 셋째 손가락 등으로 정수리 부분을 중심으로 머리 전체를 쓰다듬어 볼 때 느껴지는 날카로운 느낌의 짧은 머리카락, 탈모증으로 기진맥진 고사 직전의 메마른 머리카락이 두드릴 때마다 빗살봉과의 마찰로 접질리면서 두피 부분에서 끊어진 머리카락) 까칠한 느낌 현상이 사라졌다. 두드림 적용 2년 만에 마음 졸이던 머리카락 끊김 현상이 완전히 사라진 것이다. (관찰: 탈모증으로 건강하지 못한 머리카락이 두드릴 때 빗살봉과의 마찰로 끊어지는 현상이 2년이 지나야 없어지고 비로소 머리숱이 많이 개선되는 점으로 볼 때 탈모증상으로 머리카락은 빠져나가지만 모낭의 보호로 털뿌리는 바로 죽지 않고 살아있는 기간은 사람마다 다소 차이가 있겠지만 약 2년 동안의 재생 여력 기간이 있다는 증명이다.) 두드림을 적용해 오는 기간 내내 항상 찜찜하고 노심초사했던 부분이다. 되돌아보면 필자의 탈모증상은 약 15년 전부터(40전 후) 나타난 것으로 보인다. 자만과 방심으로 방치했던 대가를 혹독하게 치른 셈이다. 두드림을 적용하는 기간 내내 하루하루 초조함으로 긴장했던 건강하지 못한 머리카락 끊어짐 현상이 2년이나 지속될 줄은 정말 꿈에도 몰랐다. 참 오랜 시간이 지났다. (머리카락 끊김 현상이 사라진 25개월부터 일요일엔 헤어털치 중 깍지털치 운동 적용하며 관찰 시작)

■ 25개월부터는 탈모 개선 평가표에서 머릿결 월별 관리장으로 바뀝니다.

정말 당신이 탈모 탈출의 룰(기상 직후 헤어헬스+하루 한 번 머리 감기+햇볕 20분 쬐기+취침 직전 두드림 운동)을 지키면서 25개월까지 왔다면 두드림 운동 시작할 때의 탈모된 상태에 따라서 머리숱이 많고 적음의 여부는 있겠지만 당신의 머리 전체에 탈모증상의 머리카락은 단 한 개도 없을 것입니다. 탈모증상을 100% 회복하기가 이렇게 어렵습니다. 수고하셨습니다. 이달부터 36개월까지 탈모 생각은 계속되지만 탈모 개선 평가표를 대체하는 머릿결 관리장은 관리 문항이 많아 한 면에 수록하는 데 어려움이 있었습니다. Hair working out편에 있는 머릿결 관리장을 모사하시거나 좀 더 실용적으로 보완 제작하여 활용하시기 바랍니다. 탈모증상에서 벗어난 다음부터의 머릿결 관리가 중요합니다. 한평생 털뿌리 활력으로 인한 탈모예방은 물론 머리숱 개선으로 인한 당신의 건강하고 풍성한 머릿결을 기원합니다.

※ 탈모에서 벗어난 당신의 100년 이미지! 머릿결 관리장 주요 내용

① 헤어헬스(기상 직후 헤어헬스 적용 후 빠진 머리카락의 변화)

② 머리 감기(머리 감은 직후 빠진 머리카락의 변화)

③ 헤어털치(머리털 운동 과정 적용 후 빠진 머리카락의 변화)

④ 빠져 뒹구는 머리카락(베개, 이불, 침대, 옷, 바닥 등 집 안 구석구석)

⑤ 짧게 끊어진 머리카락(헤어헬스, 헤어털치, 머리 빗는 과정에서 털끝이나 중간에서 끊어진 짧은 머리카락)

⑥ 머리털의 굵기(머리털의 변화 관찰, 머리털의 건강과 굵기)

⑦ 머리털의 윤기(머리털의 변화 관찰, 머리털의 빛나는 윤기)

⑧ 머리털의 빠른 성장(머리털의 변화 관찰, 머리털의 왕성한 성장 속도)

⑨ 머리털의 풍성함(이마에서 정수리 등 머리 전체 머리털의 풍성함 유지)

⑩ 정수리와 가르마(머리털의 변화 관찰, 정수리, 이마, 가르마 부분)

☞ 비싱상과 되노 상태의 기준 및 내안을 관리상에 제시하였습니다.

☞ 주의 사항과 참고 사항을 반드시 숙지하십시오.

머리털 생각 · 촛불집회도 할 수 없는 머리털의 비애!

지구촌 자연을 훼손하거나 버섯 등 먹거리를 채취하고 개구리, 다슬기, 뱀을 잡아도 처벌을 받는다. 반려동물 등 동물을 학대하는 주인의 처벌도 강화되고 있다. 머리털 생물을 훼손하고 학대하는 주인도 처벌해야 공정하다. 머리털은 매일매일 쉬지 않고 자란다. 주인이 잠든 시간에도 머리털은 자란다. 두피 부분의 특정한 머리카락에 표시하고 관찰하면 한 달 동안 1cm 이상 자란다. 단 1초도 쉬지 않는다. 자동차처럼 휴대폰처럼 수시로 충전이 필요한 이유다. 머리채 시절인 원시생활 때는 거친 환경과 강한 바람이 에너지를 시시때때로 충전해 주었지만 현재는 문명 시대다. 집, 자동차, 직장에서 바람과는 철천지원수처럼 철저하게 담쌓고 살아간다. 그나마 외출할 때도 머리털과 바람이 연애라도 할까? 머리털 주인은 모자나 두건 등으로 야박하게 바람을 차단한다. 주인이 무섭다. 머리털 생물이 비실비실 죽어 가는 원인이다. 머리털 운동이나 기타 방법으로 탈모증상에서 벗어난 다음 안심하고 방치하면 머리채로 원시생활을 하지 않는 이상 탈모는 반드시 다시 시작된다. 1주일에 한 번, 한 달에 한 번만 밥을 줘서는 탈모증상을 막지 못한다. 머리털 주인처럼 하루 세 번은 아니더라도 매일 두 번은 밥을 줘야 한다. 머리털은 오직 당신만을 위해서 존재한다. 짜증과 이미지 강조 등 갑질만 하지 말고 촛불집회를 하고 싶은 머리털을 보살피자. 강한 머리털 운동 자극이 머리털의 밥이다. 머리털에게 매일매일 아침밥과 저녁밥을 챙겨주자!

2013년 10월

26개월.

- 탈모 생각

　머릿결의 상태(털의 굵기, 털의 질, 머리숱)는 유전자처럼 온 인류 각자마다 다르다. 그중에서 털의 질 경우는 각자의 생활 습관(섭취영양, 머리 감은 후 말리는 방법, 햇볕영양 부족 등)과 연관되어 있다. 탈모증상이 전혀 없는(탈모증상이 시작되지 않은 청춘, 두드림 등 기타 방법으로 탈모증의 머리카락이 단 한 개도 존재하지 않는 분) 분들이 털 운동(두드림이나 헤어털치)을 하는 경우에도 짧게 끊어진 머리카락이 발견되는 이유다. 물론 탈모증으로 끊어지는 머리카락과는 차이가 확연하다. 탈모증상 문제로 끊어지는 경우는 두드림 운동 때마다 빗살봉과의 마찰로 메마르고 가늘어진 머리카락이 두피 부분에서 접질리며 끊어지기 때문에 손끝으로 쓰다듬으면 까칠하게 느껴지고 표시가 난다. 반면에 탈모증의 머리카락이 단 한 개도 없는 분들이 털 운동(두드림 운동, 헤어털치) 과정이나 머리 빗는 과정에서 짧게 끊어진 머리털이 떨어지는 경우는 머리카락 끝이나 중간에서 끊어진 것이므로 두피 부분을 쓰다듬어봐서는 느껴지지 않고 찾기도 힘들다. 털 운동(두드림, 털치)과정에서 또는 머리 빗는 과정에서 빠지는 메마른 털뿌리가 붙어 있는 휴지기 머리카락 외에 털뿌리 없이 짧게 끊어진 채 떨어지는 머리카락이 2~3개 섞여 있는 경우는 괜찮지만 빗거나 털 운동(두드림, 털치) 때마다 5개 이상 발견되면 털 운동 외에 털의 질 상태를 양호하게 유지시키는 방법(음식 영양 골고루 섭취, 머리털 햇볕 과다 노출 주의, 햇볕영양 부족, 고통주며 핍박 않기, 머리 감은 후 자연적으로 말리기, 털의 질에 도움이 되는 샴푸 선택 등)에도 신경 써야 한다. 머릿결은 풍성함과 양호한 질이 조화될 때 빛난다.

27개월. 2013년 11월

- 매주 월~토, 20분씩 적용

• 탈모 생각

　탈모증상 없이 머리카락이 정상일 때도 탈모증상으로 두드림을 적용하는 기간에도 특히 머리카락이 많이 빠지는 계절이 있다. 하루 정상적으로 빠지는 머리카락 수가 50~60개 정도인 데 비해서 계절에 따라 평소보다 20% 정도 더 빠지는 현상이 찾아온다. (관찰: 스트레스 등 정신적으로 충격을 심하게 받은 경우도 일시적으로 평소보다 20% 더 빠지는 현상이 찾아온다. 반복되면 탈모로 이어짐) 매년 계절(기온)이 바뀌는 시기마다 약간의 날짜 차이는 있지만 평균 2월 하순, 11월 중, 하순 시기에는 평소보다 20% 더 머리카락이 빠져나갔다(관찰: 지구촌으로 보면 1년 내내 무더운 날씨 속에서 생활하는 사람들보다 1년 중 추운 계절을 겪게 되는 지역에 사는 사람들의 탈모증상이 심한 편이다. 바깥은 춥지만 집안의 따뜻한 생활이 반복되기 때문이다). 정상인이 환절기에 머리카락이 평소보다 다소 많이 빠지는 경우에는 환절기(관찰: 야성인 머리털은 기온 등 자연환경에는 민첩하게 적응하지만 자연을 차단한 집 안, 자동차, 빌딩 등 주인의 거주환경에는 적응하지 못하고 퇴보한다)를 지나면서 회복될 수 있는 일시적인 증상이므로 걱정할 일은 아니지만 탈모가 진행되는 사람의 입장에서는 평소보다 더 많이 탈모 되므로 긴장하게 되고 좀 더 신경 쓰게 된다. (관찰: 환절기에 머리털이 더 빠지는 현상은 2~3일 정도에서 길어야 일주일이며 이후 정상으로 돌아오지만 생활환경의 발전으로 안팎의 온도 자이를 관찰해보닌 사실상 1년 내내 환절기 현상이 지속되고 있어서 방치하면 1년 내내 빠진다고 봐야 한다)

28개월. 2013년 12월

☞ 머릿결 관리장을 활용하십시오.
- 매주 월~토, 20분씩 적용(취침 직전)(일요일 깍지털치)

- **탈모 생각**

탈모 되는 분들이 갈수록 태산이다 보니 탈모 개선 의지도 빠르게 무뎌지고 있음을 실감한다. 하긴 무뎌질 때도 됐지만 말이다. 머리털 운동 원고를 준비하면서 탈모 된 분들의 속맘을 물어봤다. "머리털이 뭐 그리 대단하다고 두드리기까지 하느냐?"는 반응이 많았다. "머리털이야 있어도 그만, 없어도 그만 생활하는 데 큰 불편은 없다."는 분들도 계시고 "남이 뭐라는 것도 아니고 손가락질하는 것도 아니며 일이 잘 안되는 것도 아니다." 라며 질문이 자존심 상하는 듯 불쾌하다는 반응도 나온다.

"빠지면 그만이지 아프거나 죽는 병도 아니고 다들 빠져 살던데 뭐."

한마디로 두드리기까지 해야 하느냐, 바쁜 일상에 피곤하고 귀찮다는 답변이 많았다. (관찰: 이미지를 떠나서 남녀 80세 이상 장수 어르신들의 머리털을 관찰해보면 100세 장수와 머리털이 분명 관련 있다. 근처의 경로당이나 단체, 공원 등에서도 쉽게 확인이 가능하다. 조사와 연구를 통해서 이러한 사실이 명쾌하게 밝혀지길 기대한다) 의외의 반응에 당황했지만 틀리는 말도 아니다. 물론 걱정하는 분들도 많았지만.... 그런데 기나긴 100세 미래 시대는 얼굴처럼 머리털도 각자를 대표하는 신체의 중요 이미지를 넘어서 권리며 경쟁력이 될 것이란 점이 중요하다. 100년 평생 죽는 순간까지 주인을 보호해주고 이미지를 지켜주는 인체에서 유일한 자연환경인 소중한 머리털 생물을 더 이상 방치하지 말자.

2014년 1월
29개월.

- ☞ 머릿결 관리장을 활용하십시오.
- 매주 월~토, 20분씩 적용(취침 직전)(일요일 깍지털지)
- ☞ 햇볕 20분 이상 노출 (매일 실시)
- ☞ 매일 평균 빠진 머리카락 50개 안팎(두드림 적용+헤어헬스+머리 감은 직후 등 기타 총합)

- **탈모 생각**

  두드림 운동의 룰을 지키면서 여기까지 실천해오는 당신이라면 이제 더 설명이 필요 없다. 당신에게 두드림 운동은 하루 일과 중에서 가장 중요한 행위로 일상 습관이 되었을 테니 말이다. 힘들고 귀찮아서 포기하고 싶었겠지만 두드림은 지금 당신 머리 모습 외에도 하루 일과 중 스트레스를 해소하는 유일한 시간이 되어 있을 것이라 믿는다. 지금까지 30여 개월 빠지지 않고 두드림을 적용해오는 당신이라면 말이다. 설명을 들어도, 직접 해봐도 쉬워 보이지만 3년이란 결코 짧지 않은 시간에 탈모로 인한 고통을 겪어 보지 않고 또한 반드시 개선하겠다는 의지와 끈기가 없다면 여기까지 오기는 쉽지 않고 아무나 할 수 있는 일도 아니다. 하루 이틀도 한두 달도 아니고 말이다. 실제로 실천한 사람만이 안다. 이제부터 당신은 누가 뭐라 해도 두드림 운동을 멈추지 않을 것이라는 것을 필자는 안다. 두드림 운동 시작 후 2년째가 되면 탈모증상이 100% 회복되지만 절대 그만두지 못한다. 3년째가 되면서 머릿결이 풍성해지기 때문이다. 필자가 '두드림의 신비'라고 표현하는 이유다. 두드림 운동! 해보시 않고는 모른다. 탈모와 관계있던 없던 두드려라! 관념이 바뀐다. 상식이 진화한다.

30개월.
2014년 2월

- ☞ 머릿결 관리장을 활용하십시오.
- 매주 월~토, 20분씩 적용(취침 직전)(일요일 깍지털치)
- ☞ 햇볕 20분 이상 충전(매일 실시)

- **탈모 생각**

　두드림 운동 26개월이 다 되어 가던 2013년 10월 말, 몇 년 만에 참석한 모임에서 "가발이냐?"는 얘기를 들었다. 탈모 개선 여부를 떠나서 생전 처음 듣는 말에 머리털이 많이 좋아졌음을 실감했다. 그리고 보니 나이가 있어 그런지 모임 친구들은 하나같이 탈모다. "아~ 머리가 자꾸 빠져서." 어떤 친구는 민망한 머리를 연신 쓰다듬고 "좋다는 음식 다 먹어봐도 소용없던데?" 옆 친구의 맞장구다. 모발이식에 관심을 보이는 또 다른 친구는 필자의 머리털에 신기해 한다. 모두들 뭐라 대꾸를 해보라는 눈치다. "탈모에 좋다는 전문 음식들은 단백질이나 미네랄 등이 비교적 많은 음식들로써 모발의 주성분이 양질의 단백질로 구성되어 있으므로 섭취하면 도움이 될 것이다. 그러나 모낭 속 털뿌리가 건강할 때, 젊은 시절부터 또는 탈모가 진행되지 않고 이상 없을 때 꾸준히 섭취하면 탈모예방에 도움이 된다는 뜻이지, 이미 뿌리에 문제가 있어서 죽어가는 생물에 영양분을 많이 준다고 살아나겠느냐? 머리카락은 다른 인체조직과 달리 뿌리가 살아있는 야성 생물이다. 탈모가 진행 중이거나 탈모증상이 시작되었다면 살아있는 털뿌리가 재생할 수 있도록 활력을 찾아주는 방법 등의 탈모 멈춤 노력과 함께 영양식 섭취를 병행하는 것이 순서일 것이다. 탈모가 진행 중인데 탈모 멈춤에 대한 어떤 노력도 없이 무조건 영양식 섭취만으로 탈모를 멈추게 하기는 어렵다."

31개월.

2014년 3월

- ☞ 머릿결 관리장을 활용하십시오.
- 매주 월~토, 20분씩 적용(취침 직전)(일요일 깍지털치)
- ☞ 급격 달모 이진 모습 100% 회복+개선 ■끊기는 머리카락 없음
- 기상 직후 베개 및 이불, 침대, 바닥 등 주변 빠진 머리카락 거의 발견 안 됨

- **탈모 생각**

젊은 시절부터 새치는 있어 왔었고 두드림 적용 이전부터 흰 머리털이 많이 발생해서 염색을 시작했었다. 탈모가 급격하게 진행되던 2011년 8월~9월에는 정수리 부분에 흰머리 몇 가닥만 달랑 남아 있었다. 그로 인한 충격은 상상을 초월했다.(관찰: 두드림 운동이 2년 이상 계속되는 도중에 정수리 일부의 흰머리가 없어지면서 탈모증상이 심화될수록 흰머리가 동반 발생한다는 사실이 증명됐다) 두드림 적용 10개월째이던 2012년 6월부터는 윗머리에 흰머리가 많이 사라지고 머리 양쪽과 뒷부분에만 흰머리가 생겨났다. 15일마다 하던 염색을 한 달에 한 번으로(2012년 6월부터) 바꾸고 나서, 다시 45일 주기로(2012년 10월부터) 바꿨으며 31개월째부터는 60일(2개월) 주기로 바꿨다. 머리 양면과 뒷면에만 흰머리가 발생하고 정수리 등 윗부분에는 흰머리 발생이 거의 없기 때문이다. 한 가닥도 없다는 뜻이 아니고 자세히 관찰해보면 여러 개의 흰머리는 보인다. 사람마다 차이가 있을 수는 있겠지만 필자의 나이가 50대 후반임을 감안하면 매우 흥미로운 일이나. 물론 탈모증상이 개선되면서 일이니는 일시적인 현상일 수도 있다. 당신에게도 어떤 변화가 있는지 자세히 관찰해봐라.

32개월. 2014년 4월

- ☞ 머릿결 관리장을 활용하십시오.
- 매주 월~토, 20분씩 적용(취침 직전)(일요일 깍지털치)
- ☞ 햇볕 20분 이상 노출 (매일 실시)

- **탈모 생각**

오래전 조상 시절엔 탈모증상을 노화 현상으로 자연스럽게 받아들였다. 적어도 50대가 되어야 탈모증상이 눈에 띄고 삼시 세끼도 힘든데다가 수명도 짧아 빠지는 머리털에 신경 쓸 여력조차 없었다. 도시화가 빠르게 진행되면서 필자 세대에 서는 40대 즈음에 탈모증상이 나타나기 시작하더니 갈수록 시기가 빨라지고 있다. 더욱 염려스러운 점은 젊은이들의 머리숱이 눈에 띄게 줄어들고 있다는 사실이다. 탈모 증상이 빨라지는 시기는 접어 두고 필자의 젊은 시절까지만 해도 젊은이 모두 머리털이 풍성했다. 현재 젊은이들과는 비교가 안 된다. 자연과 담쌓는 시기가 점점 빨라지고 갈수록 1년 내내 환절기 현상이 뚜렷해지는 생활환경 때문이다. 당신 가족이나 이웃 대학가 등에서 젊은이들의 머리숱을 살펴봐라. 그것으로도 판단하기가 부족하면 당신의 젊은 시절 머리털을 회상해봐라. 부모 세대의 젊은 시절 사진이나 드라마 영화 등 영상물을 확인해보면 깜짝 놀란다. 더욱 주목할 점은 갈수록 젊은이의 머리숱은 줄어들 것이고 탈모증상은 빨라질 것이라는 점이다. 이대로 방치하면 후손들의 대머리는 유전이라는 대안 없는 이론만 난무할 것이다. 더 큰 문제는 청소년이나 청춘 시절은 비교적 머리털이 왕성하고 탈모가 오기 전이므로 정작 본인은 탈모증상의 심각성을 인지하기 어렵다. 당신의 후배나 제자, 자녀, 후손들에게 머리털 운동(헤어헬스+헤어털치)의 중요성을 전파해주길 당부한다.

33개월. 2014년 5월

- 탈모 생각

　사실상 털보증싱이 100% 회복되는 시점인 두드림 운동 2년이 지나면서 매일 헤어털치 운동과 병행해서 관리하지 못 한 점이 필자에겐 가장 아쉬움으로 남아있다. 두드림을 적용하던 첫 달부터 15개월까지는 하루도 빠지지 않고 두드림 운동과 햇볕영양 쬐기를 실시했었고 16개월째부터 24개월까지는 월요일부터 토요일까지 두드림 운동하고 일요일은 쉬다가 머리카락 끊어지는 현상이 완전히 사라진 25개월째부터 일요일 하루만 깍지털치를 적용하며 관찰했었다. 33개월째부터는 월요일부터 금요일까지만 두드림 운동을 하고 토, 일요일, 매주 이틀은 깍지털치로 대체했지만 털치 관찰은 4년 동안 계속된다. 머리털 운동 방법(헤어털치)이 완성된 시점은 두드림 운동 시작 후 4년 만의 일이다. 2015년 9월 두드림 운동 5년째가 되어서야 매일 깍지털치 운동을 하게 된다. 만약 필자가 탈모증상이 100% 회복되던 시점인 2년째가 되면서 매일 두드림 운동과 헤어털치 운동을 병행해왔다면 필자의 머릿결은 현재보다 훨씬 더 좋아졌을 것이다. 필자의 만시지탄을 흘려듣지 마라. 물론 필자도 그렇고 33개월까지 룰을 지켜온 당신이라면 두드림과 헤어털치를 병행하여 관리하는 것은 가능하지만 두드림 운동을 그만두고 헤어털치로 온전히 이동하는 것은 어려울 것이다. 두드림 운동이 탈모를 멈추고 살아있는 털뿌리 재생 외에도 여러 부수 증상이 나타나는 등 두드림 운동의 신비에 도취하기 때문이다. 그러나 이제부터는 당신의 생각과 느낌 그리고 현재 머리 상태 등을 종합적으로 고려해서 당신만의 룰을 정하면 된다. 당신이 정말 룰을 지키면서 33개월째까지 왔다면 평범한 인간은 아니리라. 이제부터 당신의 머리털은 당신이 전문가다!

34개월.
2014년 6월

☞ 머릿결 관리장을 활용하십시오.
- 매주 월~금, 20분씩 적용(취침 직전) *깍지털치(토~일)

- **탈모 생각**

34개월 전 탈모가 급격하게 진행되던 당시 알몸에서 두드림에 대한 힌트를 얻었었다. 탈모증상은 계속 있어왔지만 급격하게 진행되면서 미친놈처럼 여기저기 뛰어다니다 제품에 지쳐서 땀이나 씻고자 유독 무더웠던 그 날을 잊지 못한다. 바람 한 점 없고 햇볕도 들지 않는 곳 맞닿아 비비고 옷에 문대는 거친 자극만 존재하는 겨드랑, 사타구니 등에서 꿋꿋하게 풍성하게 웃고 있는 털은 필자를 놀라게 했다. 해답이 그곳에 있었다. 특히 작은 콧구멍에 꽉 찬 코털은 새삼스럽게 신기하여 손전등을 콧구멍에 비추면서 관찰했었다. 콧물 액체로 축축하거나 액체가 메말라서 지저분하기는 하수도 같았지만 콧바람 자극으로 왕성해진 코털이 연일 콧구멍 밖으로 삐죽이 드러내는 모습에 흥분하기도 했었다. 두드림 운동 34개월이 지난 시점에서 머리 옆면 뒷면은 물론이고 몸 구석구석 털이 더욱 왕성한 모습을 보이고 있다면 당신은 믿어지는가? 매일 햇볕 쬐기의 효과가 몸 전체의 털에게도 영향을 준 것이다. 지금 바로 당신 알몸 상태 그러니까 털의 상태를 확인해봐라. 사람마다 다른 체형을 가졌으니 털의 분포도 다르겠지만 말이다. 돌이켜보면 필자는 바람은 물론 햇볕과도 담쌓고 지냈었다. 정작 화분의 화초들은 며칠마다 자연에 내다 놓으면서도 어리석은 이 인간은 피부가 햇볕에 혹시 어떻게 될까 봐? 오히려 피하곤 했던 것이다. 자연에 감사하는 마음을 깨달은 것이 필자의 가장 큰 보람이며 고마움이다. 털은 자연이다. 머리털을 자연환경으로!

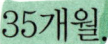 2014년 7월

- 탈모 생각

  본 책을 통해 탈모증상 있는 분=두드림(두드림 운동 마지막 분들) 특히 탈모증상 없는 분=헤어털치에서 설명한 사항들을 각자의 입장에 따라 당신 가족이나 후손들이 일상 습관화한다면 앞으로는 지구촌에서 질병 등으로 인한 탈모를 제외한 인간들의 탈모와 생활환경과 관련된 고민은 사라질 것이다. 어려운 문제가 아니다. 상식이다. 머리카락은 야성 생물이다. 머리털이 필요로 하는 영양 섭취 외에도 햇볕영양과 야성 바람 활력 또는 그에 버금가는 인위적 활력이 필요하다. 하루 20분 햇볕영양 쬐기는 의지의 문제다. 바람이 거셀수록 나무뿌리도 튼튼해지는 법이다. 옛날 조상들이 사용했던 참빗은 한 번 빗어주는 것만으로도 털뿌리에 영향을 줄 정도로 강한 자극이 전달됐다. 물론 다른 용도로 사용됐었지만 말이다. 참빗이 머리털을 빗어 줄 때(정전기만 주의) 그 당김 정도가 센 바람의 강도보다도 크기 때문이다. 참빗 사용은 탈모증상이 발생하고 있지 않은 분들이 사용해야 하며 탈모가 진행 중인 분들은 피하는 것이 좋다. (관찰: 예전엔 참빗을 사용해야 이는 물론 서캐까지 훑어 내릴 수 있었다. 남녀 모두 머리숱이 풍성했기 때문에 서캐를 샅샅이 훑어 잡는 데는 참빗이 최고였지만 정전기로 인한 머리털 손상도 많았다. 그러나 옛날 얘기다. 현재는 참빗을 사용해도 정전기 걱정을 해야 하는 풍성한 머리털은 보기가 쉽지 않다.) 탈모증상에서 벗어난 분, 청춘 등 특히 바람과 햇볕이 차단된 생활을 해야 하는 처지인 분들은 머리채든 짧은 머리털이든 따지지 말고 매일 헤어헬스와 헤어딜지 그리고 틈나는 대로 햇볕영양 쬐기를 생활화한다면 평생 탈모 걱정 없이 풍성한 머릿결을 유지할 것이다.

==2014년 8월==

36개월.

- **탈모 생각**

조바심으로 출발하여 노심초사의 나날 속에서 확신을 얻기까지 망가져 수북이 쌓인 빗들이 '절치부심' 3년의 짧지 않은 시간을 말해준다. 탈모를 초기에 잡지 못하고 방심으로 방치하게 되면 회복되기가 쉽지 않고 다소 회복된다 해도 혹독한 대가를 치르게 된다는 것을 증명하는 뼈아픈 깨달음의 기간이기도 했고 바람과 머리털의 관계, 여성의 머리채 등을 관찰하면서 머리털은 야성임을 깨닫게 됐으며 이는 헤어털치를 연구하는 계기가 되기도 했다. 그러나 3년이 걸릴 줄은 몰랐다. 한 3개월 정도 두드려 보면 알겠지? 하는 반신반의 마음으로 시작했었다. 그때는 다급한 마음도 있었고 한번 탈모는 영원한 탈모라는 위기의식만 있었으니 말이다. 설상가상으로 탈모증으로 메마른 머리카락이 두드림 과정에서 빗살봉과의 마찰로 껍질리며 끊어져 까칠까칠해진 애들은 2년 내내 맘을 애타게 하기도 했다. 관찰기록은 36개월에서 끝내지만 두드림 적용은 주간 5일, 월 20일과 헤어털치 주간 2일, 월 10일 병행은 계속될(관찰: 4년간 계속됨) 것이다. 삶이든, 인생이든, 피부든, 머리털이든 젊은 시절부터 죽는 날까지 관리해야 한다는 것이 그동안 두드림 운동을 통해서 필자가 깨달은 교훈이다. 당신의 상태를 확인할 수는 없지만 개선이 되었다 해도 여기서 끝내지 말고, 띄엄띄엄하다 말다 하지 말고, 헤어털치로 온전히 바꾸지 말고 주간 5일은 반드시 두드림 운동과 햇볕영양 쬐기를 생활 습관으로 자리매김하기 바란다. (관찰: 가장 이상적인 방법은 한평생 헤어헬스 그리고 두드림 운동과 헤어털치를 매일 병행하는 것이다.) 머리털 운동과의 만남이 당신 머리털 인생에 혁신의 계기가 되었기를 기대한다.

◈ 머리털 운동 종합일지

- 4년째:월~금=헤어헬스+두드림 20분 운동. 토~일=헤어털치 운동
- ☞ 햇볕 20분(비, 눈, 흐림 등 문제로 한 달 평균 20일 미팅)
- ☞ 5년째(2015년 09월)부터 매일 헤어헬스+헤어털치 운동

- **탈모 생각**

1. 환경 변화의 적응 시기:

두드림 운동 첫 달, 첫 경험~10개월까지. 별로 표시가 나지 않는 시기다. 탈모증으로 빠지고 메말라 끊어지는 머리카락 수효도 여전하다는 느낌이고 정수리와 윗부분의 휑한 탈모 넓이도 더는 번지지 않고 멈춘 것은 분명하지만 그렇다고 머리카락이 쑥쑥 나오고 개선되는 느낌도 별로 들지 않는 즉, 더 심하거나 확 좋아지는 느낌도 없는 인위적 활력 전달에 따른 새로운 환경 변화의 적응 시기로 소신이 필요하다.

2. 살아있는 털뿌리 재생 시기:

두드림 운동 11개월~24개월까지. 탈모증으로 메마른 머리카락이 빗살봉과의 마찰로 끊어지는 현상이 절정에 달하면서 기진맥진 죽어가던 털뿌리들이 활력을 찾아 재생하며 머리카락 끊김 현상이 완전히 사라지는 시기로 두드림의 인내와 끈기가 필요하다. 머리카락 빠짐 현상도 탈모 전처럼 정상 수효를 찾아가고 머리털 전체가 탈모증에서 벗어나 좋아지는 느낌을 받는 시기.

3. 머리털 개선 시기:

두드림 운동의 신비를 느끼는 3년째. 탈모증으로 메마른 머리카락이 빗살봉과의 마찰로 끊어지는 현상이 단 한 개의 느낌도 없이 완전히 사라지면서 하루 빠지는 머리카락이 첫 달에 비해 절반으로 줄고 휑하던 정수리 등 머리 윗부분이 눈에 띄게 개선되며 탈모증과 동반 발생했던 흰머리 감소 등 부수 증상의 효과들이 뚜렷하게 나타나는 시기.

4. 머리털 풍성풍성한 시기:

두드림 운동 4년째. 머리 뒷면 옆면은 물론 정수리 윗부분 등 머리 전체가 풍성해지는 시기. (관찰: 정수리 부분이 휑하도록 너무 늦은 상태서 두드림을 시작한 필자 같은 경우 두드림 적용 시점으로 2년 전 모습까지 눈에 띄게 개선은 되었지만 정수리 등 머리 윗부분의 심했던 탈모증상 흔적은 남아있다.) 또한 두드림 과정에서 1년까지는 두피 부분의 아픔을 느끼는 시기고 2~3년까지도 두드릴 때마다 미약하나마 아픔을 느끼지만 4년째부터는 (증명: 두드림 강도를 두피가 아니라 빗이 망가질까봐 빗에 맞춰 운동) 머리가 돌이나 쇠가 된 듯 아무리 강하게 두드려도 시원한 느낌만 오는 시기. 웬일이니?

5. 머릿결 유지 관리 시기:

탈모증상에서 완전히 벗어나서 머릿결이 많이 개선된 시점부터의 머릿결 관리가 중요하다. 2015년 9월부터는 털뿌리 활력으로 인한 탈모예방과 머리숱 개선으로 인한 풍성한 머릿결 유지를 위한 머리털 운동이 계속되고 있다.

*기상 직후: 헤어헬스(매일 적용) *취침 직전: 헤어털치(매일 적용)

머리털과 피부
마늘 마사지

　탈모만 예방하고, 개선한다고 반짝반짝 빛나는 것이 아니다. 젊은 분들 경우는 좋은 재료와 다양한 방법으로 얼굴 및 피부 만큼은 세계 수준으로 잘 관리하고 있지만 문제는 나이 들면서 특히 남성들 경우는 더 소홀하게 된다. 연장되는 수명이만 예뻐하지 말고 따로 노는 피부도 살펴주자.

　"아저씨, 아줌마!"

　"저기 어르신!"

　"뭐야 얼굴이 깨 밭?"

　"얼굴에 검버섯 재배하냐고요?"

　술 마시고, 담배 피울 기운과 밥 먹을 힘 있으면 일주일에 딱 한 번씩 마늘 천연 마사지 어떨까요? 수명이 만큼 100년 피부도 ㅎㅎ 효과가 있냐고요? 뭐야, 하긴 세상 여기저기 속고 속이는 모습만 봐왔으니

　"한번 해 보소"

　반해서 매일 하지는 말고, 일주일에 딱 한 번씩....

1. 왜, 마늘 마사지?

첫째, 돈 부담이 없다.

둘째, 지구촌 어디든 가장 흔한 재료다.

셋째, 세상 누구나 할 수 있는 방법이다.

넷째, 효과에 반한다.

피부노화 방지 마사지는 일정 기간 반복, 지속적으로 적용해야 효과가 있다. 마사지라는 용어 자체가 지속이란 뜻을 품고 있다. 한 달에 한 번, 1년에 한 번, 평생에 한 번 식으로 어떤 기회가 있을 때만 한번 하는 식의 피부 마사지는 그 순간의 효과뿐이고 지속적인 효과에는 한계가 있기 때문이다. 피부 마사지는 피부에 해롭지만 않다면 어떤 재료를 가지고도 반복, 지속적으로 적용하면 효과를 볼 수 있다. 각종 천연 마사지 재료와 다양한 제품들이 쏟아져 나오는 이유다. 특별히 천연 마늘(알리신 성분 함유) 마사지를 권장하는 이유는 얼굴에 생긴 주름을 펴주거나 피부 색깔을 바꿔주는 그런 뜻이 아니고 물론 피부가 좋아지고 보습 유지는 기본이지만 특히 검은 점이나 검게 번지는 피부 등 검버섯 같은 검은 애들을 없애는 데 탁월한 도움이 된다. (점 자체를 없애주는 것이 아니라 검은 부분을 연하게 해주고, 검은 애들이 더 이상 번져 나가지 않도록 예방해 준다는 뜻) 또한

① 어떤 천연 마사지 재료와 각 제품에 견주어도 뒤지지 않는다.

② 어느 나라 어느 곳(도시, 농촌, 어촌, 산촌 등)에서든 집 안이나 이웃에서 흔하게 구할 수 있는 천연 재료다.

③ 바빠도, 돈 없어도 일주일에 한 번 전혀 부담이 없다.

④ 댁에서 남녀 누구나 쉬운 방법으로 간편하게 할 수 있다.

⑤ 얼굴은 기본, 나이 들면서 피부노화가 눈에 띄게 진행되는 목 부위, 귀 부위, 손 부위, 팔뚝 부위 등은 물론 전신 마사지도 가능하다.

◈ 마늘 피부 마사지 시작 전 주의 사항
① 처음 1회 정도는 양을 적게 해서 팔뚝 부분에만 실험 마사지하여 알레르기 등 피부에 과민 반응이 없는지 확인하고 이상 증세가 없으면 2회부터 시작한다.(부어오름, 가려움 등 이상 증상이 있을 경우 마사지 중지)
② 마늘, 밀가루, 달걀 등의 알레르기 있는 분들은 마사지 금지.
③ 상처나 습진 등의 피부 부위에 마사지 반죽이 묻지 않도록 주의.
④ 마사지 반죽이 눈, 코, 귓속으로 들어가지 않도록 하고 머리카락에 묻지 않도록 주의.
⑤ 달걀과 마늘즙 비율은 9:1 정도로 한다. (마늘즙이 초과되면 화끈거림, 홍조 현상 등이 나타날 수 있음)
⑥ 마늘즙을 미리 내서 하루(24시간) 서늘한(냉장 등) 곳에서 숙성시킨 다음 사용(독한 마늘 냄새, 피부 화끈거림 현상 등 감소 효과)
☞ 마늘즙을 바로 내서 사용하면 냄새 및 피부 화끈거림 현상 있음
(관찰: 깐 마늘을 냉동실에 보관하면서 1주일에 한 번씩 적당량을 꺼내서 녹인 다음 즙을 내서 사용하면 냄새가 거의 나지 않는 마사지를 할 수 있는 장점이 있다. 단 생 마늘에 비해 즙이 50% 감소하므로 마사지 마늘 수량을 배로 늘려야하는 단점이 있다)

◆ 얼굴, 목, 귀, 팔뚝 부분 마사지 (혼자서 가능)

처음 한 번은 피부 반응도 살펴보고 적응력을 위해서 다소 약하게 (마늘3~4쪽) 적용하는 것도 좋은 방법이다. 별다른 이상이 없으면 두 번째부터는 마늘 7쪽 정도의 즙을 사용한다. 하다 말다 해서는 효과가 제한적이며 반드시 일주일에 한 번 평생 적용해야 100년 피부 인생에 자신감을 가질 수 있다.

2. 매주 1회 실시

① 얼굴+귓바퀴+목+팔(손~알통) 부분까지
② 소요시간 = 30분

3. 준비물

① 밀가루 3~4순갈
② 마늘 7쪽(보통크기) 정도의 숙성된 즙
③ 달걀 1~2개(크기에 따라)
④ (비닐 캡) 머리에 쓰는 비닐 등으로 만든 모자
* 비닐 캡이 없으면 기타 천이나 수건 등 사용
⑤ 미지근한 물(마사지 후 씻어 낼 물) or 샤워 병행
⑥ 마사지 후에 마실 물이나 음료
⑦ 마사지 후에 사용할 스킨 등

4. 마사지 방법(순서)

① 숙성시킨 마늘즙을 마사지 용기에 담는다.

② 마늘즙이 담긴 용기에 밀가루 3~4숟갈 적당히 넣는다.

③ 마사지하기 좋은 반죽이 되도록 달걀을 적당히 넣으며 반죽한다. 피부에 발랐을 때 흘러내리지 않을 정도의 반죽 상태가 좋다.

④ 마사지할 부분(얼굴부터 목, 귀, 팔뚝 부분까지)을 깨끗이 씻고 닦는다.

⑤ 마사지 반죽이 머리카락에 묻지 않도록 비닐 캡 또는 수건 등으로 머리를 감싼다.

⑥ 마사지 반죽이나 물이 귓속에 들어가지 않도록 주의한다.

⑦ 마사지 반죽을 이마부터 ~ 얼굴 전체 골고루 바르고 목 부분과 귓바퀴까지 꼼꼼하게 바르고 양쪽 손목 부분에서 어깨 알통 근처 팔뚝 부분을 골고루 발라준 다음 마지막으로 손등과 손바닥을 발라준다.

⑧ 겨울엔 따뜻한 거실 또는 히터 옆에서, 여름엔 시원한 곳이나 약한 선풍기 바람 앞에서 명상하며 15분간 미라가 된다.

⑨ 미리 준비된 미지근한 물로 팔 부분부터 팔뚝, 얼굴, 귀, 목 순서로 적셔준 다음 (2회 반복) 손, 팔뚝 부분부터 씻어 내고 얼굴, 목 부분을 씻어 낸다. (미지근한 물로 3~4회 반복)

☞ 굳어 있는 마사지 반죽이 잘 씻기도록 미지근한 물로 두 번 불린 다음 부위별 순서 대로 손으로 골고루 문지르며 물로 씻어 내는 방법 or 샤워 병행

⑩ 준비해둔 스킨 등으로 마사지한 부위를 골고루 발라준다.

⑪ 물이나 음료수를 한 컵 마시는 것으로 마사지 종료.

☞인간들이 한평생 운동시키지 않는 인체조직 중 하나가 정수리 외에 귓바퀴다. 마사지 끝내고 나서 헤어헬스 마무리 후에 또는 두드림이나 헤어털치 마무리 후에 취침 전후 하루 두 번 귀 건강을 위해서 화장품이나 크림 등을 발라주고 비비며 귓바퀴를 당겨주는 운동을 5회 반복한다. 처음에는 아프지만 어느 정도 적응기간이 지나면 아무리 비비고 당겨도 시원하고 개운함만 더한다.

◇머리털과 주름 허벅하라!
머리털 운동 밴드에서 소개

1주일에 한 번 규칙적인 얼굴 마사지를 통해서 잔주름을 방지하는 효과가 있습니다. 그러나 얼굴 부분 주름 중에서 미간, 팔자, 눈가, 반달, 볼, 턱 라인 주름은 피부관리와 관계없이 나이 들수록 피부 노화와 맞물려 잠자는 과정에서 매일 반복으로 잡힌 주름이 점점 깊은 주름으로 자리 잡게 됩니다. 머리털 운동 제대로 배우기 동영상 밴드에 자세한 주름을 방지할 수 있는 내용이 있습니다.

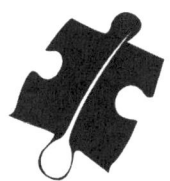

머리털 생각 · 당신은 누구입니까?

탈모증상이 시작되지 않은 머릿결이 풍성한 청소년 or 청춘입니까? 정말입니까? 누가 머리털 운동을 권했습니까? 당신은 평생 탁월한 그분의 배려를 잊지 못할 행운아입니다. 당신이 만약에 양치하듯 세면하듯 머리털 아침, 저녁 운동을 원칙과 규칙 대로 매일 적용하면서 나이가 든다면 모발이식 전문가, 가발 전문가 보다는 머리숱을 솎아 주는 전문가를 찾게 될 것이기 때문입니다. 당신의 인생도 100년 머릿결처럼 풍성하게 빛나길 기원합니다.

3부
빛나는 청춘 : 머리털 운동
Hair working out

(탈모예방을 넘어 빛나는 청춘 이미지 100년 그대로)

당기고 비비고 털고 쐬고 쬐라!

매일 머리 빗고 정리하는 짧은 시간 머리털과 놀아주자. 머리털과 운동하자. 털뿌리 활력으로 건강한 머릿결을 유지하자. 청춘 시절 건강할 때부터 얼굴 피부 및 치아 관리하듯이 머리털을 관리하면 100년 평생 탈모 걱정 없이 풍성한 머릿결!

탈모증상이 시작되지 않은 지구촌 빛나는 청춘들에게 던지는 머리털 운동의 메시지다. 오가는 인간이 수많은 길목에서 천차만별 인간들의 머리털을 눈여겨 관찰해보면 백문이 불여일견 특히 머리털이 짧은 사람들 중에서 나이가 많이 들어 보이는데도 정수리 등 머리 전체 머릿결이 비교적 풍성한 분이 눈에 띈다. 그가 누구든 남자든 여자든 중년이든 어르신이든 어떡하든 붙잡고 물어본다. "선생의 머리털이 빛나는 비법은 무엇인지?" "어떻게 관리를 하고 있는지?" 예상은 적중이다. 야성을 잃은 짧은 머리털에 자연(바람&햇볕)과는 담쌓고 대기오염부터 날씨 등 생활환경(1년 내내 환절기 현상)이 변해 가는 세상에 가만히 놔두고 나이 들어서도 풍성한 머리털은 결코 없다는 사실이다. 각자마다 관리하는 방법은 차이가 있지만 특히 돈을 들이지 않는 효율적인 습관성 중에서 가장 많이 나오는 공통의 비법이 있다. ① 매일 머리 감는다.(비비고, 당기고 자극) ② 자주 묶는다.(당기고 자극) ③ 자주 빗는다.(비비고, 당기고 자극) ④ 자주 쓰다듬는다.(당기고 자극) ⑤ 자주 탈탈 턴다.(당기고 자극) ⑥ 자주 인다.(정수리 비비고 자극) ⑦ 매일(걷기, 규칙적인 야외 운동, 직업 등) 쐰다.(바람 쐬고&햇볕 쬐고) 당기고 비비고 털고 쐬고 쬐고의 대안이 머리털 운동이다.

굶어 죽는 정수리 머리털!

앞에서 지적한 내용을 간략하게 정리하면 야성 머리채처럼 야성 바람처럼 거친 자극이 머리털의 밥이다. 머리털은 뿌리가 있는 인체에서 유일한 자연환경인 야성 생물이다. 나무뿌리와 달리 모낭세포가 털뿌리를 감싸고 먹이고 키우고 보호해주는 여성 젖가슴 같은 형태다. 자연적이든 인위적이든 일정한 자극이 부족하면 모낭세포의 수축으로 탈모증상이 온다. 모낭세포가 털뿌리를 보호하지만 탈모의 발원지도 되는 셈이다. 옛날 인간의 머리채는 거친 자연의 야생 생활에서 날씨와 기온에 따라 온몸을 보호해주던 수호천사였다. 야성의 센 바람에 휘날리던 머리채의 매개마다 자연의 자극으로 모낭세포와 털뿌리는 한평생 건강하고 머릿결은 풍성했다. 18세기 이후 채식에서 육식으로 식생활이 바뀌고 집 빌딩 자동차 과학 등 발전하는 주거환경에 잘 적응하는 인체조직에 비해서 머리털은 퇴보하고 있다. 원인은 많지만 예방 방법은 간단하다. 당신의 육체에 붙어 있는 털을 자세히 관찰해보면 답이 보인다. 일상에서 늘 자극받는 환경의 털은 건강하고 풍성하기 때문이다. 머리 양 옆면 뒷면 눈썹 코털 수염 겨드랑 사타구니 등의 털은 일상에서 항상 거친 자극을 받는 곳이다. 옛날에는 거친 자연의 센 바람 자극을 받았다면 현재는 인위적으로 닿고 비비며 활동의 자극을 받는다는 점이 다르다. 물론 예전이나 현재나 자연의 센 바람 자극을 받는 행복한 코털도 있고 비교적 야성을 잃지 않은 여성들의 머리채도 유지하고 있어서 정말 다행이다. 인체 중에서 자연적이든 인위적이든 사랑(자극)받지 못해 외로움에 몸부림치다가 소리 없이 떠나는 털은 오직 짧은 머리 특히 정수리 등 윗부분의 머리털뿐이다. 설상가상으로 지구촌 남성들은 짧은 머리털에 모자나 두건까지 뒤집어쓰고 枯死(고사)까지 지낸다. 그나마 악착같이 붙어 있어 주는 정수리 윗부분 머리털이 신기하다. 고맙나. 주인의 부관심 무성의 무배려 무감각이 정수리 머리털 생물을 방치하여 굶겨 죽이고 있다.

머리털 생각 · 「대학생」 풍성한 머릿결 골든 타임!

미국, 유럽인과 머리 크기나 두피 넓이를 비교해도 한국 청춘들의 머리숱이 더 적을 이유는 없다. 그런데 나이 들어 빠지는 것은 그들이나 우리나 비슷하지만 10만 개 안팎의 머리숱인 그쪽 젊은이에 비해서 우리 젊은이는 7만 개 안팎의 머리숱이다. 어떻게 설명할 것인가? 독특한 조상문화의 머리 습관성 유전도 원인이지만 그들과 달리 우리는 특히 청춘 시절에 머리털이 왕창 빠져나가기 때문으로 밝혀졌다. 어린 시절부터 대학까지 머리채를 유지해오는 여학생은 제외하고 어린 시절부터 짧은 머리털인 남자 대학생들에게 물었다. (1)머리털 수호를 위해 노력한다(어떻게?   ) 안 한다(   ) (2)하루 빠지는 머리털이 정상적이다(   ) 비정상적이다(몇 가닥 정도 빠집니까?   가닥) 머리털 수호를 위해 노력하는 대학생은 없고 매일 수북하게 머리털이 비정상적으로 빠져나간다는 답변뿐이다. 한국의 청춘들은 대학생이 되면서부터 졸업할 때까지 약 4년간 매일같이 수북하게 머리털이 비정상으로 빠져나가는 것으로 조사됐다. 대학생이 되면서 시작되는 알바와 학점 관리, 취업 준비로 인한 스트레스에 수면 부족, 피로 누적, 잦은 음주문화 등과 자연과 담쌓는 동굴생활에 환절기 현상 속의 생활이 맞물려 매일 반복되면서 머리털이 견디지 못하고 일찍 주인을 떠나고 있는 것이다. 대학교를 졸업할 즈음이면 입학할 때 머리숱의 30% 정도가 줄어들어 있는 원인이고 대머리 선생의 경우 대머리가 시작되는 시기다. 빠지는 머리털이 동굴생활과 매일 겪는 환절기 현상으로 발모하지 못한 채 그대로 탈모증상으로 이어지기 때문이다. 안타깝게도 이미 대학생 시절에 점점 빨리 탈모가 시작되고 있는 것이다. 빛나는 청춘 대학생 시절(군 복무 포함)이 한평생 탈모증상 없이 풍성하고 아름다운 머릿결 유지의 골든 타임이다.

왜 청춘 시절부터 머리털 운동인가?

　수명을 다한 머리카락이 퇴행기에서 휴지기로 빠지기까지는 수개월 정도 걸린다. 휴지기로 빠지는 머리카락의 뿌리가 메말라 있긴 하지만 머리카락 자체는 육안으로 볼 때 일반 머리카락과 차이가 별로 없고 일부러 접질려도 부러지지 않는다. 반면 탈모증으로 빠지는 머리카락은 확연히 다르다. 뿌리가 메말라 있는 상태는 같지만 일반 머리카락에 비해 가늘고 접질리면 부러진다는 점이다. 머리카락이 탈모증으로 가늘어지고 메말라 빠지기까지 상당한 기간 고통을 겪는다는 증거다. 필자의 경험에서 2년간 두드림 운동을 하고 나서야 탈모증으로 가늘어지고 메마른 머리카락의 끊어짐 현상이 사라지는 점으로 볼 때 일정한 자극의 부족으로 모낭세포가 수축되고 털뿌리의 활력이 약해지면서 탈모증상이 시작되지만 머리카락이 가늘어지고 메말라 빠지기까지는 적어도 약 2년 동안 고통받고 있다는 증명이다. 탈모증상은 하룻날 갑자기 오는 증상이 아니지만 일단 한번 오기 시작하면 평생 동안 괴로움을 겪게 되고 벗어나기 위한 노력을 한다 해도 회복되기 까지는 많은 노력과 시간이 걸리며 또한 회복된다 해도 청춘 시절의 풍성한 머릿결 모습의 회복이 어렵다고 정의할 수 있는 이유다. 더욱 중요한 점은 탈모증상이 일단 시작되면 머리털 운동 관리는 사실상 평생 물 건너가고 탈모와의 기나긴 전쟁만 평생 치르게 된다. 왜냐하면 머리털 운동(헤어털치)을 하려면 머리 전체에 탈모증의 머리카락이 단 한 개도 없어야 하는데 이미 탈모증이 왔다면 각가지 방법으로 회복시킨다고 해도 머리 전체에 단 한 개의 탈모증 머리카락도 없이 100% 회복시키는 것은 어렵기 때문이다. 두드림 운동으로 2년이 지나야 100% 탈모증 머리카락이 없어지는 점으로 본다면 뼈를 깎는 노력 없이 탈모 증상 100% 회복이란 00이다! 웃기는 얘기라고 방심하지 말고 탈모가 오기 전에 청춘 시절부터 머리털 운동하라!

머리털의 특성을 관찰해보자.

① 매일 조금씩 자란다.(한평생 매일 활력이 필요하다)

② 햇볕은 간접적인 영양으로 미친다.(몸 어느 부위든 햇볕을 쬐어도 되고 몸에 햇볕영양이 남아 있다면 매일 쬐지 않아도 된다)

③ 자극으로 인한 활력은 직접적인 영양이다.(자연의 자극이든 인위적인 자극이든 매일 식사하듯이 한평생 털뿌리에 활력을 주어야 한다)

④ 지구촌 동물 어느 부위의 털이든 죽는 날까지 풍성함을 유지하려면 자연적이든 인위적이든 반드시 자극으로 인한 활력이 필요하다.(털은 야성이다)

⑤ 한번 탈모증상이 오면 곧바로 회복시킨다고 해도 청춘 시절 풍성한 모습의 머릿결을 되찾기는 어렵다.(아프지 않아서 느끼지 못하지만 탈모증상이 오기까지는 오랫동안 머리털은 고통을 받는다. 치료하면 되지 뭐? 치료는 되겠지만 청춘 시절 풍성한 머릿결의 회복은 어렵다. 탈모가 시작되기 전에 습관성 관리를 시작해야 되는 이유다. 또한 치료가 되어도 관리 없이 방치하면 탈모는 다시 온다. 명심하라! 청춘 시절부터 피부처럼 치아처럼 한평생 매일 관리해야 평생 탈모 없다는 것을....)

자연(바람&햇볕)과 담쌓고 특히 남성들의 짧은 머리털은 탈모증상의 필요조건을 충족하고 생활환경의 발전으로 1년 내내 계속되는 환절기 현상(1년 내내 환절기 현상의 증명: 모기는 여름엔 안이 추워서 따뜻한 밖에서 놀고 겨울엔 밖이 추워서 따뜻한 안에서 논다.)은 필연적인 탈모증상의 충분조건까지 갖추었다. 1년 내내 머리털이 빠지는 환경으로 청소년들의 머리숱이 줄고 있고 탈모증상의 시기는 점점 빨라지고 있는 이유다. 머리털은 반드시 건강할 때부터 습관성 관리를 해야 한평생 탈모 없이 풍성한 머릿결을 유지할 수 있다. 매일매일 얼굴만 예뻐하지 말고 치아만 뽀드득 닦지 말고 탈모증상이 시작되기 전인 청소년 늦어도 청춘 시절부터 머리털도 건강하게 풍성하게 머리털 운동(헤어헬스+헤어털치)의 습관성으로 관리하자! 인간에게 탈모증상은 게으름의 자화상이다. 누구든 탈모증상이 시작된 후에 신속하게 어떤 조치를 취해도 풍성했던 머릿결을 되찾을 수 없기 때문이다. 탈모가 오기 전인 청춘 시절 특히 머리털이 많이 빠지기 시작하는 대학생 시절부터 머리털 운동을 습관화해야 100년 평생 죽는 날까지 풍성하고 멋진 머릿결을 유지하게 된다.

머리털 생각 · 풍성하고 아름다운 머리채의 전설!

20세기 중반까지 여성들의 풍성한 머리채는 아름다움의 극치였고 동경의 대상이었다. 야성인 머리채를 태극기 휘날리듯 지나가는 마을 처녀의 뒷모습에 읍내 총각까지 줄줄이 뒤따르며 애를 태우곤 했다. 한편 명품인 젊은 여성의 풍성하고 아름다운 머리채는 상인들에게도 최고의 인기였다. 가발로 제작하여 외국에 수출하는 데 더없이 좋은 재료였기 때문이다. 1950년대 살림살이가 넉넉지 않던 시절 머리채를 잘라 팔아서 살림에 보탬이 되던 아픈 역사다. 정부에서도 가발 수출을 장려했다. 가발을 수출하는 섬유업 후진국으로 외화벌이에 도움이 됐기 때문이다.
21세기 들면서 머리채를 잘라 파는 아픈 모습은 사라졌지만 반면에 또 다른 아픔이 찾아왔다. 예전에 마을 총각들의 마음을 휘어잡고 상인들이 눈독을 들였던 풍성하고 아름다운 명품 머리채는 보기조차 어렵기 때문이다. 여성들의 머리채 머리숱이 눈에 띄게 민망할 정도로 줄어들었고 더욱 심각한 문제는 날이 갈수록 점점 더 빨리 줄어들고 있다는 사실이다. 외국 여성의 머리채로 만든 가발을 수입하는 나라로 생활환경이 발전하면서 야성을 잃은 짧은 머리털보다는 덜하지만 머리채도 변화무쌍한 주인의 처지와 환경에 적응하는 데 한계가 있어 가출과 자살을 반복하기 때문이다.

(기상 직후 머리털의 아침 운동)

헤어헬스(Hair health)

틸모 여부 불문 남녀노소 머리 건강관리 방법 평생 습관화
(건강한 머릿결+머리 피부 운동+빠져 뒹구는 머리카락 관리)

    헤어헬스는 머리와 머릿결을 건강하게 관리하며 집 안에 빠져 뒹구는 휴지기 머리카락이 단 한 개도 없이 관리해주는 머리 건강관리 방법이다. 하루 중에서 빠진 머리카락이 가장 많이 머리에 붙어 있는 시간대가 기상 직후다. 헤어헬스 과정에서 떨어지는 머리카락이 이를 증명한다. 주인이 잠든 사이에도 모낭세포와 털뿌리의 활력은 활발했다는 증거다. 헤어헬스 1단계는 머리털의 털뿌리 부분 결이 자극되도록 거꾸로 빗어 주어 밤새 지친 모낭세포의 자극으로 털뿌리에 활기찬 활력을 주는 머리카락의 아침밥이다. 2단계 머리 피부조직 운동은 매우 중요하다. 특히 짧은 머리털의 남성 경우 한평생 한 번도 안 하는 머리 피부조직 운동 당장 오늘부터 매일 운동하자. 머리 양옆 뒷면 머리털은 밤새 베개와 닿고 비비면서 자극을 받고 1단계 과정에서 결의 자극도 받아 활력이 넘치는 반면에 정수리 머리털은 밤새 외로움에 시달리고 1단계 결의 자극도 미미해서 늘 기진맥진 상태다. 그나마 붙어 있어 주는 것조차 고마운 인간의 육체 중에서 유일하게 자극받지 못해 탈이 나는 내놓은 털이다. 다음 헤어헬스 방법에 따라서 머리 피부조직 운동과 병행하여 외로운 정수리 머리털에 활력을 주자. 3단계는 더욱 중요하다. 베개 이불 침대 옷 거실 등 집 안 구석구석에 빠져 뒹굴던 휴지기 머리카락이 단개도 보이지 않아 짜증과 스트레스에서 벗어나기 때문이다.

■ 헤어헬스(Hair health) 방법

 (1단계) 빗살이 촘촘한 빗으로 머리를 아래로 숙인 채 머리털을 거꾸로 5회 이상 빗어준 다음 (2단계) 머리 피부조직 운동+정수리 머리털 활력 운동: 정수리 머리털을 한 손에 쥐고 머리 전체 표피, 진피 피부조직이 많이 움직이도록 당기면서 좌우로 2~3회 흔들어주는 방법. 쥘 머리털이 없으면 양 손바닥으로 각각 귀 위쪽 머리를 감싼 다음 좌우로 2~3회 움직여 주면서 머리 피부조직 운동을 하고 (3단계) 머리털 전체를 거꾸로 탈탈 털고 나서 평소 빗던 대로 마무리하면 건강한 머리 관리와 당일 빠질 머리카락 및 빠져 붙어 있는 머리카락 정리는 물론 정수리 및 머리 전체에 강한 야성 바람을 쐰 것 같은 모낭세포의 자극으로 털 뿌리에 활력을 주어 하루 종일 윤기 있고 건강한 머릿결로 유지된다.

 *점검: 헤어헬스 과정에서 빠지는 휴지기 머리털의 증감 여부 끊기는 머리털의 발생 여부 등 100년 머릿결 관리장과 늘 비교 관리 습관화.

■ 외로운 정수리 Hair health 이렇게 하세요.

 거꾸로 빗어주는 과정에서 머리 양옆, 뒷면, 앞면 머리털은 털뿌리 부분 결의 자극으로 활력을 주지만 정작 정수리 머리털에 미치는 자극은 미미하다. 머리 전체를 5회 이상 거꾸로 빗어주고 나서 양손을 펴고 손가락은 최대한 벌린 채로 양손을 각각 양쪽 귀밑에서 정수리까지 머리털을 쓸어 올려 한 손에 모아 쥐고 털뿌리가 따끔따끔하도록 강하게 툭툭 아홉 번 당겨준다(거꾸로 빗어주는 과정에서도 활력이 미치지 못하는 정수리 머리털에게 강한 활력을 주는 동시에 머리 피부 운동을 겸한 더블플러스 동작)

 ☞ 참고: 풍성한 머리털과 머리채 경우 참빗처럼 빗살이 촘촘한 빗을 사용하

여 빗을 경우 머리털에 손상(정전기, 끊김 등)이 오지 않도록 주의

■ 헤어헬스 적용 시간 및 빠지는 머리카락 스트레스 관리

① 기상 식후(낮이든 밤이든 기상 시간) 헤어헬스 방법에 따라 거꾸로 5회 이상 빗고 양손을 펴고 손가락은 최대한 벌린 채로 각각 양쪽 귀밑에서 정수리까지 머리털을 쓸어 올려 한 손에 모아 쥐고 털뿌리가 따끔따끔하도록 강하게 툭툭 아홉 번 당겨주어 정수리 머리털에게 활력을 주는 동시에 머리 피부 운동하고 머리털 전체를 털어 주고 정리하면 취침 중에 빠져 붙어 있는 머리카락, 당일 빠질 머리카락 등을 미리 털어내고 강한 야성 바람을 쐰 것 같은 효과(Total health).

② 머리카락이 짧은(2cm 미만) 경우는 양 손바닥을 펴서 정수리 포함 머리 전체를 골고루 세 번 반복 강하게 힘주어 문지르고 나서 머리 피부조직 운동 시키고 머리털 거꾸로 탈탈 털어주고 마무리한다.

③ 매일매일 기상 직후 헤어헬스, 취침 직전 헤어털치 또는 두드림 운동을 생활 습관화 한다면 털뿌리 활력으로 인한 평생 탈모예방, 건강한 머리 피부, 머리 숱 개선으로 인한 정수리 등 머리 전체의 풍성한 머릿결 관리는 물론 수건, 옷, 베개, 이불, 침대, 온 집 안, 직장, 자동차 구석구석 빠져 붙어 있거나 뒹구는 머리카락도 볼 수 없게 된다.

⊙생활환경 주변에 빠져 붙어 있거나 뒹구는 휴지기 머리털 단 한 가닥도 허락하지 마십시오.

◇매일매일 이렇게 관리하세요

머리털 운동(헤어헬스,헤어털치,두드림 운동)직후 머리를 숙인 채로 빠져 붙어

있는 휴지기 머리카락 탈탈 20회 이상 털어 준 다음 머리를 빗으며 정리하면서 떨어지지 않고 붙어 있는 한두 가닥마저 꼼꼼하게 손으로 추려내십시오.(일상에서 머리를 빗거나 머리 감은 뒤 빗는 과정에서도 동일한 방법 적용)마지막으로 옷에 붙어 있는 머리카락 한 가닥도 남김없이 털어 주시고 마무리하십시오.
(관찰: 머리카락의 들러붙는 성질로 20회 이상 털어 줘도 두피나 머리숱에 붙어 있는 애들이 있습니다. 빗으면서 한두 가닥 남김없이 추려 내십시오)

◉ **머리털은 당신의 100년 마스코트** : 책상머리에서 다리 떨듯 건성으로 하지 마라. 베개, 옷, 수건, 거실 바닥, 이불, 침대, 집 안 구석구석에 빠진 휴지기 머리카락을 눈을 부릅뜨고 찾을 경우 하루 한 개 정도는 발견이 되더라도 두 개 이상 발견된다면 기상 직후 헤어헬스 과정은 다리 떨듯 건성으로 취침 직전 헤어털치 또는 두드림 운동 과정은 껌 씹듯 생각 없이 하고 있는 겉멋에 젖은 무감각 인간이다. 기상 직후 머리를 매만지거나 쓰다듬어서 빠진 머리카락이 이불이나 침대 바닥에 떨어지게 하지 말고 기상 직후 있는 모습 그대로 화장실로 직행하여 볼일 보자마자 머리털 거꾸로 털뿌리 부분 결이 자극되도록 5회 이상 머리 전체를 골고루 빗어 주고 결의 자극이 미치지 못한 밤새 지친 정수리 머리털 한 손에 모아 쥐고 머리채 잡고 싸우는 정도의 힘이 미치도록 강하게 털뿌리가 따끔따끔할 정도로 아홉 번 툭툭 당겨주는 동작으로 정수리 모낭세포의 자극으로 털뿌리에 활력을 주면서 동시에 머리 피부 운동을 한 다음 빠진 휴지기 머리털 거꾸로 꼼꼼하게 탈탈 털어주고 마무리한다. 다이어트로 아침밥 거르고 시간 없어 화장 거르고 변비로 화장실 걸러도 당신의 100년 마스코트 머릿결의 아침밥 헤어헬스! 거르지 마라.

머리털 운동 헤어털치(Hair teolchi)&이마 관리 방법

(취침 직전 미리털 저녁 운동) 평생 탈모예방 머리숱 개선 풍성한 머릿결 운동
(빛나는 청춘 시절부터 100년 평생 풍성한 머릿결 유지 운동 습관화)

☞ 주의 사항: 헤어털치는 나이가 기준이 아니고 탈모증상이 기준이다. 청춘이거나 머리채를 가지신 분이라도 탈모증상이 있으면 헤어털치를 해서는 안 된다.

■ **헤어털치 대상자**(매일 한평생)

※**와따 대상자** : 탈모증상이 시작되지 않은 청소년 늦어도 청춘 시절부터

※**명심 대상자** : 부모님이 대머리인 경우 청소년 시절 부터

※**와우 대상자** : 나이와 관계없이 탈모증상이 전혀 없는 분

※**운수 대상자** : 두드림 운동으로 탈모증상이 회복(100%)된 분

※**다행 대상자** : 치료 등 기타 방법으로 탈모증상이 회복(100%)된 분

☞ 탈모증상이 왔다가 회복된 분들 경우 안심하고 방치하면 원시생활로 돌아가지 않는 이상 탈모증상은 다시 시작됩니다. 회복된 직후부터 팔다리 운동처럼 매일 한평생 머리털 운동(헤어헬스+헤어털치)으로 관리하셔야 합니다.

☞ 탈모증상이 회복(100%)되었다는 표현은 머리숱이 많고 적고의 문제가 아닙니다. 이전에 탈모증상이 있었지만 두드림 운동이나 기타 방법 등의 노력으로 머리 전체에 탈모증의 머리카락이 단개도 존재하지 않게 된 상태를 뜻합니다.

■ 머리털은 침묵, 주인은 묵인, 털치는 동동!

털아, 털아, 아픈 털아! 네 주인의 옛말에 '우는 아이 젖 더 준다.'고 하던데 너도 아프다. 못살겠다. 발광해 보렴.

"그냥 죽어 나갈래."

"왜 그렇게 할 말이 없니?"

"답답해! OO! OOO! OOOO! OOO! 고통스러워! OOOO! OOOOOOO! ...."

"그만! 그렇다고 그렇게 곧이곧대로 불만을 토해내면 네 주인은 뭐가 되느냐?"

"그래서 그냥 죽겠다니까"

"그래그래 네 주인의 체면을 생각해서 그냥 죽어라."

치통처럼 요통처럼 털도 통증으로 발광해왔다면 인간들은 벌써 머리털의 고통을 덜어줬을 것이다. 비교적 일찍부터 주인의 사랑으로 치아와 피부는 행복에 겨워하고 손발톱에도 정성을 넘어 온갖 치장을 다하는 인간들이 머리털에게는 언제쯤 관심을 가지고 탈모예방 및 건강하고 풍성한 머릿결 관리의 손길이 미치려나?

"인식아, 양치해야지."

"네 엄마(깨끗이 닦아라~)."

"원, 녀석도 양치는 과학을 넘어 생명이란다."

"그런데 엄마, 쟤는 귀신인가요?"

"어머나 놀래라! 그러게 털이 엄청나구나! 상투도 있네."

"이름표도 있어요. 엄마, 털치예요."

"털치? 징그럽다 얘."

"엄마, 내쫓을까요? 잡아 죽일까요?"

☞ 털치는 '더없이 존귀한 당신의 머리털 운동을 뜻합니다'

- 헤어털치(Hair teolchi) 정의

헤어털치는 도시화된 주거환경 등 생활환경(1년 내내 환절기 현상)의 변화, 야성 바람과 등지고 생활하는 현대인 머리털 모낭세포의 자극으로 털뿌리에 활력을 주는 인위적인 머리털 운동이다. 늘판이나 바다의 강풍을 쐰 것 같은 효과와 여성들 머리채의 장점(자주 빗고, 감고, 당겨 묶고, 이고, 머리카락 무게 자극 등)들을 융합한 운동 방법으로 머리 건강은 물론 모낭 모근에 활력을 주어 평생 탈모예방과 풍성한 머릿결로 개선 관리(털들이 굵어지며 윤기 흐르고 성장이 빠르다)되도록 함으로써 빛나는 청춘 시절 풍성한 머릿결을 100년 평생 죽는 날까지 유지하도록 도와주는 머리털 운동이다. (관찰: ①남녀 불문 어린 시절부터 머리털을 15㎝ 안팎으로 짧게 자르고 생활하는 분들은 늦어도 청춘기부터는 매일 세수하듯 하루 한 번 헤어털치 습관화해야 평생 탈모 걱정에서 벗어날 수 있다. ② 어린 시절부터 50㎝ 이상 머리채를 유지해오는 분들도 자만하지 말고 청춘 시절부터 하루 한 번 헤어털치 습관화로 평생 탈모예방은 물론 더욱 풍성한 머릿결로 관리하자. ③결혼 전에는 머리채를 유지하다가 결혼 후 또는 나이 들면서 머리털을 짧게 자르고 생활하시는 경우 머리채 저항력 상실기간 5~7년이 지나면 탈모가 오기 시작하므로 반드시 헤어털치 매일 습관화해야 평생 탈모 걱정에서 벗어날 수 있다)

☞ 이마와 가르마 부분의 센스 포인트

머리털 전체가 탈모증상이 없는데도 불구하고 이마 부분이나 가르마 부분이 점점 넓어지는 것 같은 느낌이 오는 분은 취침 전 헤어털치를 적용한 다음 마무리하기 전에 이마가 넓어지고 있는 것 같으면 이마 윗부분을 가르마 부분이 넓어지는 것 같으면 머리 윗부분부터 정수리까지 약 5분 정도 두드러 주고 머리 피부 조직 운동하고 탈탈 털고 마무리하는 센스가 필요한 단계다.

이마 관리 방법 · 청소년 시절부터

탈모가 시작되지 않은 머리채, 청소년, 청춘이라도 이마 부분이 갈수록 넓어지는 분들이 있다. 원인은 낭떠러지 바위 같은 절벽의 이마 특성에 잘못된 세면 등의 습관이 매일 반복해서 가중되기 때문이다.

관찰① 머리털의 탈모증상과 관계없이 자신도 모르게 조금씩 넓어진다.
관찰② 나이와 관계없이 특히 청소년 시절부터 일찍 넓어지는 특징이 있다.
관찰③ 방치하면 나이 들수록 머리털의 탈모증상과 맞물리면서 이마부터 정수리까지 빠르게 진행되며 결국 넓은 이마를 넘어 대머리 원인이 된다.

• **이마 관리 운동 방법:** 머리털 저녁 운동 헤어헬치를 하기 전에 이마와 머리털 라인을 두드림 빗으로 1분간 두드려 준다. 이마가 넓어지는 증상이 멈추고 어린 새싹 머리털이 우후죽순 나올 때까지 6개월 이상 매일 관찰하면서 계속한다.

• **세면 등 주의:** 손으로 이마 라인 머리털을 밀어 올리는 방법의 세면과 세면 후 수건으로 이마 라인 머리털을 쓸어 올리면서 닦는 습관은 반드시 고쳐야 한다.

☞두드림 빗? ⇒ 두드림 운동 편에서 빗 설명 부분 참고.

※ 일상 계획에 따른 머릿결 관리 유형별 선택

■ 탈모증상 있는 분 유형 선택(탈모에서 벗어날 때까지 매일 습관화)

유형1(필수): ① 기상 직후: 헤어헬스 + ② 취침 직전: 두드림 운동

유형2(센스): ① 기상 직후: 헤어헬스 + ② 낮 동안: 두드림 운동 + ③ 취침 직전: 헤어헬스

☞ 탈모증상이 100% 회복된 후 헤어털치로 전환 관리

■ 탈모증상 없는 분 유형 선택(청춘 시절부터 매일 한평생 습관화)

유형1(필수 관리): ① 기상 직후: 헤어헬스 + ② 취침 직전: 헤어털치 운동

유형2(센스 관리): ① 기상 직후: 헤어헬스 + ② 낮 동안: 헤어털치 운동 +③ 취침 직전: 헤어헬스

유형3(이미지 관리= 머리숱이 적은 분, 이마 부분 머리털을 쓸어 올렸을 때 자라나는 새싹 어린 머리카락들이 우후죽순 보이지 않는 분): ① 기상 직후: 헤어헬스 + ② 낮 동안: 두드림 운동 + ③ 취침 직전: 헤어털치 운동

■ 헤어털치(Hair teolchi) 방법

취침 전 얼굴 및 머리털 정리하는 시간에 하루 1회, 까까머리, 머리채, 짧은 머리털 등 머리 상태 및 선호하는 방법에 따라 30초~1분 운동한 다음 (머리 피부조직 운동: 정수리나 윗부분 머리털을 한 손에 쥐고, 2cm 미만 짧은 머리 경우는 양 손바닥으로 각각 귀 위쪽 머리를 감싼 다음 머리 전체 표피 진피 피부조직이 많이 움직이도록 좌우로 2~3회 흔들어 주는 방법) 머리 피부조직 운동하고 나서 머리 아래로 숙인 채 빠진 휴지기 머리털 탈탈 털어주고 평소 빗던 대로 마무리한다.

*점검: 헤어털치 과정에서 빠지는 휴지기 머리털의 증감 여부 끊어지는 머리털의 발생 여부 등 100년 머릿결 관리장과 늘 비교 관리 습관화.

1) **깍지털치** : 4~15cm 안팎 남녀 누구나 쉽고 가장 효과적으로 할 수 있는 방법으로 머리 앞면, 뒷면, 옆면 각각 아랫부분부터 시작해서 윗부분으로 이동하며 정수리 부분에서 끝나도록 양 손가락 사이로 머리털을 깍지 끼듯 쥐는 동

작으로 약간 따끔따끔할 정도로 머리털을 쥐는 듯 당겨주며 아래서 위로 골고루 머리 전체를 훑는 방법이다.(시작점 다르게 3+3회 반복하되 특히 정수리 등 이마 윗부분 신경 써서 골고루 털치^^)

■ 털치 첫 경험!
첫 경험답게 다양한 현상을 겪게 된다.

① 휴지기 머리카락 빠짐 현상이다. 처음 2~3일간은 평소 빠지던 휴지기 머리카락보다 20% 정도 더 빠진다. 특히 첫날은 해종일 빠질 휴지기 머리카락 중 60%가 한번에 빠져나와 소복이 쌓이니 깜짝야!(관찰: 특히 깍지털치 첫날은 머리털 운동 강도에 따라서 하루 빠질 총 휴지기 머리털 중 60%~80%가 빠진다) 그러나 걱정하지 마라. 처음 2~3일은 다소 많이 빠지지만 적어도 일주일 뒤부터는 정상으로 돌아온다. 빠지는 머리카락 뿌리를 만져보면 메말라 있다. 언제 빠져도 빠질 휴지기 머리카락이다. 그렇다고 애들이 무조건 빠지지 않는다. 일주일이 지나면서부터는 오늘 빠질 애들만 빠지고 내일 빠질 애들은 내일 가서 빠진다. 머리털의 질서정연함에 감탄한다. 그렇다고 나무뿌리 뽑듯 일부러 뽑지는 말고 말이다. 털치를 세게 한다고 뽑히지도 않겠지만 처음부터 애들을 너무 세게 다루지 마라. 강한 자극의 첫 경험에 애들도 처음에는 당황한다. 그러나 머리털이 털 운동(헤어털치)에 적응하는 일정한 기간(한 달)이 지나면서부터는 머리털이 뽑히거나 끊어지지 않을 정도의 강한 머리털 운동이 좋다.

② 처음에는 따끔따끔하지만 기간이 지날수록 시원하고 개운해진다.

③ 애들이 말을 잘 듣고 말이 없어 재미있다고 해종일 괴롭히지는 마라. 그저 하루 한 번 놀아주면 된다. 털치의 효과는 설명이 필요 없다. 반한다!

■ 휴지기로 빠지는 머리카락의 분포

 탈모증상 없이 머리털이 정상이라도 머리털의 수명에 따라서 하루 평균 50~60개 정도의 휴지기 머리카락이 빠집니다. 하루 빠질 머리카락 중 약 60%가 털치 과정에서 빠져나감을 참고하시기 바랍니다.

☞ 해종일 빠지는 휴지기 머리카락(100% 기준)

● 당일 취침 직전 헤어털치 과정에서 60% 안팎 빠지고

● 다음날 기상 직후 헤어헬스 과정에서 20% 안팎 빠지며

● 그날 머리 감는 과정에서 나머지 20% 빠져나감 (관찰: 자주 머리 빗기, 자주 탈탈 털기, 세면 후 머리 쓰다듬고 탈탈 털기, 환절기, 스트레스받은 다음날, 3일 이상 햇볕을 쬐지 못한 경우 등에 따라서 다소 차이가 나는 날이 있음)

■ 머리카락의 놀라운 신통력!

 헤어털치를 적용한다는 것은 결국 당김 운동 자극으로 모낭 속 털뿌리에 활력을 준다는 뜻인데 그러면 털치 과정에서 오늘 빠질 휴지기 머리카락 외에도 내일 빠질 거, 모래 빠질 거, 10일 뒤 빠질 휴지기 머리카락까지 한번에 다 빠져나가는 거 아니냐? 절대 아니다! 헤어털치 과정에서 오늘 빠질 휴지기 머리카락 중 약 60%가 빠져나가지만 기상 직후 헤어헬스 과정과 머리 감는 과정에서 나머지 40%만 빠져나간다. 강제로 뽑기 전에는 머리털에 하루 종일 무슨 짓을 해도 아무 짓 없이 가만히 놔둬도 그날 휴지기로 빠질 50~60개 정도의 머리카락만 기막히게 빠진다. 내일 빠질 머리카락은 내일 가서 빠진다.

 머리털의 철학이냐. 오뇨하네! ㅗ래서 낸 위에 계시냐?

◆ 깍지털치 방법: 세 군데 시작점에서 각기 시작

■ 시작점1: 머리 양옆(귀 쪽)을 양손 따로따로 양쪽을 동시에 시작

양손을 펴고 각 손가락을 가위처럼 벌려서 머리 옆면 각각 아랫부분부터 머리털을 깍지 끼듯 손가락 사이로 끼며 쥐는 듯 털뿌리가 따끔따끔하도록 당기며 훑어준다.

※요령: 아랫부분부터 정수리까지 한 번에 털치가 어려우므로 세 번으로 나눠서 한다. 먼저 아랫부분에서 한 번 털치하고 다시 아랫부분부터 훑으며 중간 부분에서 멈춰서 두 번째 털치하고 또다시 아랫부분부터 훑으며 정수리 쪽에서 멈추면서 세 번째 털치해준다.

■ 시작점2: 머리 앞(이마)쪽에서 시작(양손을 같이 이용한다)

양손 새끼손가락을 붙이는 듯 양손 손가락을 벌리고 이마 위쪽 머리털을 깍지 끼듯 손가락 사이로 끼며 쥐는 듯 털뿌리가 따끔따끔하도록 당기며 훑어준다.

☞ 한 번에 털치가 어려우므로 시작점1의 요령처럼 이마부터 정수리까지 두 번 정도 나눠서 털치해준다.

■ 시작점3: 머리 뒷면에서 시작(양손을 같이 이용한다)

양손 엄지손가락을 붙이는 듯 양손 손가락을 벌리고 머리 뒤쪽 아랫부분 머리털을 깍지 끼듯 손가락 사이로 끼며 쥐는 듯 털뿌리가 따끔따끔하도록 당기며 훑어준다.

☞ 한 번에 털치가 어려우므로 시작점1의 요령처럼 머리 아랫부분부터 정수리까지 세 번 나눠서 털치해준다.

◆ 깍지털치 마무리 방법(털치는 외로운 정수리 부분의 마무리가 중요하다)

위와 같은(시작점3 방향) 동작을 3회 반복(3+3)한 다음 바로 마무리하지 말고 ① 양손으로 각각 양 귀 쪽 머리털을 쓸어 올려 정수리에서 한 손에 모아 쥐고 세 번 툭툭 강하게 당겨주며 좌우로 흔들어 준다.(머리털이 짧은 경우는 정수리 머리털을 한 손에 쥐고 당겨주면서 흔들어 준다) ② 다시 양손으로 각각 이마 부분과 뒤쪽 부분 머리털을 쓸어 올려 정수리에서 한 손에 모아 쥐고 세 번 툭툭 강하게 당겨주며 좌우로 흔들어 준 다음(두 번 반복) 빠진 머리털 거꾸로 탈탈 털어 주고 빗으며 마무리한다. 윗옷을 벗어서 묻어 있는 머리털 탈탈 털어준다.(관찰: 정수리 머리털은 늘 외롭다. 슬프다. 분하다. 기상 직후 헤어헬스 과정처럼 머리털 운동 과정에서도 자극이 덜 미치는 정수리 부분에 다시 확실하게 자극을 주고 피부조직 운동도 병행하면서 마무리 하는 방법.)

■ 본인에게 적절한 깍지털치로 이렇게 운동하세요

깍지털치는 머리털을 컷트한 상태에 따라서 정수리에서 양쪽 귀밑까지 한 번이나 두 번 또는 세 번 나누어서 털치해주는 방법이 있고 정수리에서 이마까지 한 번이나 두 번 나누어서 털치해주는 방법이 있으며 정수리에서 목덜미까지 한 번이나 두 번 또는 세 번 나누어서 털치해주는 방법이 있는데 각 방법에 따라서 3번 반복하게 되므로 3·3 깍지털치 3·6 깍지털치 3·8 깍지털치로 분류됩니다.

*머리털 운동 제대로 배우기 동영상 참고

☞ 머리채 경우는 깍지털치 과정에서 엉키므로 모아털치가 효과적이다.

2) 모아털치 : 40㎝ 이상~머리채 헤어털치 방법으로 양손으로 각각 반대쪽

머리 아랫부분부터 손가락 사이로 머리털을 끼듯 감싸면서 머리털을 당기는 듯 쓸어 올려 정수리에서 한 손에 모아 쥔 채로 털뿌리가 따끔따끔할 정도로 세 번 툭툭 당겨주는 방법이다(앞면과 뒷면, 양 옆면 각각 2+2회 반복하되 평소 머리털을 뒤로 묶을 때 당김 정도 보다 강하게 털치^^)

① 머리채 털치 요령 = 머리채의 장점으로 탈모가 쉽게 오지 않지만 관리를 전혀 하지 않거나 관리를 하더라도 털뿌리에 미치는 활력이 미미할 정도로 관리가 소홀할 경우 나이 들수록 머리숱이 줄고 정수리 부분이 휑해지며 머리 윗부분의 이마와 가르마가 넓어지면서 탈모증상이 보여 이미지가 민망해진다. 머리채라고 방심하지 말고 머리 윗부분 모낭세포의 자극으로 털뿌리에 활력이 전달되어 한평생 풍성한 머릿결이 유지되도록 머리 윗부분에 초점을 맞추어 매일 털치해준다.

② 머리채 안심? 안 돼요! = 유아부터 머리채를 평생 유지한다 해도 각자의 습관성 관리에 따라서 탈모의 유무는 물론 나이 들수록 머릿결도 차이가 많이 난다. 특히 국가의 전통, 직업이나 종교 등 특별한 경우로 바깥 활동 때마다 모자나 두건 전통의상 등으로 머리를 가려야 하는 분들은 식사는 걸러도 풍성한 머릿결의 100년 이미지를 위해서 털치는 매일 한 번 거르지 않아야 한다.

◆ 모아털치 방법: 두 군데 시작점에서 양손 따로따로 동시에 시작

■ 시작점1: 머리 양옆(귀 쪽)을 양손으로 양쪽을 동시에 시작한다. 양손을 펴고 손가락을 벌려서 각각 양쪽 옆면(귀 쪽) 아랫부분 머리털을 깍지 끼듯 손가락들 사이로 끼고 쥐는 듯 쓰다듬 듯 당기면서 훑으며 정수리에서 한 손에 모아 쥔 채로 털뿌리가 따끔따끔하도록 강하게 툭툭 세 번 정도 당겨주는 동시에 좌우로 3회 흔들어 준다.(머리 피부조직 운동 병행)

■ 시작점2: 머리 앞(이마)쪽과 뒤쪽을 양손으로 동시에 시작한다.

양손을 펴고 손가락을 벌린 다음 오른쪽 손은 앞(이마)쪽에서 왼손은 뒤쪽 머리 아랫부분에서 각각 머리털을 깍지 끼듯 손가락들 사이로 끼고 쥐는 듯 쓰다듬 듯 당기면서 훑으며 정수리에서 한 손에 모아 진 채로 털뿌리가 따끔따끔하도록 강하게 툭툭 세 번 정도 당겨주는 동시에 좌우로 3회 흔들어 준다.(머리 피부조직 운동 병행)

※위와 같은(시작점2 방향) 동작을 2회 반복(2+2회)한 다음 빠진 휴지기 머리털 거꾸로 탈탈 20회 이상 털어준 다음 빗고(빗으며 마무리하는 방법 준수) 마무리한다.

3) 집게털치 : 2~4cm 안팎 짧은 머리털 헤어털치 방법으로 양 손가락을 이용하여 풀 뽑는 동작으로 머리털을 골고루 잡으며 머리 아랫부분부터(앞면, 옆면, 뒷면 등) 각각 시작하여 정수리에서 끝나도록 따끔따끔할 정도로 강하게 당기듯이 머리털 전체를 풀 뽑듯 훑는 방법이다.(머리털 전체를 골고루 시작점 다르게 3+3회 반복하되 특히 정수리 등 이마 윗부분 신경 써서 골고루 털치^^)

◆ 집게털치 방법: 세 군데 시작점에서 각기 시작

■ 시작점1: 양손을 따로따로 머리 양옆(귀 쪽)을 각각 동시에 머리 아랫부분부터 시작하여 정수리에서 끝나도록 강하게 털뿌리가 따끔따끔하도록 풀 뽑듯 골고루 훑는다.

■ 시작점2: 양손을 같이 이용해서 머리 앞면(이마 쪽)부디 정수리끼지 강히게 털뿌리가 따끔따끔하도록 풀 뽑듯 골고루 훑는다.

■ 시작점3: 양손을 같이 이용해서 머리 뒷면 아랫부분부터 정수리까지 강하게 털뿌리가 따끔따끔하도록 풀 뽑듯 골고루 훑는다.

※위와 같은(시작점3 방향) 동작을 3회 반복(3+3회)한 다음 머리 피부조직 운동하고 빠진 휴지기 머리털 거꾸로 탈탈 털어주고 마무리한다.

4) 빗털치 : 단발머리(11~15㎝ 안팎) 멋쟁이 머리털 헤어털치 방법으로 둥근 빗을 이용하여 머리털을 파마하듯 말면서 털뿌리가 따끔따끔할 정도로 강하게 당기는 듯 머리털 전체를 골고루 털치하는 방법이다(머리 앞면, 양 옆면, 뒷면 등 각각 아랫부분에서 출발하여 정수리 부분에서 끝나도록 머리털 전체를 골고루 시작점 다르게 4+3회 반복하되 특히 정수리 등 이마 윗부분 신경 써서 골고루 털치^^).

◈ 빗털치 방법: 네 군데 시작점에서 각기 시작

빗털치의 특성상 머리 양옆(오른쪽, 왼쪽) 따로따로 앞쪽(이마 쪽)과 뒤쪽 등 네 군데를 시작점으로 하고 각각 머리 아랫부분부터 시작해서 정수리에서 끝나도록 털뿌리가 따끔따끔하도록 둥근 빗으로 머리털을 파마하듯 말면서 강하게 당겨주는 동작을 반복하며 골고루 훑는다.

※위와 같은(시작점4 방향) 동작을 3회 반복(4+3회)한 다음 머리 피부조직 운동하고 빠진 휴지기 머리털 거꾸로 탈탈 털어주고 마무리한다.

☞ 빗털치 과정에 어려움을 느끼는 분은 깍지털치로 바꿔서 해도 무방하다.

5) 비비털치 : 까까머리 (2㎝ 미만 짧은 머리) 헤어털치 방법이다. 머리 아랫

부분부터 양 손가락과 손바닥을 이용하여 박박 때를 밀듯이 (비누나 샴푸로 머리 감을 때 또는 면도할 때보다 강하게 두피 부분이 매우 얼얼하도록) 비비면서 골고루 훑으며 정수리에서 끝나도록 머리 앞면, 옆면, 뒷면 각각 차례로 머리 선체 시작점 다르게 3+2회 반복하되 특히 정수리 등 이마 윗부분 신경 써서 비비고 골고루 문대며 털치^^
(관찰: 비비털치는 매일 머리 감을 때마다 병행해도 효과적이다).

- 최강 활력⇒털치 ■ 중간 활력⇒두드림 ■ 약한 활력⇒비비털치

털뿌리에 가장 효과적이고 강한 자극으로 활력을 주는 운동은 털치(깍지, 모아, 집게, 빗)다. 털치는 한평생 털뿌리 활력으로 인한 탈모예방은 기본이고 머리숱 개선으로 머릿결을 더욱 풍성하게 개선시켜 관리해준다. 두드림 운동 경우 부수적인 효과는 접어 두고 털뿌리에 활력이 미치는 정도만 놓고 보면 털치를 따를 수 없다. 탈모증상 문제로 어쩔 수 없이 두드림 운동(탈모 멈춤 살아있는 털뿌리 재생 등)이 필요한 것이다. 비비털치는 딱딱한 윗부분의 털뿌리에 가장 약한 활력이 미친다. 짧은 머리털 문제로 최강 털치가 어려워 비비고 골고루 문대서라도 약한 활력이나마 미치도록 하는 운동이다. 그렇다고 두피에 상처가 생길 정도로 화를 내지는 말고 마사지 보다는 강하게 매우 얼얼하도록 특히 윗부분에 신경 써서 비비고 머리 전체를 골고루 문대라. 언젠가 짧았던 머리털이 길어지는 기회가 오면 최강 활력 깍지털치! 놓치지 마라.

◆ 비비털치 방법: 세 군데 시작점에서 각기 시작

■ 시작점1: 양 손가락을 따로따로 이용하여 머리 양옆(귀 쪽)을 각각 동시에 머리 아랫부분부터 시작해서 얼얼하도록 정수리까지 훑으며 비비고 골고루 문대준다.

■ 시작점2: 양 손가락을 같이 이용하여 머리 앞쪽(이마 쪽)부터 매우 얼얼하도록 정수리까지 훑으며 비비고 골고루 문대준다.

■ 시작점3: 양 손가락을 같이 이용하여 머리 뒷부분 아래부터 매우 얼얼하도록 정수리까지 훑으며 비비고 골고루 문대준다.

※위와 같은(시작점3 방향) 동작을 2회 반복(3+2회)하고 정수리를 손바닥으로 원을 그리면서 5회 이상 강하게 문대준 다음 머리 피부 운동(양손을 펴고 양쪽 귀 위쪽 머리를 양손으로 감싼 다음 머리 피부가 5회 이상 좌우로 움직이도록)하고 빠진 휴지기 머리털 거꾸로 탈탈 털어주고 마무리한다.

☞ 탈모증상 문제로 까까머리를 한 경우에 비비털치를 해도 되지만 정수리 부분 털뿌리에 재생의 활력이 미치기에는 역부족이므로 두드림 운동이 효과적이다.

(관찰: 두피 자극. 마사지로 죽어 가는 털뿌리에 재생의 활력이 미치지 못함)

☞ 어떤 방법의 털치든 숙달이 되려면 한 달 정도 실습 시간이 필요하다.

*주의하세요: 헤어 젤이나 오일 스프레이 등을 사용한 날에는 머리 먼저 감고 물기가 마른 후에 헤어털치 운동을 하십시오. (끈적임, 엉킴, 끊김 방지)

⊙ 머릿결은 당신의 100년 경쟁력이자 이미지!

껌 씹듯 생각 없이 하지 말고 애견 털 가꾸듯이 머리 전체 수만 개의 머리털 매개마다 활력이 미치도록 꼼꼼히게 정성을 나하라. 만약에 당신이 탈모증상이 시작되지 않은 젊은 청춘인 경우 당신이 결혼하고 나이 들어 40~50대부터 지구를 떠나는 날까지 질병으로 인한 탈모는 몰라도 관리 부족의 탈모증상이 나타난다면 분명 당신은 기상 직후 헤어헬스 과정은 책상머리에서 다리 떨듯 건성으로 취침 직전 헤어털치 과정은 껌 씹듯 생각 없이 대강대강 처리하는 겉치레의 유형으로 무관심 무원칙 무성의 무감각에 젖은 게으른 인간의 자화상이 될 것이다.

취침 직전 자신에게 적절한 헤어털치 방법에 따른 머리털 운동 과정을 준수하고 해종일 지치고 머리털 운동으로 자극이 덜 미친 정수리 머리털 한 손에 모아 쥐고 머리털 잡고 싸울 때 정도의 힘이 미치도록 강하게 세 번 툭툭 털뿌리가 따끔따끔할 정도의 당겨주는 동작으로 모낭세포의 자극으로 정수리 털뿌리에 활력을 주면서(동작1: 양손을 펴고 손가락은 최대한 벌린 채로 각각 양쪽 귀밑에서 정수리까지 머리털을 쓸어 올려 한 손에 모아 쥐고 털뿌리가 따끔따끔하도록 강하게 툭툭 세 번 당겨준다.

동작2: 양손을 펴고 손가락은 최대한 벌린 채로 오른손은 이마에서 정수리까지 왼손은 목덜미에서 정수리까지 머리털을 쓸어 올려 한 손에 모아 쥐고 털뿌리가 따끔따끔하도록 강하게 툭툭 세 번 당겨준다. 위와 같은 동작을 두 번 반복한다) 동시에 미리 피부 운동을 한 나음 빠신 휴지기 머리털 거꾸로 탈탈 털어주고 마무리한다. (윗옷을 벗어 빠져 붙어 있는 머리털 한 가닥까지 탈탈 털어준다.) 직장이 어렵고 사업이 부도 직전이라도 동료 간 상사 간 스트레스로 짜증이 폭발 직전이라도 연인과 헤어져 하늘이 무너질 것 같은 날이라도 술에 취해 오줌을 지린 날이라도 당신의 100년 이미지 머리털의 저녁밥 헤어털치!

굶기지 마라.

머리털 생각 · 부모님이 대머리면 자녀도? 선입견을 깨라!

태어날 때부터 대머리로 태어나는 사람은 없다. 필자 경우 머리털 운동을 하지 않았다면 이미 대머리가 되었을 것이고 아마도 살아 있지 못할 것이다.
대머리 선생들을 조사하면 대답은 한결같다.
첫째: 어릴 적엔 머리털이 풍성했다.
둘째: 청소년 후반이나 청춘 시절부터 머리털이 왕창 빠지기 시작했다.
나이 들면서 머리털이 빠지기 시작하는 탈모증상에 비해서 다만 좀 더 일찍 빠지기 시작한다는 점이 특징이다. 현대인 특히 머리털이 짧은 지구촌 남성 경우 평생 동안 탈모증상이 시작될 수밖에 없는 처지와 환경에서 살아가고 있는 정도에 따라서 탈모증상이 오는 시기는 각자마다 다소 차이가 있다는 뜻이다. 시기와 대머리 정도 등의 차이가 있을 뿐이고 머리털이 빠지는 상황이나 기간 등은 비슷하다.
중요한 점은 부모님이 대머리면 탈모증상이 시작되는 청춘까지 기다리지 말고 탈모가 오기 전인 청소년 시절부터 머리털 운동을 시작하는 것이 한평생 탈모예방과 풍성한 머릿결 유지 및 관리에 가장 좋은 유일한 방법이다.
(1)머리털 아침 운동 헤어헬스 필수(매일 한평생, 남녀 공통)
(2)머리털 저녁 운동 헤어털치 필수(매일 한평생, 남녀 공통)
☞청소년이나 청춘이지만 이미 탈모증상이 시작되었다면 저녁 운동은 두드림 운동부터 시작하여 탈모증상에서 벗어난 다음 헤어털치 운동으로 전환 또는 병행 적용.
명심하라! 부모님이 대머리면 좀 더 일찍 청소년 시절부터 머리털 운동 습관화!

100년 이미지! 머릿결 월별 관리장

머릿결 월별 관리장 (년 월 일)(성명:) No.

① 헤어헬스 : (기상 직후 아침 운동 과정 적용 후 빠진 머리카락의 변화)
□정상(15개 이하) □비정상(16개 이상 빠지는 상태가 한 달 내내 계속됨)
☞비정상의 대안: 탈모증상이 진행 중이므로 두드림 운동 병행 관리 요망.
참고 ①+②+③번 경우 환절기나 햇볕영양 부족 및 스트레스나 충격을 받는 경우도 일시적으로 비정상 상태가 됐다가 이내 정상으로 돌아옵니다. 단 한 달 내내 계속되면 탈모증상입니다.

② 머리 감기 : (머리 감은 직후 빠진 머리카락의 변화)
□정상(15개 이하) □비정상(16개 이상 빠지는 상태가 한 달 내내 계속됨)
☞비정상의 대안: 탈모증상이 진행 중이므로 두드림 운동 병행 관리 요망.

③ 헤어털치 : (취침 직전 저녁 운동 과정 적용 후 빠진 머리카락의 변화)
□정상(36개 이하) □비정상(37개 이상 빠지는 상태가 한 달 내내 계속됨)
☞비정상의 대안: 탈모증상이 진행 중이므로 두드림 운동 병행 관리 요망.

④ 빠져 뒹구는 머리카락 : (베개, 이불, 침대, 옷, 바닥 등 집 안 구석구석)
□정상(0~이따금 1개 발견)
□비정상(해종일 붙어 있거나 뒹구는 머리카락 2개 이상)
☞비정상의 대안: 룰(헤어헬스+머리 감기+헤어털치) 과정 매일 엄격 준수.

⑤ 짧게 끊어진 머리카락 : (헤어헬스, 헤어털치, 머리 빗는 과정에서 털끝이나 중간에서 끊어진 짧은 머리카락 발견) □정상(0~2개) □비정상(5개 이상)
☞비정상의 대안: 머리카락 질(상태)의 향상 요망. (방치하면 탈모로 이어짐)
※질 향상 방법(음식 영양 골고루 섭취, 매일 햇볕영양 충전, 빈번한 탈색 등으로 머리털을 핍박하지 않기, 머리 감은 후 자연적으로 말리기, 털의 질 향상에 도움 되는 샴푸 사용, 짜증 스트레스 우울증 등 정신적 고통의 왕폐에서 벗어나기, 미세먼지나 황사 햇볕 과다 노출 주의 등).

⑥ **머리털의 굵기** : (머릿결의 변화 관찰 · 머리털의 건강과 굵기)
□좋다(건강하고 굵어짐) □보통(변함없음) □퇴보(가늘어지고 끊어짐 나타남)
☞퇴보의 대안: 탈모증상이 진행되고 있다는 증거, 두드림 운동 병행 요망.

⑦ **머리털의 윤기** : (머릿결의 변화 관찰 · 머리털의 빛나는 윤기)
□좋다(빛나는 윤기) □보통(변함없음) □퇴보(갈수록 빛 바래는 느낌)
☞퇴보의 대안: 탈모증상이 진행되고 있다는 증거, 두드림 운동 병행 요망.

⑧ **머리털의 빠른 성장** : (머릿결의 변화 관찰 · 머리털의 왕성한 성장 속도)
□좋다(머리카락의 성장 속도가 빠르다) □보통(털 운동 이전과 변함없음)
☞보통의 대안: 털 운동(헤어헬스+헤어털치) 룰에 따라 매일 준수 요망.

⑨ **머리털의 풍성함** : (머릿결의 변화 관찰 · 머리털의 풍성함 유지)
□좋다(풍성하다)※이마 부분 머리털을 쓸어 올리고 거울을 보거나 머리숱 전체를 살펴보면 어른 머리털 사이로 어린 새싹들이 우후죽순 자라남.
□보통(변함없음)※이마~머리 전체에 새싹 머리카락들 이전과 비슷한 수준.
□퇴보(머리숱 감소)※애들도 안 보이고 갈수록 머리숱이 감소하는 느낌.
☞퇴보의 대안: 탈모증상이 진행되고 있다는 증거, 두드림 운동 병행 요망.

⑩ **정수리와 가르마** : (머릿결의 변화 관찰 · 정수리 및 가르마 부분 머리털)
□좋다(풍성한 상태) □보통(변함없음) □퇴보(점점 훤하고 넓어지는 느낌)
☞퇴보의 대안: 이미 탈모증상이 진행 중인 상태, 방치하면 정수리 부분이 훵해지고 나이 들수록 이마와 가르마 부분이 점점 넓어지면서 이미지가 민망함. 머리 전체가 풍성해질 때까지 두드림 운동 병행 강력히 요망.

- **100년 이미지! 머릿결 월별 관리장(반드시 숙지하세요)**

※주의 사항: 탈모증상이 시작되지 않은 청춘 또는 탈모증상에서 완전히 벗어나 탈모증상의 머리카락이 단 한 개도 없는 분들의 머릿결 월별 관리장이며 아래 규칙 사항을 순수한 분에 한합니다.

① 관리장의 월별 머릿결 상태의 평가는 반드시 룰(기상 직후 헤어헬스 과정 준수+매일 머리 감기 준수+취침 직전 헤어털치 과정 준수)을 지켰을 때의 기준입니다. (한평생 매월 작성 및 평가하십시오)

② 관리장의 월별 머릿결 상태 기준은 룰(헤어헬스+머리 감기+헤어털치)을 지키면서 한 달 정도 지난 다음부터 평가하십시오.(※첫 경험부터 약 2주 동안은 평소보다 휴지기 머리카락이 더 빠지게 되며 한 달 정도 실습 시간이 지나야 주인도 애들도 룰에 적응되기 때문입니다.)

③ 비정상 중에서 ①~③번 경우는 햇볕영양 부족 환절기와 스트레스 등 정신적 고통을 심하게 받은 경우 탈모증상과 관계없이 제시된 수효보다도 20% 더 많은 머리카락이 일시적으로 빠질 수 있습니다. 반드시 제시된 수효보다 많이 빠지는 현상이 한 달 내내 계속되는 경우에 대안을 적용하십시오.

④ 머릿결 관리장 ①~③번에서 제시된 정상과 비정상의 수치는 개인의 습관 자주 빗거나 자주 탈탈 털거나 세면 후에 머리 쓰다듬고 탈탈 털거나 하는 습관성에 따라서 제시된 수치보다 감소 차이가 있습니다.

⑤ 기상 직후 머리를 감거나 세면하시는 분은 반드시 헤어헬스 먼저 적용하시고 머리를 감거나 세면하십시오.

⑥ 취침 직전 머리를 감거나 세면하시는 분은 반드시 헤어털치 먼저 적용하시

고 머리를 감거나 세면하십시오.

※참고 사항: 머릿결은 탈모가 시작되기 전부터 한평생 매일 관리하셔야 풍성함을 유지합니다. 또한 월별로 머릿결 관리장을 빠짐없이 작성 평가하셔야 혹간 방심으로 탈모가 오더라도 즉시 대안을 적용하여 초기에 탈모증상을 멈추고 회복할 수 있습니다.

① 얼굴, 몸매, 피부, 다이어트, 마사지 등을 시작하면서 관찰하듯이 머리털도 털 운동 시작하면서부터 한평생 관찰 및 관리하십시오.

② 첫 경험(헤어헬스+헤어털치) 시작하기 전에 머리(정수리 포함)사진 찍어 저장하시고 매달 관리장 작성 때마다 머릿결 개선 상태의 비교 평가 및 관리 자료로 활용하십시오.

③ 월별 머릿결 관리장은 탈모예방은 기본이고 평생 풍성하고 건강한 머릿결을 위해서 모사하시거나 좀 더 실용적으로 제작해서 사용하십시오.

④ 당신의 100년 이미지 소중한 월별 머릿결 관리장은 매월 평가 후에 버리지 말고 빠짐없이 모아서 후손들의 탈모예방 및 풍성한 머릿결 관리에 본보기가 되도록 유산으로 남겨주십시오.(관찰: 후손들의 머리숱이 갈수록 줄고 있어서 걱정되기 때문입니다.)

⑤ 매일 얼굴 씻고 치아 닦듯이 청춘 시절부터 머리털도 매일 습관성으로 관리(헤어헬스+헤어털치)하셔야 한평생 풍성한 머리털을 유지합니다. 탈모증상이 시작된 후에는 한발 또는 많이 늦거나 아주 못 하게 됩니다. 명심하십시오.

⑥ 사노라면 돈 문제 가정 문제 개인 문제 등으로 머리털 운동을 잊고 지내다

가 어느 날 탈모증상이 오거든 지체 없이 두드림 운동과 헤어헬스 헤어털치 운동을 병행하여 탈모증상을 초기에 진압하십시오. 복잡한 가정 문제 자녀 문제 돈 문제 직장 문제 연인 문제 세상 문제 배우자 문제 등 이런저런 고통으로 머리털 다 빠지는 탈모증상을 외면하고 세상 살기 싫다면서 초기에 진압하지 못하면 기나긴 100년 한평생 민망한 이미지로 대가를 치르게 됩니다.

■ 머리털 운동(헤어털치) 주의 사항

헤어털치는 탈모증상이 전혀 없는 분들이 평생 탈모예방은 물론 풍성한 머릿결 유지를 위해 관리하는 방법이다. 늦어도 청춘 시절부터 생활 습관화해야 탈모 걱정 없는 100년 인생이 된다. 머리털 전체를 골고루 털치해야 하며 특히 남녀 불문 짧은 머리털 경우는 이마 윗부분에서 정수리까지 더욱 신경 써서 털치^^

① 털뿌리가 머리털 운동에 적응하는 처음 한 달 정도는 머리채 잡고 싸우듯이 너무 강하게 당겨서 건강한 머리털까지 끊기거나 뽑히지 않도록 주의하시고 (관찰: 털뿌리 적응력이 마무리되는 한 달 뒤부터는 본인이 감당할 수 있을 정도로 강하게 머리털 운동을 하는 것이 좋다) 매일 발모하는 머리카락과 매일같이 헤어털치 활력이 미치지 못하는 머리카락을 고려해서 헤어털치는 반드시 세수하듯 매일 한 번 평생 실시해야 하며 생각날 때 한 번 하는 식으로는 효과가 제한적입니다. (관찰: 성장한 머리털을 중심으로 털치 방법에 따라 매일 털치를 하게 되면 모낭 모근 매개마다 자라고 있는 중간 머리카락이나 어린 새싹 머리카락까지 영향이 미치므로 수만 개 머리털을 애들까지 일일이 세어 가며 이 잡듯 털치하지 않아도 됩니다. 다만 매일 털치 활력이 미치지 못하는 머리카락과 당신의 100년 이미지를 위해서 얼굴이나 치아 피부처럼 머리털도 매일 평생 털치 관리하셔야 합니다)

② 헤어털치는 탈모증상 없는 분들이 탈모예방과 머리털 관리 및 개선은 물론 풍성함을 평생 유지하는 방법입니다. 탈모증상이 진행 중이거나 탈모증상 문제로 두드림 운동 중이신 분들이 해서는 안 되며 탈모증상이 100% 회복된 후에 털치 관리로 전환하셔야 합니다.

③ 헤어털치 과정에서 머리카락 끊김(뿌리 없는 머리카락 10개 이상) 현상이 일주일 이상 계속 발생하면 탈모 진행 중입니다. 두드림 과정부터 시작하여 100% 회복된 후에 털치로 전환하거나 탈모 초기증상인 경우는 두드림과 헤어털치를 병행하셔야 합니다. 건강한 머리털은 털치 과정에서 절대 끊어지지 않습니다.

(관찰: 저렴한 제품을 사용하여 탈색을 하거나 좋은 제품을 사용하더라도 빈번한 탈색을 하는 경우 끊어지는 머리털이 가을 낙엽처럼 떨어지게 됩니다. 이분들은 머리털 운동 외에 빈번한 탈색을 자제하셔야 합니다. 빈번한 탈색을 계속하게 되면 머리털 운동 효과도 반감되고 당신에게 유일한 자연환경인 머리털 생물도 빠르게 황폐됩니다.)

④ 헤어털치 과정에서 총 빠진 휴지기 머리카락(메마른 털뿌리가 붙어 있는 것)이 36개 이하이면 정상이지만 일주일 이상 솔잎 낙엽처럼 계속 50개 이상 매일 수북하게 쌓이면 탈모증상입니다. 한 달 내내 지켜보지 마시고 두드림부터 시작하여 회복된 후에 털치로 전환하거나 탈모 초기증상인 경우는 두드림과 헤어털치를 병행하여 정상이 될 때까지 관리하셔야 합니다. (관찰: 처음 헤어털치를 시작한 후 2~3일은 평소보다 많은 휴지기 머리카락이 빠져나가지만 이후 머릿결 관리장에서 제시된 정상적인 수효로 돌아옵니다. 일주일 이상 계속 머릿결 관리장의 비정상 수효보다 훨씬 더 많이 빠지거나 끊어지는 느낌이 있다면 탈모증상입니다. 한 달 동안 계속 지켜보지 마시고 헤어털치를 중단하고 탈모증상부

터 개선하든가 탈모 초기증상인 경우는 정상으로 돌아올 때까지 두드림 운동과 병행 관리하셔야 합니다)

  ⑤ 탈모증상이 시작되기 전에 청춘 시절부터 매일 머리 감는 여부를 불문하고 기상 직후 헤어헬스 방법 준수하여 적용하고, 취침 직전에 헤어털치 적용하고 머리 피부조직 운동하고 머리털 거꾸로 탈탈 털고 평소 빗던 대로 마무리하는 착한 습관을 들이면 평생 탈모 걱정에서 벗어나는 것은 물론 건강한 머리 관리, 풍성한 머릿결이 평생 유지되며 집 안, 직장, 자동차 구석구석에 붙어 있거나 빠져 뒹구는 머리카락도 볼 수 없게 됩니다. (월별로 머릿결 관리장을 작성하여 관리하십시오)

머리털 운동 제대로 배우기 동영상 밴드 안내

네이버 밴드: http://band.us/band/67081625

1. 머리털 생물을 이해하고 사랑하자

2. 헤어헬스(머리털의 건강관리 아침 운동)

3. 헤어털치(머리털의 저녁 운동)

4. 두드림 운동(탈모가 진행 중인 분의 머리털 운동)

⊙100년 이미지 프로젝트: 머리털과 주름 허벅하라!

부록
탈모를 부르는 문화

(삶과 머리털)

『죽고못사는』 배우자지수

배우자들이 가장 많이 토해낸 응어리를 엄선한 지수 문항입니다. 속맘지수를 평해서 소홀한 부분은 혁신하여 『죽고못사는』 부부를 유지하고 예비 배우자 경우 가정불화와 이혼 등의 원인이 되는 부부 문제를 가슴에 새겨 행복한 배우자의 롤 모델을 기원합니다.

1. 집 안에서 아내 할 일 따로 남편 할 일이 따로 있다. Yes(-1) No(1) 누습!

2. 술과 담배가 대마보다 더 중독성이 강하다는 사실을 모르고 있다. Yes(-2) No(2) 중독!

3. 도박, 마약, 폭력, 술주정, 욕설, 독선, 멸시, 속박 등을 하고 있다. Yes(-2) No(2) 자멸!

4. 지구촌에서 반드시 멸종돼야 할 동물은 배우자(사람)이다. Yes(0) No(0) 성찰!

5. 길을 걸을 때 따로 걷거나 팔짱을 끼지 않고 손을 꼭 잡고 걷는다. Yes(1) No(-1) 동행!

6. 사랑해! 스킨십 등 결혼 전후 변함없이 매일매일 꽁냥꽁냥 한다. Yes(1) No(-1) 사랑!

7. 배우자를 속이거나 약속 불이행 등 작은 거짓말도 하지 않는다. Yes(2) No(-2) 인간성!

8. 한 달에 한 번 이상 문화예술, 스포츠, 여행, 취미 등 부부문화를 즐긴다. Yes(1) No(-1) 문화!

9. 배우자에게 야, 어이(얼), 쟤(네), 너(니) 등 막말로 스스럼없이 대한다. Yes(-1) No(1) 불화!

10. 여자 머리털은 길고 남자 머리털은 짧아야 된다. Yes(-1) No(1) 편견!

11. 매주 한 번 가정문화, 성문화 티타임을 갖고 부부, 집안, 직업(일), 희망, 자녀, 지구촌 문제 등 속맘을 오픈하여 공감하고 정체성과 동기를 충전한다. Yes(2) No(-2) 소통과 존중!

12. 당신의 사회적 명예와 성공이 배우자의 명예요 성공은 아니다. Yes(1) No(-1) 자존감!

13. 양가의 제삿날, 명절 등 행사 때는 빠짐없이 다녀온다. Yes(1) No(-1) 배려!

14. 직업(일), 사업, 친구, 돈보다 금쪽같은 배우자가 먼저다. Yes(2) No(-2) 배우자의 신!

15. 배우자 모르게 일명 '154' 등 엔조이(성매매)를 하고 있다. Yes(-2) No(2) 배신!

☞ 본인의 진정한 거짓 없는 양심으로 15개 문항의 지수 점수를 합산하십시오.
- ■ 21점 이상 ■ 더 이상 속이지 마십시오. 희망이 아니라 양심지수를 다시 체크하십시오.
- ■ 20점 ■ 정말? 배우자들은 입에 거품 물고 지구촌엔 없다고… 계셨군요, 죽고 못 사는 부부!
- ■ 1점 이상 ■ 배우자 롤 모델의 가능성이 있습니다. 좀 더 넓은 사고로 배려하십시오.
- ■ -10점에서 -1점 ■ 부부 불화의 가능성이 높은 배우자로 자성과 혁신이 필요합니다.
- ■ -19점에서 -11점 ■ 이혼의 원인! "지겨워 이 인간아" 배우자로 개과천선해야 합니다.
- ■ -20점 ■ 솔직하시군요? 하지만 바깥일은 몰라도 부부 생활은 죽어야 사는 배우자입니다.

탈모를 부르는 문화

　머리털 운동으로 당신의 머릿결은 평생 풍성하겠지만 정신이 행복해야 머릿결도 눈부시게 빛난다. 20세기까지의 탈모증상은 남성 경우 야성을 잃은 짧은 머리털에서 시작되었지만 비교적 거친 성질이 살아있는 머리채 여성 경우의 탈모증상은 폐쇄되어 황폐한 가정문화, 성문화의 고통 속에서 가중되었다. (관찰: 경로당이나 공원 등에서 어르신의 삶을 조사해보면 80세 이상 장수하시는 분들은 비교적 남녀 모두 머리털이 풍성하다는 점이다. 더욱 주목할 점은 평생 살아오면서 부부간에 부모 자식 간에는 물론 가정생활에서 어떤 불화도 고통도 없이 순탄하게 지내오셨다는 증언이다.) 탈모를 부르는 문화 속에서 고통으로 생활하며 머리털 운동으로 탈모를 예방하고 있는 황당한 시추에이션 인간으로 한평생 살지 마라. 그러나 어렵다! 인간의 삶은 각본처럼 원하는 대로 이루어지지 않기 때문이다. 결국 삶이란 누구를 만나는 일부터 시작되는데 누구 즉 사람은 많지만 이상형을 만나기란 큰길에서 개털 찾기보다도 힘든 세상이다. 머리털의 주인이 어떤 사람을 만나 어떤 삶을 살아가느냐에 따라서 머리털의 흥망성쇠도 결정된다는 얘기다. 왜냐하면 머리털과 당신의 육체와 정신은 동체이기 때문이다. 머리채를 가지고 있어도 젊음과 열정이 넘치는 풍성한 청춘도 머리털 주인이 학교에서 사회에서 직장에서 단체에서 가정에서 스트레스를 받고 정신적 고통(충격)을 받게 되면 다음날 탈모증상과 관계없이 머리털도 신음하며 왕창 빠진다. 머리털이 얼마나 예민한지 주인의 방귀 소리에도 쭈뼛 반응한다. 요점은 일상에서 가정에서 스트레스와 정신적 고통을 자주 반복적으로 받게 되면 탈모증상(흰머리 농반발생)으로 발전한다는 점이나. 탈모를 부르는 문화의 개혁과 혁신이 필요한 이유다. 머리털 운동을 열심히 해도 의사도 아프고 병들이 죽는 것처럼 주인의 삶과 정신적인 상태에 따라서 머리털의 운명도 행복이냐 불행이냐가 결정된다는 얘기다. 바람처럼 스치지 말고 당신의 머리털과 얼굴 상태를 살펴봐라. 주인이 행복하면 머리털과 얼굴이 행복으로 빛난다. 반면 주인이 불행하면 나이 들수록 얼굴과 머리털도 황폐된다. 그러나 일상에서 스트레스와 정신적인 고통을 받지 않고 살아가기는 쉽지 않다. 원하는 사람을 만나 사랑과 행복에 겨운 부부지간으로 가족으로 살기가 그만큼 어렵다는 뜻이다. 그런데 더 크고 고질적인 문제가 있다. 생활 속의 고정관념이다. 눈과 손 등 몸으로는 발전하는 디지털 환경을 즐기면서도 정신은 원시적인 관념에서 벗어나지 못하고 있다. 일상에서 가정에서 진부한 고정관념이 정신적인 황폐를 부르고 탈모를 부르는 문화로 한도 끝도 없이 반복되고 있다는 얘기다. 왜? 탈모를 부르는 문화가 문제가 되는지 가르치던 조상도 없었고 가르치는 어른도 없다. 왜요? "뭐가 문제죠?" "탈모를 부르는 문화가 뭐죠?" 질문하는 후손도 없다. 청춘 시절까지는 비교적 머리털이 왕성한 시기이므로 탈모의 심각성을 모르다가 결혼 후에 나이 들면서 머리털이 떠나기 시작할 때쯤 머리털의 소중함을 깨닫듯이 혈기 왕성한 청춘이나 신혼 시절이 한참 지나 머리털 빠지는 고통을 겪고 나서야 탈모를 부르는 문화를 예방하는 가정문화 성문화의 소중함을 깨닫기 때문이다. 일상에서 가정에서 정신적 고통(황폐)으로 머리털 나 빠지는 탈모를 부르는 문화 속에서 죽지 못해 살고 있는 당신이라면 머리털 운동이 뭔 소용인가? 백약이 무효다. 눈 뜨고도 속아 사기 당하고 좋아 죽다가 뺨 맞는 세상에 이상형 인간을 만나서 한평생 탈모를 부르는 문화에 젖지 않고 살아가기는 쉬운 일이 아니다. 왜냐하면 탈선(탈모를 부르는 문화)에 젖지 않도록 정신을 다잡고 혁신하는 데는 양심과 절제도 필요하고 도덕과 의무도 지켜야 하고 인성과 능력도 갖춰야 하는 등 준비된 철학과 인간성의 역량이 필요하기 때문이다. 사욕으로 얼룩진 정신과 육체는 결국 스스로를 욕망, 탐욕(탈모를 부르는 문화)으로 옥죄어 허무한 삶과 인생길이 되고 배우자 등 가족들의 삶과 인생까지도 가출, 자살, 황폐, 이혼(탈모를 부르는 문화) 등으로 망가트려 고통을 주게 되는 중병이다. 빠져서 눈으로 보이는 머리카락만 신경 쓰고 관리하고 개선할 게 아니라 당신은 물론 가족들의 삶과 인생, 머리털까지 황폐되는 탈선(탈모를 부르는 문화)을 성찰하고 혁신해야 한다. 결국 동체인 탈모(머리털의 황폐)와 정신의 황폐(탈모를 부르는 문화)도 관리하고자 하는 본인의 의지와 노력에 따라서 탈이 나거나 빛이 나거나 하는 삶의 과정이다. 사욕의 사는 한없이 바라고 채우려고만 하는 인간들의 기원이고 사욕의 욕은 끝없는 욕망으로 황폐된 인간들의 탐욕이다. 한 인간으로 일생을 살면서 사리사욕의 맘이 미치지 않는 분야가 없을 정도로 말 그대로 한도 끝도 없는 얘기지만 학교에서, 사회에서 쉽게 듣고 보고 배우고 접할 수 있는 교육적인 내용은 접어 두고 어디서 누구에게 듣기도, 묻기도, 스스로 깨닫기도 쉽지 않은 그래서 왜? 문제가 되는지조차 무심으로 외면하며 정신적 고통으로 탈모를 부르는 황폐문화를 돌아보고 낡은 관념과 관행을 성찰하자. 일상생활 속에 깊숙이 배어 있는 무관심 무책임 무소통 무배려 무양심 무개념 무원칙 문화를 혁신하자.

가정문화

　결혼해서 가정을 이루게 될 당신과 배우자 그리고 이미 가정을 이루고 있는 부부와 가족들이 학교문화 사회문화의 기본이 되는 가정문화의 중심이자 본보기다. 자녀의 인성과 예절 등 사람교육, 학교문화의 이해 및 적응교육, 청소년 자녀의 성교육, 자녀의 소질에 따른 직업 및 진로교육, 사회직장, 단체생활 등의 문화 인식 및 적응교육, 결혼과 출산 부부역할 등 부부문화 인식교육, 기일, 종교 등 행사 및 정신문화에 따른 의식교육 등 사회인, 직업인으로 결혼 후 부부로 가정 경영인으로 그리고 사람으로 살아갈 수 있도록 하는 인간성의 바탕 전반이 이루어지는 곳은 밖이 아닌 당신의 가정학교이며 그 주체는 남이 아닌 당신과 배우자, 자녀, 가족들이다. 가정문화가 바로 서야 성문화도 가능하게 되고 가정폭력, 성폭력, 사이버 폭력 및 학교폭력도 예방이 가능하며 각종 돌발 일탈로 무너지기 쉬운 가족 울타리도 지킬 수 있음은 물론 배우자, 자녀, 부모, 가족, 가정의 가치 및 소중함을 깨닫게 되고 말, 행동, 사고, 성숙된 성품 등 인간성의 진화된 발전도 가능해진다. 가해자, 피해자 모두 부모, 자녀 등 가족인 경우가 많은 학대 및 패륜 문제도 가정 본보기가 전무하고 가정문화가 불통됐기 때문이다. 결국 가정이라는 시스템이 잘 작동되면 가정과 사회, 국가 등 세상의 모든 시스템들이 정상적으로 작동되지만 가정이라는 시스템이 작동을 멈추거나 엉망진창인 경우 지구촌 모든 사건사고의 시발점이 된다. 가정문화는 두 주인공의 삶과 정신의 융합에서 출발한다. 나가 아닌 우리의 입장에서 각자 다른 환경에서의 생활 습관, 취향서부터 신앙, 성격, 식성, 인생관까지 포괄적인 지략으로 포용과 배려, 소통과 공감 등 신혼의 왕성이 시들해지기 전에 결혼 초부터 속맘들을 오픈하여 부부문화를 형성하고 가정문화로 자리 잡아야 부부, 가정, 가족 전반의 시스템이 평생 정상적으로 작동되면서 부부생활, 가정생활 등의 개진은 물론 불평 불만으로 연결될 수 있는 작은 문제들의 전조증상까지도 예방이 가능하게 되어 부부지간의 신뢰와 발전의 시너지 효과도 배가된다. 예쁘다, 잘생겼다면서 뽕! 가는 데는 1분도 채 걸리지 않지만 배우자의 속맘을 파악하는 데는 평생도 모자란다. 물은 건너봐야 깊이를 알고 사람은 겪어 봐야 속맘을 안다고 했지만 신혼부부들은 신혼 향기에 취해서 배우자의 속맘을 들여다볼 정신이 없고 결혼 5년 차 배우자들은 조금은 알 것 같지만 더 살아 봐야 알 것 같다고들 하고, 30년 차 배우자들은 갈수록 모르겠다며 허탈한 표정을 짓는다. 사람의 본심을 읽어 내기가 이토록 어려우니 결혼생활 내내 자칫 허울뿐인 가정과 황폐한 정신의 부부지간이 되기 쉬운 것이다. 이혼과 동시에 철천지한의 원수 사이로 등 돌리는 부지기수의 부부들 경우는 더 황당하다. 부부문화를 통해 해결이 가능한 소소한 문제들을 외면하고 방치해서 큰 문제로, 이혼으로, 원수로 키워 간다는 사실 때문이다. 인간은 누구나 완벽하지 못하다. 각자의 장단점이 있다는 말이다. 본인은 자신의 단점을 잘 파악 못하지만 배우자는 귀신이다. 본인은 자신의 단점을 고치기 어렵지만 배우자는 지혜의 신이다. 결혼 후에는 예쁘고 잘생긴 얼굴만 바라보고 살 수는 없는 법이다. 배우자에게는 예쁘고 잘생긴 얼굴만 있는 것이 아니다. 눈으로 보이는 겉몸 외에 보이지 않는 본심이 있고, 정신이 있고, 철학도 있지만 무지도, 무능도, 못된 버릇도 있다. 결혼 전에는 서로의 장점(예쁘다, 잘생겼다, 재산 많다, 연봉 좋다 등)만 보이지만 결혼 후에는 물 떨어진 우물 바닥처럼 상대방의 모든 것[속 터지는 성적(性的) 문제, 성격 문제, 편향된 사고 등 정신 문제, 직업 사업 문제, 취향 인성 등 인간성 문제, 생활력 문제, 아집 권력 문제, 식성 문제, 자녀 문제, 임신출산 문제, 지병 종교 집안 행사 문제, 음주 후 술주정 폭언 문제, 비논리적인 잔소리에 자신의 주장만 옳다고 반복하는 고집 말투 문제, 각종 버릇 전과 도박 마약 친구 돈 및 부채 문제, 성취 등 의지 문제, 배우자로서 가정의 수호자로서 기본과 원칙의 룰도 상식도 통하지 않는 자질 문제 등]이 속 터지는 배우자의 멍든 가슴에 소복이 쌓이며 민낯이 드러난다. 뭐가 문제인지 스스로 느끼지도 못하고 고치기는 더욱 힘든 하나같이 맛(사랑)도 멋(정)도 없는 문제이지만 부부간의 소통문화를 통해서 서로의 장점은 합치고 단점은 개선하고 더욱 실하게 진화한다면 천생의 하모니로 가정 불협화음은 물론 성격 차로 이혼한다는 레퍼토리도 완행열차의 기적 소리가 된다. 머리털의 모낭세포처럼 배우자도 자극을 받지 않고는 진화는커녕 변화도 어렵다. 배우자로서 수호 동반자로서 서로의 속맘과 사랑과 삶을 융합하여 부부문화로 가정문화로 승화시키려는 사고와 노력이 절실한 이유다. 자신의 단점과 잘못을 지적해주며 고치도록 기회를 주고, 자극을 주고, 배려해주는 인생의 동반자가 야망의 배우자이자 스승인 것이다. 가정문화의 중요한 역할 중 핵심은 부부지간의 감정 소통이다. 결혼 후에 가장 무서운 배우자는 말이 없는 사람이다. 좋든 싫든 자신의 주어진 의무만 다하면서 권리(감정)는 포기한 채 혼자 한숨 쉬는 배우자다. 십중팔구 기회가 되면 떠나거나 떠날 처지가 아니면 허울뿐인 부부로 생을 마감하게 된다. 서로의 감정을 드러내고, 배려하며 공감할 수 있는 소통의 장을 폐쇄했기 때문이다. 서로의 장점은 더욱 발전되도록 격려해주고 서로의 단점은 비로잡아 주어 진화하는 계기가 되도록 이끌어주는 포용과 소통의 부부문화가 불통됐기 때문이다. 부부지간 또는 부모 자식 간에 대화만 있고 소통이 없다면 공감불통 배려불통 이해불통으로 밀어주고 이끌어주지 못한다. 서로의 속맘을 들어주고 장단점을 잡아주며 격려해주고 이끌어주어 더욱 변화하고 진화하도록 자극해 주고 활력을 불어넣어주는 소통의 문화(가정문화, 성문화)가 필요한 이유다. 가정문화와 성문화의 메인 테마는 겉말(대화)이 아닌 속맘(본심)의 소통이다. 속맘의 소통도 능력이다, 배우자의 관점에서 부부지간의 사안들을 볼 줄 알아야 격의 없는 대화로 소통이 이뤄지고 존중과 배려 속에서 행복하고 화목한 가정문화가 가능해지기 때문이다. 두 사람이 부부란 이름으로 출발한 가정은 가족, 사회를 구성하고 인류 집단으로 성장 발전하게 되는 중요한 시발점이다. 지구촌의 역사도 당신과 배우자가 한 가족의 주체인 가정에서부터 시작되고 이룩하는 것이며, 두 사람이 일궈나갈 가정생활에 대해 무엇을 얼마나 준비된 부부냐에 따라서 부부 각자의 발전은 물론 당신의 유전자 후손들로 인해 새로운 가문의 역사로 재탄생하며 진화하는 인류 역사로의 발전이 가능해지는 것이다. 새롭게 출발하는 부부와 한 가정의 가치가 돈으로 환산할 수 없는 지구촌의 생명줄처럼 소중함으로 설명되는 이유다. 소중한 부부와 가정에 존중의 소통문화가 있어야 바르고 현명한 가정경영이 이뤄지고 나아가 사회문화, 단체문화, 국가문화, 지구촌문화의 밑바탕이 된다. 가정문화 가정경영이 순탄하게 잘 운영되어야 부부가 하는 밖의 일들도 잘 풀리고 성공할 수 있다는 뜻이다. 부부문화, 가정문화, 자녀문화를 이해하지 못하고 가정의 수호자 역할을 다하지 못한다면 밖의 일은 차치하고 가정경영조차도 어렵게 되는 것이다. 사교육이 발달한 교육환경 속에서의 자녀 인성교육 경우도 밖에서 배우는 것은 한계가 있으며 가정 안에서 익히고 사람 되도록 교육하는 것이 부모의 본보기 역할이자 의무인 것이다. 그러므로 가정문화가 바로 서야 부모님의 지성과 됨됨이 등 인생의 경험을 통한 노하우와 삶의 지혜를 바탕으로 본보기교육, 사람교육 등의 인성교육도 가능해지는 것이다. 당신이 앞으로 꿈꾸는 가정의 가치관 또는 이미 이루고 있는 당신의 가정학교 부부문화 가정문화는 건강한지(배우자로서 소화되도록 노력하기, 부부로서 룰 지키기, 속이지 않기, 숨기지 않기, 거짓말 않기, 바람피우지 않기, 가정문화 성문화 실천하기) 탈모를 부르는 문화 속에서 죽지 못해 살고 있는 인간인지 신뢰와 존중 사랑의 가정문화 바탕 속에서 생활하는 행복에 겨운 인간인지 당신은 누구인지? 내면의 거울에 본심을 들여다보자.

1. 결혼

세상에서 가장 강력한 권력은 결혼이다!
서로 밀어주고 이끌어주며 강한 신뢰와 존중으로 활력을 불어넣어 결국 원하는 것을 얻을 수 있기 때문이다.
　결혼은 역발산기개세다!
혼자가 아닌 부부의 동력으로 역량이 배가되어 원하는 목적지에 다다를 수 있도록 하기 때문이다.
　결혼은 신앙이다!
서로의 지혜와 현명함의 융합으로 깨달음을 얻게 되기 때문이다.
　결혼은 지구촌에 영원히 남는 정신이다!
부부의 본보기와 인생철학 등 삶의 흔적들이 유전자 후손늘로 인해 미래의 지구촌이 어떻게 바뀌든 영원히 회자될 수 있기 때문이다. 샤워나 목욕 직전에 거울

속에 비친 당신의 전신을 보라! 비슷한 인간은 많아도 거울에 비친 전신의 당신이란 인간은 당신이 가지고 태어난 목소리나 지문처럼 지구촌에서 오직 당신 한 명뿐이다. 유감이 있다면 당신의 육체는 유한하다는 것이고, 다행인 것은 당신의 영혼과 철학은 무한하다는 것이다. 결혼해서 당신의 분신! 지구촌의 영원한 유전자 후손의 영혼을 남겨라. 당신의 육체는 유한하지만 당신의 영혼인 후손이 죽어가는 지구촌을 살리고 지키는 수호신이 될 것이고 당신의 유전자 후손으로 인해 세상은 번영하고 발전될 것이다. 당신 생각과 행동이 옳았음을 당신 추모 주기 때마다 후손들은 감응하며 당신 후손임을 그리고 당신 이름을 자랑스러워 할 것이다. 생각해봐라. 황폐한 삶 속에서 오직 하루하루 먹고사는 것이 생존 자체의 전부였던 조상님 시대의 가난은 신분 차별을 낳았고, 신분 차별은 직종과 성별에 따른 사람 차별로 악순환 됐다. 현세의 반려동물 생활만도 못한 그 어려운 환경 속에서도 후손을 출산하고 양육하는 동물적 본능이 있었기에 지금 후손들이 이 땅을 수호하고 있는 것이다. 물론 지난 조상님 시절과는 생활환경도 각자의 인생철학도 다르다. 그러나 당신이 지구를 떠나고 난 다음 당신은 누구를 통해 미래의 인류와 지구촌 그리고 당신의 유전자를 수호하도록 할 것인가? 유한한 당신 인생 동안의 문제가 아니라 천년만년 당신의 영원한 유전자인 인류와 지구촌의 문제로 인식해야 한다는 뜻이다. 결혼해서 가정을 이루고 후손을 양성하는 것이 지구촌에 태어난 인간의 권리이자 지구촌의 역사와 함께 당신의 발자취(본보기, 삶과 인생철학 등)도 교훈으로 후손들에게 영원한 표상이 되는 것이다. 후손은 결국 당신 정신세계의 무한한 연장이다. 세상에 태어나서 무엇을 남겨야 되나 생각하는 당신이라면 걱정하지 마라. 결혼해서 가정을 이루고 후손을 양성하면서 이룩한 가족들 중심에 당신이 있기에 당신 가문의 역사와 지구촌 미래 인류사의 지속도 가능한 것이다. 당신은 결혼하고 후손을 양성했다는 사실만으로도 큰일을 해낸 인물로 역사와 후손들은 당신을 자랑스러워하고 찬양할 것이다. 지금 우리 후손들이 조상을 추모하고 존경하듯이 말이다. 만약 당신이 아직 결혼하지 않았다면 앞으로 낭신이 해야 할 가장 큰일은 결혼해서 가정을 이루고 당신 빼닮은 후손을 양성하여 가족과 가문, 지구촌의 미래 인류로 진화 계승해 나가도록 새로운 인류사의 기반을 닦는 일이 될 것이다.

지구촌에 당신이 남긴 유일한 순환 유전자, 영원한 인류의 연결고리! 당신의 유전자 후손은 당신이 세상에 남긴 어떤 족적보다도 예술 작품보다도 가장 빛나는 작품으로 세상을 밝혀주는 영원한 인류의 고리가 될 것이다. 아직 당신의 작품을 남기지 못했다면 서둘러라. 당신을 닮은 불후의 명작을 남겨라. 당신은 늙어 지구를 떠나겠지만 당신의 영혼인 후손이 당신의 삶과 인생을 본받아 가문과 사회, 미래 인류와 지구촌의 본보기가 될 것이다. 결혼과 출산은 당신의 인생에 가장 큰 성공이며 우주의 축복이다. 결혼은 당신(부부)의 권력이고 후손은 당신(부부)의 정신이다.

2. 배우자 맘

지구촌에서 가장 행복한 결혼은 유한한 인생에 하나뿐인 목숨 바쳐도 아깝지 않은 한번 살아볼 만한 연놈을 만나서 원없이 사랑하고 지구촌을 수호할 유전자 후손을 양성하고 한없이 행복하다가 나이 들어 곱게 늙어갈 즈음 둘이 손 꼭 잡고 먹고 싶은 음식 다 먹어보고, 가보고 싶은 곳 다 가보고, 해보고 싶은 일 다 해보고, 손 꼭 잡고 훌쩍 떠나는 부부일 것이다. 그런 부부라면 빈손으로 시작해도 하는 일마다 성취할 것이며 돈타령 몰라도 행복한 만큼의 돈복도 절로 붙고 부모 본보기교육을 보고 배운 자녀들은 미래 세상을 또 다른 사랑과 행복으로 수놓을 것이다. 당신 결혼과 당신 부부의 간절함이다. 그러나 현실은 조건을 따지는 것은 결혼이고, 조건을 따지지 않는 것은 사랑이라는 허울뿐인 철학만 반복하고 있다. 결혼하는 데 있어서 한번 살아볼 만한 연놈을 만나는 것도 아닌데 주제에 조건은 많고 더럽고 치사한 인생들이다. 그렇다고 이놈 저년 아무나 끌어안고 결혼할 수도 없는 법이다. 각 당사자 간 결혼 후의 꿈꾸는 삶과 인생철학이 있으니 말이다.

사랑해요♪ 0시 패스 오빠!

괜찮아요♪ 0사 오빠!

봐줄게요♪ 00 오빠!

술기운이 알딸딸한 처녀들의 결혼 희망송은 시대의 변화도 무상하다. 결혼을 앞두고 있는 남녀그룹을 봐라. 모두 부처님 가운데 토막이다. 적어도 겉모습 만큼은 1등 신랑, 신부감들이지만 변별력은 갈수록 난감이다. 만년 사랑을 받고 있는 결혼송도 결국 부귀영화를 꿈꾸는 결혼을 앞둔 예비 신부 맘을 담고 있다. 예비 배우자의 결혼 가치관, 인간성, 부부이자 인생 동반자로서의 자질도 운명적인 사랑도 뒷전이고 타고 다니는 자동차가 고가의 덩치 큰 차인지 주위에서 부러워할 정도의 집을 갖출 능력이 있는지, 재산과 연봉은 어느 정도 이상 등의 배경을 갖춰야 기본적인 대우를 받는다. 물질만능 시대에 설령 바람기 있는 놈이라도 돈 잘 버는 놈하고 결혼해 분해서 울더라도 고급 승용차 핸들 속에서 울기를 원하는 예비 신부들의 탈모를 부르는 문화(돈 많고, 높은 연봉을 좇는 마음)에 꽂히는 마음도 100% 이해가 되는 부분들이다. 세상 살면서 보고 듣고 배우는 것이 돈타령뿐이니 말이다. 그런데 말이다. 재력가의 집안에 직장 실하고, 연봉 높고, 성적 좋고, 키도 크고, 잘생기고, 성격 괜찮은 남자는 남자 눈으로 보고 찾아도 이 땅에 몇 명 없어? 그중에서도 찾았다 싶으면 이미 "어마! 숫총각 아냐?"이고. 남자 맘 입장에서도 별 차이는 없어 보인다. 길에서 대학가에서 만나는 여성들은 하나같이 예쁘고 날씬하니 누가 주님, 처님 진짜 반쪽인지 분별 난감이다. 당신이 얘기하는 좋은 학교, 좋은 직장 들어가는 데는 좁은 바늘구멍이라도 있지만 유한한 인생에 한번 살아볼 만한 연놈을 만나기는 낙타가 바늘구멍 통과하는 것보다도 확률이 낮다는 얘기다. 더 큰 문제는 하나같이 사랑은 없고 욕망에 불타는 탈모를 부르는 맘(재산과 높은 연봉)으로 상대를 보기 때문에 부나 연봉 등의 조건 있는 선택은 결국 허울뿐인 부부로 불행의 가정사로 이어진다는 점이다. 상품에만 진짜와 가짜가 있는 것이 아니다. 요술작태에 눈멀지 말라는 얘기다. 서로의 운명이 걸린 문제다. 인상 좋다, 착해 보인다면서 올인하지 마라. 주폭, 불법운전, 음주운전, 성추행, 성희롱, 가정폭력 등 배우자 자질 없는 주인공들도 평소에는 잘생기고 인자해 보인다. 그것과 심상은 다른 것이다. 그래서 인간이 제일 무서운 동물이다.

당신은 혹시 그거 아는가?

속이 '텅 빈 무' 겉모양이 크고 매끈하다는 것을, 겉(배경, 신체, 성적매력 등)으로 보이는 모습이 헉! 좋아 보인다고 속(인생철학, 성적능력, 생활력, 인간성 등)도 실하고 좋은 것은 아니라는 얘기다. 부부의 삶과 인생에 대한 동반자로서의 철학이 담긴 정신으로 상대를 봐야 유한한 인생에 한번 살아볼 만한 연놈이 보이는 법이다. 자신의 입상(배우자, 며느리, 사위, 부모 사식으로서의 준비와 미진 등)은 간과한 채 상대방의 외형(재산, 연봉, 직업, 외모 등)만 바라고 원하는 만남은 한도 끝도 없는 욕망, 탐욕의 전형이다. 부부는 서로 채워주고 이끌어 줄 수 있는 준비(서로에게 도움이 될 지혜와 지식 포용과 배려의 동력)된 동반자들이 만나야 행복한 가정은 물론 서로의 성장도 도울 수 있는 것이다. 좋은 배우자를 원한다면 자신도 좋은 배우자로 조화되도록 준비해야 한다. 결국에는 자신이 준비한 정도와 조화되는 배우자를 만나게 된다. 서로가 눈이 멀어 결혼하는 것은 위선이 있어 불행의 길이 되기 쉽고 서로가 맘이 멀어 결혼하는 것은 지혜가 있어 행복의 길을 찾아간다.

3. 부부

결혼에 대한 환상이나 선입견을 확 바꿔야 한다.
성적인 문제는 기본이라 쳐도 혼자보다는 둘이서 서로의 지혜와 능력을 하나로 합쳐서 가정, 직업, 사업, 재능, 전문분야, 예술문화 등 성취하고자 하는 일을 일궈나간다면 세상에 이루지 못할 일이 없고 부와 명예는 덤으로 얻게 되는 것이 부부의 동력이고 권력이다. 자신이 배우자에게 또는 가정에 어떻게 조화될 수 있는가는 접어 두고 인생을 맡긴다(귀속주의). 봉 잡았다. 인생역전이다. 대박이다. 하는 식의 얻고자 하는 결혼은 성격 차이라는 대대로 써먹고 있는 레퍼토리로 남으로 가게 되고 상대방 배우자는 물론 자녀들 인생까지도 망치게 하는 결국 서로에게 불행한 인생이 되는 지름길이 된다. 예전이나 현재나 맘대로 선택하고 살지 못하는 것 중 하나가 배우자 선택 즉 만남이다. 그러다 보니 꿈속에서 그리던 연놈을 만나기는 어렵고 대부분 울며 겨자 먹기로 아쉽지만 그 정도면 차선을 택하게 된다. 그런데 당신은 아는가? 차선도 이상형과는 지폐 한 장 차이라는 것을, 물론 지폐 나름이지만.... 여타 단체나 집단을 이끌어가는 리더를 보면 영 아닌데 싶은데도 잘 굴러가는 경우들이 있다. 이상하다 싶어 잘 살펴보면 그 가족들의 중심에서 버팀목 역할을 하는 핵심 인물이 따로 있는 것을 알게 된다. 아! 저분이 이 단체를 실세로 이끌어가는 중심이구나, 어쩐지? 하는 경우다. 이런 경우는 가정에서도 흔하게 보인다. 당신 이웃의 가정을 보라. 평범한 듯 싶은데도 그 가정이 번창하고, 행복과 화목으로 단란한 가정문화를 꾸려나가는 중심에는 가족, 특히 부부 중에서 지혜로운 한 사람을 발견하게 된다. 부부든, 가정이든, 단체든 지혜롭고 현명한 동력의 리더가 한 명이라도 있어야 잘 관리 및 유지되면서 모두에게 성장과 발전할 수 있는 계기가 된다는 뜻이다. 그러므로 당신이 그 중심에 나설 수 있도록 노력하고 배우자로서 지혜와 역량을 준비해야 당신 부부와 가정이 이상으로 도약하는 길이 가능해진다는 얘기다. 한편 배우자로서의 자질과 가정경영의 준비된 역량이 있어도 그 끼와 능력을 펼쳐 보일 무대, 부부문화, 가정문화가 없다면 차도 없는 자동차다. 부부문화는 돈 드는 것도, 거창할 것도 없으며 어렵게 생각할 일은 더욱 아니지만 문화가 있는 가정이라야 부부, 자녀, 부모 등 가족이 서로 신뢰하고 존중하는 가정이 되는 것이고, 소통과 배려가 어우러진 가정이어야 사랑과 행복의 정이 넘치는 가정이 되는 것이다. 그러나 쉬운 일은 아니므로 필히 혈기 왕성이 넘치는 결혼과 동시에 부부 소통문화를 시작해야 다양한 부부문화 융합이 가능해진다는 사실이다. 한참 살다가 문제가 많아지고 필요하다 싶어 그때 가서 시작하기는 쉽지 않다. 가정문화는 가정과 가족을 보호하고 지켜주는 울타리다. 서로 다른 가정문화 환경(다문화 가정 포함) 속에서 교육을 받고 성장한 남녀가 서로의 **신뢰**를 구축하고 **부부**로 연을 같이하기 위해서는 부부문화를 통해서 배우자의 속맘을 들어주면서 배우자의 감정과 불편 사항 등을 새기고 서로의 성격, 신앙, 취미 등 정신문화를 이해하고, 배우고, 배려하며 지켜주려는 존중의 맘이 있어야 백년해로, 후대의 천 년 DNA가 가능한 것이고 차선에서 이상형으로 황홀한 가정의 삶도 이룰 수 있는 것이다. 부부불화의 원인으로 가장 많이 지목하는 성격에 있어서는 서로의 장점은 더욱 크게 살려주고, 단점은 서로 보강해주며, 모난 점은 서로 잡아주고 채워주면 된다. 사람의 성격을 완전히 바꿀 수는 없어도 서로에게 배우고 보완해주는 수호 동반자 역할에 충실하다면 오히려 진화가 가능하다는 얘기다. 부부는 그렇게 서로에게 힘이 되고 이끌어주는 일심동체의 길로 가야 차선에서 이상으로 가는 길이다. 따라서 이상형의 부부란? 본심의 소통을 통해서 배우자의 속맘을 읽고 배려와 공감, 포용과 존중, 신뢰로 이끌어주는 친구이고 동료이며 서로에게 기둥이 되어주는 부부를 일컫는 것이다. 부부간의 소통은 관심의 표현이며 신뢰의 바탕이 된다. 부부간의 신뢰는 존중과 사랑의 믿음이다. 크고 보이는 것보다 작지만 보이지 않는 진심 어린 속맘의 행동이 중요하다. 어려운 일은 아니지만 서로 존중하고 사랑하는 열린 맘이 필요하다. 배려와 공감도 거창한 것이 아니다. 중요한 순간마다 같이하려는 맘이 중요하다. 아내의 출산 때 옆에 있어주는 멋(일심동체)을 깨닫는 것부터가 배려와 공감의 기본이다. 부부간의 신뢰는 강하지만 작은 실망에서 금이 가고 깨지는 약점이 있다. 사소한 것들이 쌓이게 되면 불신으로 가는 지름길이 된다는 말이다. 남편 입장에서 보면 밖에서 힘들게 일하고 들어와 양말 하나쯤 결혼 전 늘 하던 대로 뒤집어 벗어 놓기로서니 뭐가 문제야? 하겠지만 아내 입장은 다르다. **뼈가 빠지게** 집안일 해도 표시도 안 나고, 개선장군처럼 들어온 남편은 양말마저 뒤집어 벗어 놓아 속을 뒤집네, 냄새 나는 양말을 다시 바르게 뒤집어 세탁기에 넣어야 하는 아내 입장을 생각해봐라. 신혼 때 한두 번쯤은 사랑의 힘으로 그냥 넘어가더라도 습관이 계속되면 (온갖 편리한 기계는 다 만들면서 저런 인간 몸과 맘을 세탁해주는 기계는 왜 안 나오나?) 맛(감정)도 멋(사랑)도 식게 되는 것이다. 결혼 후 가정은 배우자의 감정을 읽고 공감하며 배려하고 사랑의 감정으로 디기갈 수 있도록 항상 노력해야 행복에 겨운 가정이 된다. 감정은 인간의 근본적인 운명 같은 것이다. 한 사람의 모든(정신적, 육체적) 것이기 때문이다. 돈 드리지 않고도 생각과 행동만 융통성으로 진화시키면 가정엔 행복한 감정으로 넘치게 된다.

결혼했으면

① 룰(부부, 가정)을 지켜라

② 속이지 마라

③ 숨기지 마라

④ 거짓말 하지 마라

⑤ 밖에서 바람피우지 마라

⑥ 매주 한 번 가정문화(성문화)의 날을 정하고 본심의 성적 문제, 부부간 문제, 자녀 문제, 가계 수입 지출 저축 등 계획 문제, 행사 등 가족 간의 가정 문제, 사회 나라 지구촌 등 세상 문제, 미래 설계 등 미래 문제 등을 소통하라. 서로 격려 충언 성찰 칭찬하고 의욕을 충전하며 동기를 부여하는 부부문화 시간을 가져라. 그 길이 신뢰 존중 사랑을 바탕으로 행복한 부부문화의 꽃길이다.

4. 임&남

동물 중에서 가장 못 믿을 동물도 인간이다. 속이고, 사기 치고 배신하는 경우도 가장 가깝게 지내던 변덕스런 인간이다. 예쁘다, 잘생겼다, 재산 많다, 차 좋다, 연봉 높다, 직장 좋다, 좋아 죽어 결혼해서 임이 된 후 성적 무능, 생활력 부족, 불륜, 가정불화, 이혼 등으로 남이 되면 양육비커녕 얼마나 비열하고 악랄하게 무서운 적으로 변해 총공격하는지 주변을 봐라. 재산, 연봉, 직업 등도 중요하고 돈 많은 것도 좋지만 결국은 사람이다. 부와 섹스 등 욕망을 채우기 위한 결혼은 배부른 사랑까지는 몰라도 맛(인간성)과 멋(융통성)을 갖춘 행복한 사랑은 될 수 없는 불완전한 결혼으로 결국 서로에게 불행한 삶과 인생으로 다가온다. 돈도 많고 맛(인간성)과 멋(융통성)이 조화된 인간을 만나면 삶과 인생이 행복으로 넘치지만 맛(인간성)과 멋(융통성)은 가출하고 돈만 끌어안고 있는 인간을 만나면 결혼생활은 평생 불행으로 넘치게 된다. 당신을 반짝반짝 폼 나게, 대박 나게 하는 것도 인간이고, 배신하고, 쪽박 차게 하며, 가슴에 칼 꽂는 것도 가장 가까이 있는 당신 주변 인간이란 얘기며, 옆에 있는 인간도 잘 관리하지 않으면 무서운 적이 된다는 얘기고 가정문화를 간과한 자만과 방심이 부부문화 황폐를 불러오는 시초가 된다는 뜻이다. 가정문화는 차선과 이상형, 양극단의 부부와 가족들을 소통과 포용, 화합으로 조화를 이뤄 성장의 동력이 배가되어주는 융합 마술의 힘을 가지고 있다. 신뢰를 바탕으로 이해와 배려 공동의 삶과 목표에 대한 공감의 문화가 있는 가정은 설령 어떤 문제가 발생해도 칼로 물 베기 항상 임이지만 탈모를 부르는 문화(돈만 좇는 욕심, 소통 배려불통, 가정문화 성문화 폐쇄, 성적 일탈 등)로 가득 찬 가정은 갈수록 불만이 쌓이면서 결국 남이 되고 마는 것이다. 이해와 배려 없이 항상 바라기만 하는 맘과 끝없는 탐욕에서 신뢰와 행복은 깨지게 되어 있는 법이다. 결혼해서 행복하고 의미 있는 가정문화를 이루기까지는 그 과정이 힘들고 어려워도 그것을 잃는 것은 한순간임을 또한 명심해야 한다.

'결혼 면허증'

'신용증명서'

'부채(개인 거래 포함)증명서'

'범죄 경력 조회서'

등을 첨부하게 하는 것도 갈수록 높아가는 허위와 위선으로 위장된 결혼과 이로 인한 이혼율이 심각한 사회 문제로 번지는 것을 어느 정도 예방해 보자는 차원인 것이다. 공공 기관의 양육비 이행 관리원(이혼 후 양육비 지급 및 소송 등에 대한 도움)제도, 미성년 자녀에게 부모 친권박탈 소송권부여 등을 봐도 무책임한 부모들의 가정 문제가 심각한 사회 문제로 번지고 있음을 보여주는 것이다. 서로 다른 가정환경 문화 속에서 성장하다 보니 성격도, 취미도, 신앙도 생활문화도 상이할 수 있다. 그러나 가정문화가 있다면 소통과 배려, 포용과 조화로 극복을 넘어 진화도 가능한 사고의 차이다. 같아서 좋은 면도 있겠지만 달라서 좋은 면도 있다. 서로 다른 문화를 이해하고 배우며, 배려하는 진정 어린 맘만 있다면 서로에게 최고의 배우자가 될 수 있고, 이는 각자의 인격 존중으로 발전하여 부부문화의 본보기가 되는 것이다. 본보기란 거창한 것이 아니다. 배우자로서, 가정의 주체로서 기본과 룰을 지키는 것이다. 부부가 생활하는 가정생활 공간에서는 홀로 자유방임하던 혼자만의 공간이 아닌, 자유는 있지만 배려하고, 공감하며 존중하는 가정문화 공동체라는 기본(존중, 신뢰)과 룰(원칙, 맹세)을 잊지 말라는 얘기다. 결혼했으면 불행의 씨앗이 되는 말과 행동부터 달라져야 한다. 가정에서 말은 많은데 핵심이 없는 경우, 특히 말을 함부로 하는 경우(욕, 언어폭력, 십구석에서 뭐 하느라고 힘들다 하느냐, 돈 지출 문제, 음식 문제, 육아 문제 등) 평소 하던 대로 무심코 내뱉은 말이지만 배우자를 신뢰하고 평생을 함께하고자 결심하고 결혼했던 배우자 입장에서는 평생 한으로 각인되게 된다는 사실을 잊어서는 안 된다. 부부 서로가 바쁜 일상이다. 가정생활 문제부터 밖의 사업 문제, 직장 문제도 피곤하다. 자금 문제, 업무 문제, 승진 문제, 회식 문제, 주야교대 근무, 24시간 근무, 맞벌이 부부 등 생활에 돈이 필요하니 돈 버는 것도 분명 중요하다. 그러나 바빠서, 시간 없어서, 피곤해서 부부 사랑문화도 본심의 소통도 없이 지내면 돈은 쌓이겠지만 서로에 대한 맛(사랑)과 멋(행복)의 불통도 불만으로 한숨으로 쌓이게 된다. 어쩌다 시간이 나도 멀뚱멀뚱 TV, 게임, 폰만 들여다보는 '왜 사나?'의 일상이 반복되어 남으로 가는 지름길이 된다. 배우자로서의 관심과 사랑은 돈으로 환산할 수 없는 부부 공동의 삶과 인생의 보석이다. 집에서 육아 및 살림하면서 남편 뒷바라지하는 전업주부인 경우도 밖에서 돈 버는 남편 못지않게 일이 많고 힘들며 스트레스 쌓인다는 것을 깨우치면 쉽게 이해될 수 있는 부분이다. 또한 집에만 들어오면 돈타령만 하면서 쩔쩔매고 어쩔 줄 몰라 하는 유형, 집안에서도 사업이나 직장 문제에만 골몰하는 유형, 잡념이 많고 늘 고민만 하고 있는 유형, 무슨 일이든 적당하게 대강대강 처리하는 임기응변 유형, 배우자와 자녀, 가족 등과 전혀 대화가 없는 묵묵부답 유형, 그때그때 상황에 따라 말을 내뱉는 무개념 유형서부터 행동 부분(가정에서의 흡연, 술기운으로 인한 주정, 언어폭력, 폭행, 금전적인 속임, 종일 신생아형, TV형, 게임형 등) 경우도 돌이킬 수 없는 상황으로 발전할 수 있음을 명심해야 한다. 신생아 유형은 해종일 집안에서 먹고, 자고, 싸고를 반복하는 남편을 일컫는 말이다. 물론 남편 입장에서는 먹고, 자고, 싸는 일상에서 행복감을 느끼고 재충전 의미도 있을 것이다. 그러나 그런 생각과 행동은 혼자만의 공간일 때의 얘기고 결혼 후에는 배우자와 아이가 있는 한 가정의 생활공간이라는 점이다. 당신이 좋아하는 공간이 아니고 당신과 배우자, 가족들의 휴식과 활력 충전 등 사랑과 행복의 조화가 있는 가정 공동체 말이다. 각자의 자유도 있어야겠지만 부부가 같이 일주일 동안 쌓인 짜증과 스트레스 해소의 다양한 방법 등 부부나 가족들의 마음과 행동을 같이 할 수 있는 문화생활, 취미 개발 등, 가족 공동체로서의 의무와 책임(가정경영)도 직장이나 사업경영 못지않게 중요한 것이다. 가족의 생활공간에서 홀로 생활할 때처럼 신생아 놀이만 한다면 가정문화는 해보지도 못하고 시들어 버리게 된다는 얘기다. 가정사의 모든 사건, 사고는 자만과 방심에서 발생되는 것이다. 소통과 이해의 노력보다는 무관심으로 일관하거나, 비판이 앞서든가 인정하고 반성하기보다는 실수와 잘못을 숨기고, 변명하고, 화내고, 속이려고만 한다면 가정문화는 남의 문화가 되고 마는 것이다. 또한 사회생활을 보면 그 사람의 겉과 속이 다른 내면을 읽을 수 있는데(마약형, 도박형, 약속 시간 불이행형, 입만 열면 부모 탓 흙수저 타령형, 나라 탓 원망형, 배우자 몰래 비상금 지출형, 술만 들어가면 고성방가 노상방뇨 사물 파손 시비 폭행 욕설형, 거짓말에 둘러대기 유형, 운전대만 잡으면 법규위반을 기본으로 흡연 및 담배꽁초 자동차 밖에 투기, 자동차 밖으로 가래침 뱉기, 쓰레기 자동차 밖으로 무단투기, 자신의 잘못은 반성 없이 머리털로 가리고 남의 잘못만 지적하며 내뱉는 욕설형, 음주운전형 등) 이런 유형 분들은 부부관계, 가정생활, 자녀교육, 사업, 직장생활, 인생관 등도 진화 유형이 아닌 판에 박은 유형인 경우가 많다. 결국 위와 같은(말, 행동, 사회생활 등) 경우에는 차선이 이상으로 도약하기 어렵고 가정의 울타리 역할조차도 힘들다. 매일같이 반복되는 상투적인 일상에서 소통도, 배려도, 공감도 없는 우리가 아닌 나만 생각하고 말하고, 행동하고 나아가 밖의 생활에만 신경 쓰다 보니까 신혼인데도 부부의 불화는 심하고 부부애도,

성문화도 시들해지고 스트레스 쌓이고 술과 담배만 늘고 갈수록 가정은 엉망 진창이 되어 가는 것이다. 혹여 당신이 이러한 입장의 당사자라면 더 늦어 모두 잃기 전에 자만과 방심했던 자신을 반성하고 혁신하여 제자리를 찾아가야 한다. 혹시 당신이 이러한 입장의 배우자와 살고 있다면 외면하고 속으로 삭이는 것만이 능사가 아니다. 결국엔 모두 황폐되는 지름길이다. 아주 늦기 전에 부부 소통문화를 통해서 성찰하고 혁신하여 본보기 배우자로 깨우쳐 거듭나도록 동기를 부여하는 지혜로운 배우자 역할로 이끌어 줘야 한다. 그런 당신이 진정한 동반자고 가정의 수호자며 야망의 배우자다. 결혼은 부부와 가정의 기본(존중, 신뢰)과 룰(원칙, 맹세)을 반드시 지키겠다는 공식 선언이다. 결혼한 후 룰을 무시하고 독단적으로 생각하고 행동한다면 부부는 물론 가족 모두가 불행해진다. 가정문화, 성문화의 기초는 결국 사람 관계다. 가까운 사람일수록 기본을 지키고 더 보살피고 잘 관리해야 된다는 뜻이다. 배우자를 잃으면 가정을 잃게 된다. 가정을 잃으면 모든 것을 잃게 된다. 돈, 직장, 사업(일), 친구를 지키기 전에 배우자와 가정 먼저 지켜라. 돈, 직장, 사업(일), 친구의 신이 되기 전에 배우자의 신이 먼저다. 그 길이 가정과 세상을 품는 길이다.

5. 정체성

가정은 부부와 가족들의 휴식공간이자 사랑과 행복을 충전하고 미래를 설계하는 부부문화 공동체다. 어느 한쪽에서 시집가고, 장가들은 것이 아니라 두 남녀가 결혼해서 한 가정을 이뤘다는 뜻이기도 하다. 여자 쪽에서 시집을 가고, 남자 쪽에서 장가를 들고 마치 한쪽이 다른 한쪽에 귀속되는 표현보다는 그냥 결혼이라는 표현을 써라. 태어나는 아이가 엄마의 성을 따를 수 있듯이 결혼이 어느 한쪽이 다른 한쪽에 속하는 관계가 더 이상 아니라는 뜻이다. 출가외인이라는 선입관에서 벗어나야 하며 평등과 존중, 신뢰를 바탕으로 사랑과 행복이 넘치는 부부와 가정이 미래 인류의 본보기다. 부부의 모든 일은 여기서부터 출발해야 사리사욕에서 벗어나 부부간의 정체성(신뢰, 존중, 사랑)도 지혜와 융통성으로 포용하고 배려하며 융합할 수 있는 호기가 된다. 가정의 정체성(행복)이 꽃피기 위해서는 모든 집안일부터 공동으로 행하여야 한다. 시장보기부터 식사(밥, 반찬 등)준비, 빨래, 청소, 쓰레기 치우기, 설거지, 정리정돈, 임신, 태아교육, 출산, 양육, 기일, 명절준비, 집안 행사 등 모든 가정생활 말이다. 갈수록 다문화 가정 부부 및 맞벌이 부부도 점점 태산이다. 집안일은 반드시 아내가 해야 한다는 선입견의 틀에서 벗어나야 한다는 얘기다. 너 할 일, 나 할 일 따지면 탈모를 부르는 문화(아내 할 일, 남편 할 일)에서 벗어나기 어렵고 결국 가정불화로 터지고 마는 것이다. 부부간의 가장 위험한 것이 부부공동체의 생활이 아니라 배우자를 도와준다는 발상이다. 가정생활을 부모님이나 조상 시절 남존여비 관행으로 이해하고 그대로 따라하며 진화와 혁신을 거부하는 구제불능 경우로 황폐한 가정의 지름길이다. 행복과 불행은 생각 한 끗 차이다. 각종 기념행사(각자 생일, 각종 기념일, 처가, 시댁 기념일 등) 일자를 챙기는 것도 배우자에 대한 최소한의 예의다. 돈 없으면 마음의 정성이라도 표현하라. 그냥 지나가는 경우와 동전 정성이라도 보이는 경우와는 '임과 남'의 차이다. 무관심은 남으로 가는 지름길이 된다. 사업이 어렵고 직장이 부도 직전이고 돈이 없어서 힘들어서 이해해 주겠지? 하고 그냥 지나가면 점점 무관심, 무배려, 무소통의 배우자가 된다. 나중에 생활이 좋아지고 돈 많이 벌어도 목석이긴 마찬가지다. 결혼 초부터 배우자에 대한 관심과 사랑이 몸에 배야 행복으로 진화한다. 직장과 사업(일) 등 하는 일이 어려워도 변함없이 배우자에게 정성을 다하면 설령 당신과 가정에 어떤 어려움이 닥쳐도 변심(이혼)되는 배우자는 없다. 하던 일이 어려워서 정말 돈이 없다면 배우자 기념일에 책 한 권, 거리가게 액세서리 하나라도 그것도 어려우면 꽃 한 송이라도 마음을 전하라. 마음은 관심이 되고 관심은 습관이 되며 존중의 습관은 사랑의 근본이 된다. 또한 무관심 만큼 무서운 것이 선긋기다. 처갓집, 시댁, 장모, 장인, 사위, 며느리, 시어머니 하면서 선을 긋지 마라. 장모님, 장인 어른, 시어머님, 시아버님 모두 같은 부모요, 사위, 며느리도 같은 자식이다. 부모의 입장에서도 장모, 장인, 시어머니, 시아버지 계급장 떼고 엄마, 아빠, 가정 선배의 모습으로 마주하라. 자녀를 결혼시켰으면 한 가정의 주체들이다. 부모로서 의무와 권리는 주장할 수 있으나 권력까지 넘본다면 애착을 넘은 무개념의 내정간섭으로 가정불화로 이어지며 자녀 가정의 정체성(행복)은 황폐된다. 자식의 입장에서도 며느리 사위에서, 아들딸로 다가가라. 말이든 행동이든 감정이든 양쪽 부모 차별하고 선긋지 마라. 선을 긋는 순간부터 서로의 신뢰가 깨지면서 가정의 정체성도 부부문화의 꿈도 금이 가게 된다. 부부간 한번 깨진 신뢰를 회복하고 화합하기는 부러진 바늘 잇기보다도 어렵다는 것을 명심해야 한다. 또한 부부도 직장과 가정생활 외에 각자 꿈이 있고 희망이 있으며 하고 싶은 일, 이루고 싶은 분야도 있는 법이다. 부부 서로가 자존감을 잃지 않고 100년 삶의 정신문화가 황폐되지 않도록 각자의 소질(전문업, 배움, 스포츠, 문화예술, 애국, 봉사활동, 재능 활용, 취미 등 기타 성취 분야)을 살려 실행할 수 있도록 배려하고 지원해야 한다. 부부지간의 정체성(신뢰, 사랑, 존중)이 황폐하면 가정의 정체성(행복)은 부패된다. 이와 같은 경우들을 잘 배려하고 이행하기 위해서는 부부간 또는 가족 간의 신뢰와 존중의 바탕에 소통이 가능한 가정문화가 중심이 돼야 한다. 시간 없고 피곤해도 일주일에 한 번은 만사제치고 마주 앉아서 부부와 가족의 당면한 문제, 혁신할 점, 결정해야 할 문제, 불평불만 문제들을 토론과 의견교환 등 속맘 소통을 통해 공감대를 형성하고 문제점이 있다면 해결하는 자세를 통해서 욕구해소와 신뢰감을 쌓는 소통문화 가정이 되어야 한다. 다문화 가정의 경우에는 더욱 절실한 문제다. 언어와 문화, 음식, 풍습까지 서로 다른 환경에서 교육받고 성장한 분들이 속맘 소통문화 없이는 서로를 이해하고 포용하기 어렵고 바쁜 생활에 외면하고 무관심으로 지나가면 갈수록 서로의 단점만 보이게 되고 가정과 가족으로서 소통하고 융합하기는 점점 어려워진다. 가정문화란 이미 만들어져 있는 그 무엇을 체험하는 공간이 아니다. 당신 부부와 가족만의 새로운 문화를 소통과 조화, 사랑으로 창조해 나가는 공간이다. 먼 나라 배우자 가정의 기일문화, 가족문화도 좋은 점은 접목하여 융합하면 지구촌문화가 되는 것이다. 작은 생각들이 모여서 문화도 되고 행복도 되지만 작은 문제들을 방치하면 쌓여서 큰 문제로 발전되고, 불평불만과 화병, 우울증으로 연결되어 돌이킬 수 없는 상황이 되는 곳도 가정임을 항상 명심해야 하며 특히 배우자에게 다음 같은 정신의 황폐 전조증상이 나타나지 않도록 가슴 막히는 일이 없도록 보살피고 배려해야 한다.

하루 종일 한숨만 쉬고 있는 경우

하루 종일 성질만 내는 경우

하루 종일 말이 없는 경우

하루 종일 술기운으로 버티는 경우

하루 종일 인생무상 도 닦으며 출가 준비하는 하는 경우 하루 한 달 한 해 부부관계는 뜸해지고 회피하는 것 같은 느낌이 드는 경우 등 배우자의 정체성(신뢰, 존중, 사랑)이 빠르게 황폐되어 가는 징조다. 직장일에, 사업에, 돈벌이에 바빠서 방치하면 영영 잃을 수도 있다. 결혼 때의 초심처럼 진정성 있는 마음과 자세로 배우자의 처지와 인생 배우자 및 가정에 소홀했던 일, 부부관계 등을 돌아보아 성찰하고 혁신하여 배우자의 본심을 읽고 한 발 더 다가가는 배우자가 되어야 한다. 그 길이 부부지간의 정체성(신뢰, 존중, 사랑), 가정의 정체성(행복)도 지키는 길이다. 존중과 배려, 포용과 소통이 이뤄지지 않는 불통의 부부와 가정은 정체성(행복)도 불행으로 황폐된다. 가정문화를 통해 소통하고 배우자 본심을 존중하며 배려하는 맛(감정의 조화)과 멋(행동의 융통성)을 갖춘 배우자가 되도록 항상 노력하고 준비해야 한다. 그 길이 부부간의 정체성(신뢰, 존중, 사랑)을 융합하고 지키는 길이다.

6. 10%의 철학

당신의 인생길, 배우자의 길, 가족의 길, 부모와 자식의 길에서 때로는 행복도 좌절도 느꼈으리라. 나만 아닌 우리의 길, 가족으로 살아가는 길에 대한 권리와 의무를 무시할 수 없으니 말이다. 가정생활 부부생활 사회생활 등 인생사가 좇아가다 넘어지고 엎어지고 깨지며 뭉그러지는 산 넘으면 또 산의 연속이다. 가족들과의 관계된 길만 보더라도 누군가의 자식과 후손으로서의 길이 있을 것이고, 누군가의 엄마 아빠로서의 길이, 아내와 남편으로서의 길, 당신의 모든 길들이 가정과 가족을 위해 이끌고 지켜주는 본보기의 길이다. 중요한 것은 당신의 여러 길속에 자신만의 길도 닦아 놓으라는 것이다. 그래야 변화무쌍한 환경 속에서 100년 인생 끝자락에 섰을 때 당신의 이름이 새겨진 길을 찾을 수 있을 것이다. 가족들을 돌보고 자녀교육 및 유학 보내고 배우자 뒷바라지하고 이렇게 인생을 배우자와 가족에게만 올인하다 보면 자신의 길은 잃게 되고 황폐한 정신과 허무한 인생길로 들어서게 될 수도 있는 것이다. 당신이 가족들을 위해서 헌신하더라도 가족들의 인생까지 대신 살아줄 수는 없듯이 가족들도 당신 인생을 대신해줄 수는 없는 법이다. 물론 가족들에게 헌신하는 인생도 자신의 길임에는 틀림없다. 그러나 그런 과정 속에서도 너와 너희뿐만 아니라 나(당신)에 대한 투자도 필요하다는 것이다. 혼자서만 영리한 척 너와 너희에만 아등바등 몰빵 하고 자신에 대한 10% 투자도 없다면 분명 무지의 대가를 치르는 불행을 맞이하게 될 것이며, 설사 가족과 이웃들이 당신의 그러한 희생정신을 이해한다 하더라도 존경은 없을 것이다. 나라와 지구촌으로 본다면 봉사정신, 희생정신이 으뜸이지만 가족과 부부간에는 희생, 헌신하는 정신보다 더 중요한 것이 사랑과 존중의 정신이다. 가정에서는 사랑이 있어야 문화가 있고 존중이 있어야 역사가 있다. 변화하는 생활환경 속에서 지혜를 깨닫고 진화하는 자세가 되어야 부부간 가족 간의 존중과 유대감이 형성되고 세상의 다양한 주제 속에서 서로 이끌고 발전해 나아갈 수가 있는 것이다. 그래야 가정의 수호천사로서 유학보다 중요한 사람교육 등을 멘토링 할 수 있고 가정을 바로 세우면서 가정문화가 꽃피게 된다. 가정문화가 있어야 사회에서 가르치기도 배우기도 힘든 자녀의 사람교육, 성교육 등 인성교육이 가정교육으로 가능해지는 것이다. 자녀의 인간성 교육은 가정에서 주도하고 이루어져야 한다. 학교 등 교육 기관에서 잘해주겠지 하는 생각은 착각이다. 옷과 음식 건강은 가족이 동등하게, 교육 교양 문화예술 취미 녹서 등 지적 분야에서는 너와 너희에게 100% 과잉 헌신 말고 최소한 10%는 당신 자신에게 투자하라.

"빚내서 자녀 유학 보냈냐?"

그러면 유학 보낸 자녀만 바라보지 말고 빚 더 내서 교육이든 책(독서 글쓰기)이든 평생교육원 수강이든 문화예술이든 국내외 여행이든 취미든 봉사활동이든 전직이든 얼굴 등 머리털 피부든 당신에게도 투자하라. 그래야 자신의 페이스와 존재감을 지키고 존중을 넘어 유학 다녀온 자식에게 존경받고, 보람 있는 인생길의 유종의 미가 된다. 무조건 올인하고 쳐다보고 바라기만 하면 뒷다마가 생기게 마련이다.

"뭐야 왜 저래?"

"다들 그러잖아."

"짜증나."

결국 화병에 우울증에 울화통에 머리털은 호호백발 되고, 몸은 늙고, 정신은 황폐해진다. 같은 음식과 술이라도 서비스와 분위기가 남다른 문화공간 등 맛(입맛)과 멋(매료)으로 무장한 가게에는 값이 몇 배 비싸도 손님들로 장사진을 치는 법이다. 각 가정도 가족들의 철학과 특징에 따라서 가정문화가 차별되듯이 당신도 당신만의 차별화로 당신의 이름을 걸고 당신만의 인생 목표를 세우고 작지만 10% 투자로 작은 준비부터 시작하라. 그 길이 낙담으로 인한 우울증 및 조울증과 화병의 길, 한도 끝도 없는 인생무상(헛살았다, 속았다)의 길, 반전 없는 외로운 인생길, 허무한 인생길, 여기저기 매달리는 길, 마약이나 도박에 빠지는 길, 밤돌이로 노래방 클럽에서 소리치고 흔드는 길, 정신적 고통의 길, 힘들고 지겨운 길, 만성 두통과 스트레스의 길, 흡연과 알코올 의존 길, 좌절감의 길, 갱생 불가능의 길, 치매의 길, 자살 용기의 길, 불면증의 길, 하염없는 한숨의 길,

자멸감의 길 등 정신의 황폐로 머리털 다 빠지는 길에서 벗어나는 길이다. 당신이 여자든 남자든 나이가 많고 적고를 따지지 마라. 당신의 녹슨 끼(사랑, 문화 예술, 문학, 배움, 스포츠, 재능, 봉사 등 성취 부분)를 닦아주고 빛내줄 가족이 주위에 없거나 있어도 철학과 역량이 부족하여 기대하기 어렵다면 우울증과 화병만 끌어안고 한숨만 쉬다 가지 말고 당신 스스로 검게 멍든 녹을 닦아 내고 끼를 살려 기나긴 100년 인생길에 전화위복의 불꽃을 피워 보라는 얘기다. 여자는 엄마 팔자를 따라간다면서 오늘도 뒤웅박 틀 속에 갇혀 한숨과 눈물로 죽지 못해 살고 있다면 세상 아무도 당신의 눈물을 닦아주고 꺼내주지 않는다.

당신 스스로 깨고 나와라!

얼어붙은 질곡의 틀을 차고 뚫고 부수고 벗어나거든 비상금이나 숨겨둔 돈 모두 찾아서 당신만을 위해 써라.

먹어 보고 싶은 음식 다 맘껏 배터지게 먹어봐라.

가보고 싶은 곳 다 가봐라.

해보고 싶은 일 다 해봐라.

정말 미안하지만 당신은 한번 죽어 떠나면 지구촌엔 다시 못 온다. 나이 들수록 죽는 순간까지 의무와 권리를 같이 꼭 쥐고 살아라. 남자 팔자, 여자 팔자, 대박 팔자, 따라지 팔자가 따로 있는 것이 아니다. 자신의 팔자는 자신이 개척하고 스스로 진화와 개혁시키려는 노력 여부에 따라 상팔자도 되고 개똥 팔자도 되는 것이다. 자식만 바라보고 매달리는 것은 무지의 극치고 배우자만 믿고 의지하려 하는 것은 어리석음의 극치다. 당신이 바라보고, 매달리고, 믿고, 의지할 곳은 강한 내공의 정신이어야 한다.

성문화

　성문화가 "행복해 죽겠어!" 부부는 의식주가 다소 부족해도 화목한 가정 행복을 이어가게 되며 배우자가 밖에서 성추행, 성희롱은 물론 바람피우는 일도 없고 자녀의 성적 가치관도 부모의 성문화 본보기를 통해서 자연스럽게 습득 각인되어 가게 된다. 융통성 있게 포용하고 배려하는 올바른 성문화는 가정 행복의 씨앗으로 다른 분야가 다소 부족해도 가정 만사형통의 특효약이 된다. 결혼은 부부 서로 한눈팔지 않고 바람피우지 않으며 배우자와 가정을 사랑과 행복의 도가니로 만들고 일심동체의 성적 양심에서 일탈하지 않겠다는 약속으로 이런 약속이 지켜지기 위해서는 가정문화 기초 위에 성문화가 자리 잡고 진화되어야 애정이고 사랑이며 가정이 무릉도원이 된다. 반면에 가정문화는 불통이고 성문화가 불행하면 궁궐 같은 집에 살면서 지구촌에서 가장 비싼 옷과 보석을 걸치고 고가 자동차를 몇 대씩 굴리며 전용 비행기로 매일같이 지구촌 어디든 가서 가장 귀하고 비싼 점심을 먹고 오는 화려한 일상이 반복되어도 그저 허울 좋은 속 곪은 수박 같은 신세로 독불장군 관계나 성폭력의 부부지간이 되기 쉽고 불륜 등으로 성적 일탈을 함부로 놀리는 계기가 되며 가정폭력 이혼으로 연결되는 등 가정 만사불행의 지름길이 된다. 그런데 성문화라는 표현이 낯설게 느껴지고 성이나 섹스 같은 단어들이 꽃향내처럼 관능적으로 다가오는 것은 왜일까? 문화는 각자의 취향과 몸에 맞는 옷이다. 국가문화, 사회문화처럼 범위가 넓게 해석되는 대중문화도 있지만 서로 대화하고 공감하는 것도 문화요, 부부가 정신적, 육체적 사랑으로 서로 충족하고 즐기는 것도 문화다. 성문화는 부부간 정신의 융합문화다. 성을 넘어 부부지간의 삶과 인생, 감정, 정체성, 존재감 등이 신뢰와 존중으로 융합되어야 사랑이 넘치는 행복한 부부관계가 가능하기 때문이다. 따라서 성문화는 성적 가치관 성도덕 등의 올바른 성적 의식과 이해도 중요하지만 양심과 도덕 인성 등 준비된 인간성이 받쳐줘야 한다. 부부지간마다 천차만별인 성적 욕구를 이해하고 포용하며 배려하고 보석처럼 아끼고 목숨처럼 지켜주려는 인간성이 바탕이 되어야 황홀한 성문화가 성숙될 수 있기 때문이다. 남녀 사이에도 성적 욕구는 큰 차이가 있다. 남자들은 시도 때도 없이 장소 구분 없이 성적 욕정을 내지만 여자는 쉽게 사랑의 문을 열지 않는다. 성적 파트너, 성적 매너, 분위기 등 맛(감정)과 멋(상대)이 어우러져야 사랑의 문이 열린다는 점을 주시해야 한다. 성적 소통 없는 부부관계는 성폭력에 머물며 사랑과 공감의 행복한 성문화로의 진화가 어렵다는 얘기다. 남자들이 가정에서 풀지 못하는 성적 욕구를 밖에서 돈으로 성을 사는 경우는 밖의 숲에다 그냥 싸는 것으로 성 도우미 로봇, 자위 등과 다름없는 행위다. 물론 성적 파트너와 집에서 기다리는 배우자 유무에 따라서 각자의 생각과 느낌은 다르겠지만 싸고 나도 불결한 기분에 뒤끝도 깔끔하지 않은 것이다. 결혼 후 밖의 성적 일탈이 잦을수록 가정의 성문화는 진창으로 변해 간다. 당신 배우자도 당신의 성적 일탈을 알고 있다. 모를 거라고 완벽했다고 방심한다면 당신은 여자를 너무 모르는 인간이다. 당신은 문밖의 숲에다 싸고도 아닌 척 그냥 회식에서, 노래방에서, 장례식장에서 먹은 음식이 배 아프고, 피곤하다면서 아내를 피해 그냥 엎드려 자는 척하지만 귀신보다 더 감각 동물이면서 부처님 손바닥인 아내는 그저 모른 척하는 것이다. 더럽고 치사해서…. 어쩔 수 없는 팔자니 하면서 눈감고 한숨 쉬며 사는 것이다.

당신 어머니, 할머님이 계시면 물어봐라. "아버님 또는 할아버님 생전에 바람피우시던 문제로 속 썩은 일이 몇 번 있었습니까?" 없었느냐고 물으면 없었다고 답하신다. 몇 번 있었느냐고 물으면 십중팔구 긴 한숨으로 답이 돌아온다. 한을 가슴에 묻은 채 살아오신 것이다. 엉망인 가정문화와 진창인 성문화를 당신도 그대로 답습하고 있는 건 아닌지 성찰해봐야 한다. 성문화가 자리 잡고 행복해지려면 양쪽 모두의 노력이 필요하다. 입에서 내뱉는 말부터 정화해야 한다. '야, 이 인간아' '야, 이 사람아' '이년이' '야, 마누라' '야, 밥 차려' '야, 집구석에서 종일 뭐 했어.' '사내 노릇도 못하는 놈이' '돈도 못 버는 주제에' '송장도 아니고?' 등 독불장군 말투 무시 말투와 무조건 화만 내는 가정에 개뿔 무슨 가정문화, 성문화가 꽃피겠느냐? "야, 급하다! 빨리하자" 배우자를 성적 욕구 상대로만 취급하는 부부에게 성문화는 낯선 단어일 뿐이다. 전후 사정 인지도 없이 되돌릴 수 없는 말 먼저 내뱉거나 행동이 앞서면 상대방은 황당함에 모멸감을 느끼게 되고 맛(사랑)과 멋(행복)도 점점 퇴색해지는 것이다. 또한 부부 일심동체로 평생을 살아오면서 가장 무섭고 강력한 불만의 표시는 배우자의 끝장 말이다. 예뻐 죽겠어, 죽고 못 살아! 너 아니면 안 된다면서 결혼했지만 평생 동안 나이 들어서까지 배우자에게 끝장 말 "지겨워 이 인간아!" 라는 말을 듣는다면 분명 인생을 잘못 살아온 것이다. 바깥일부터 가정일, 자녀일, 부부일, 특히 소홀한 부부관계 등 어느 하나 배우자의 맘에 드는 일이 없었다는 지구촌에서 부부간의 가장 강력한 불만의 표현이기 때문이다. 맞대응하거나 어쭙잖은 반성 말투로는 해결되지 않는다. 당신은 인생에서 가장 훌륭한 동반자이자 소중하고 지혜로운 스승 배우자를 옆에 두고도 감각도 감정도 느끼지도 못한 채 한세상을 살아온 것이다. 황혼이혼 길에 나서는 부부들 모두 "지겨워 이 인간아!" 가정임을 명심해야 한다. 옛날 같으면 한의 응어리 안고 저승까지 갔겠지만 이젠 '웃기지 마!' 꿈 깨야 한다. 성문화가 생동하는 가정을 경영하려면 배우자 감정을 읽는 행복의 철학과 순간을 읽는 감각의 융통성이 필요하다. 신혼부부든 황혼부부든 부부간 인간성 외에도 포용과 배려, 존중과 공감, 감정과 사랑의 소통 등 배우자로서 가정성영(사랑과 행복의 조화능력, 사고와 행동의 융통성, 부부지간의 감정 소통 등)의 역량을 항상 준비해야 한다. 황혼이혼 길에 나선 성실하기로는 부처님과 맞먹는 지인 노객은 어이없다는 표정으로 진지하게 속맘을 내뱉는다.

"평생을 앞만 보고 죽어라 일한 죄밖에는 없는데...."

"평생을 한눈팔지 않고 돈 벌어다 준 죄밖에는 없는데...."

법원을 나서며 눈시울을 붉힌다.

선생은 언제쯤 뉘우칠까?

앞만 보고 죽어라 일만하고 한눈팔지 않고 돈만 벌 줄 알았지 옆에 있는 배우자 꽃을 살펴보고 혹여 시들까? 썩을까? 떠날까? 보살피고 꽃향기에 취해 자주 자빠질 준비가 모자랐다는 것을....

선생은 언제쯤 깨우칠까?

아내는 돈만 바라보고 빵만 먹고사는 동물이 아니라는 사실을.... 떠난 뒤에 '잘못했다' 그림의 떡이 된 사진 보며 후회하지 말고 죽은 뒤에 '사랑한다' 휑한 자리에 주저앉아 독백하지 말고 서로 옆에 있을 때 아끼고 사랑해야 한다. 황혼이혼 길로 난민처럼 끝도 없이 이어지는 부지기수 한의 고통들을 드라마 얘기로 남의 집 얘기로 흘리지 말라는 말이다. 배우자 앞에 무릎 꿇고 석고대죄하고 머리털만 빼고 탈고를 부르는 문화(배우사로서의 부잭임, 속이기, 숨기기, 거짓말하기, 바람피우기, 가정문화 성문화 폐쇄)로 타락한 몸과 마음, 정신 등 모두 박박

빨아 개과천선해야 한다. 혁신으론 안 되고 개혁을 해야 한다는 얘기다. 나이 들어서 또는 죽음의 문턱에 와서야 깨닫게 되는 것 중 하나가 세상에는 여자(아내)보다 못한 남자(남편)는 많으나 남자보다 못한 여자는 없다는 것이다. 결혼 전이나 결혼 초에 깨달았다면 '배우자의 신' '가정의 신'이 되었을 텐데 말이다. 당신이 평생 동안 얼마나 많은 재산을 모았는지는 몰라도 또 남은 평생 얼마나 더 모을지는 몰라도 그 재산을 몽땅 다 줘도 바꿀 수 없는 사람 지구촌에서 가장 귀하고 귀한 소중한 사람이 바로 당신 배우자라는 얘기다. 일만 좇고 돈만 쌓지 말고 배우자 맘을 좇고 사랑과 행복도 쌓아라. 당신이 밤낮으로 노력해서 돈 많이 벌고 밖의 일에 성공했다고 해서 배우자도 마냥 기뻐하고 만족해 할 거라는 생각은 망상이다. 사업에 직장 일에 피곤하다면서 집에 들어서자마자 침대에 엎어지는 당신을 벙싯 미소로 맞이한다고 해서 그냥 방치해도 변함없는 동반자일 거라는 생각 또한 몽상이다. 황당하고 어이없어도 벙싯 미소 짓는 동물이 여자다. 혈기 왕성의 신혼을 지나 결혼 연차가 더해질수록 부부 각자의 성적 성향도 확연히 드러난다. 어느 한쪽의 성적 감정만 강요할 것이 아니라 서로의 솔직한 성적 소통을 통해서 배우자의 감정을 읽고 포용하고 배려하고 맞춰주려는 마음이 성문화 조성의 의미이자 목적이다. 또한 서로에게 겸손과 소중한 맘으로 아껴주고 존중하며 사랑이 듬뿍 담긴 스킨십 등 진심 어린 애정표현이 종합적으로 융합되어야 성문화가 꽃피는 것이다. 결혼 후 여자의 사랑은 음식이다. 신혼 때는 왕성한 레시피 사랑이지만 아이 낳고 나이 들면서부터 맛(사랑)과 멋(행복)이 어우러진 음식, 로맨틱 사랑으로 바뀐다. 결혼 후 여자는 먹고 싶은 음식을 제때 먹으면 사랑과 행복을 극대화하지만 때가 지나면 먹고 싶었던 음식 식성도 식는다. 여자는 감정(몸과 맘)이 준비됐을 때 사랑을 해야 기절한다. 감정의 문은 닫혀 있는데 사랑의 문을 강제로 연다면 성폭력이나 다름없는 것이다. 들이대 성욕망은 오래전부터 있어온 내 것, 내 소유라는 남존여비 유전자가 그대로 유지되고 있기 때문이다. 겉으로 보이는 의식주는 과학, 경제, 사회발전에 버금가는 최상으로 변화, 진화해 왔으나 징작 중요한 가정문화, 성문화 등 인간의 지적 정신문화는 원시에서 벗어나지 못하고 있다는 얘기다. 결혼 후 여자는 빵만 먹고사는 동물이 아니다. 아내에겐 사랑이 보약이다. 보약은 가정문화와 성문화의 바탕에 배우자 사랑의 재료가 융합되어야 완성된다. 부부간 신뢰와 존중, 사랑을 기본으로 솔직한 감정과 배려와 공감이 보약이다. 아내는 항상 사랑에 민감하다. 수시로 사랑을 확인해야 안정되는 동물이다. 배우자의 사랑이 아니다 싶으면 성적 일탈이 일어날 수 있으며, 먹는 사랑 자녀 사랑으로 대신 만족을 찾지만 오래가지 못한다. 그래서 화병 우울증 자살로 이어지는 것이다. 이 모두가 부부 성문화의 무지가 불러오는 책임인 것이다. 사회가 변화무쌍한 시대에 살고 있는 인간들이 성문화 조성과 발전에 소극적인 이유는 성을 문화로 이해하고 진화시키고자 하는 성문화 교육이 전무했거나 형식적이었기 때문이다. 중학생만 되어도 다 알다 못해 박사가 되어 있는 성을 놓고 오래 전 조상님 시절의 남녀칠세부동석 교육으로 성문화 인식과 조성은커녕 동물적인 본능 성적 욕망만 더 키우게 된 것이다. 봉지는 뜯지도 않은 채 아이스크림 겉 봉지 핥기 식의 성교육으로는 오히려 혈기 왕성만 더 부추기게 되는 결과를 가져올 뿐이다. 소극적인 성교육이 사회생활, 나아가 결혼생활을 망치고 가정까지 파탄하게 하는 우를 반복하고 있다. 사회 전반의 모든 사건사고(불륜, 가정폭력, 언어폭력, 성폭력, 성추행, 성희롱, 마약, 살인, 매춘, 이혼 등)들이 각자의 직업, 직위, 지식, 능력 등과는 관계없이 본보기 성문화 없는 일그러진 성적 욕망이 시초가 되어 발생되는 대표적인 사례들이다. 본심의 소통인 가정문화가 불통인 부부는 갈수록 정체성(신뢰, 존중, 사랑)의 황폐로 진화 및 발전 없는 삶과 인생으로 생을 마감할 확률이 높고, 포용과 공감, 배려가 필요한 성적 소통 성문화가 무지하면 부부불화와 가정 성폭력으로 이어지고 가정 밖의 성희롱, 성추행 등 성문란에 휩싸이게 된다는 얘기다. 연애할 때의 감정(말, 느낌, 행동 등)이 결혼 후에도 즐겁고 행복하고 황홀한 가정문화 성문화로 진화되어 충만의 가정이 되기를 기대하면서 남자든 여자든 당신의 성적 감정은 사랑인지 욕망인지 또한 당신은 행복하고 즐거운 부부 성문화를 위해서 어떤 사고를 가지고 소통하고 노력하는지 반성하고 개선해야 할 부분은 없는지 솔직한 성적 감정을 살펴보고 행복한 부부문화로 발전하는 계기가 되길 기대한다.

1. 어머님의 성교육

필자가 청소년 시절 친구 집에 들를 적마다 친구 어머님의 민망한 (OO)가리 성교육 강의를 들어야 했다. (OO)가리는 어머님의 직설적인 표현 그대로다. 예전이나 현세나 함부로 놀려 대는 성적 탈선 문제로 인한 폐단이 얼마나 심각한가를 그대로 대변해준다. 그 누구도 입에 담지 않아 들어볼 수 없던 성적 탈선에 대한 어머님의 입장은 단호한 분노였다. (OO)가리 함부로 놀리는 것은 자신의 삶을 망치고 가정과 가족은 물론 인생의 모든 것을 잃게 된다는 요지였다. 사람과 시대를 잘 만났다면 지구촌 여장부였을 어머님이셨다. 시간이 많이 지나고 성적 정보가 넘치는 시대에도 불구하고 아직도 어머님의 성교육 직설적인 표현을 활자화하기조차 어려운 시대인데 학교에서도 가정에서도 사회에서도 쉬쉬하던 남녀칠세부동석 시절에 에두르지 않고 직설적이던 어머님의 충격적 (00)가리 강의는 머릿속에 한평생 각인되어 성인이 되고 결혼 후에도 성적 일탈 직전 순간마다 성적 욕구를 숙이는 계기가 되곤 했다. 성적 감정은 남녀가 많이 다르다. 남자는 맛에 만족하는 동물로 눈에 띄는 여자를 볼 때마다 와우! 배신을 때리지만 여자는 일단 자신이 선택한 상대에게만 목매는 맛(일편심)과 멋(정절)이 어우러진 동물이다. 남자들은 돈에 목숨을 걸지만 사랑에 목숨을 거는 순정을 아는 동물이 여자다. 그러나 한번 아니다 싶어 한을 품고 돌아서면 다시 돌아보지 않는 쪽도 여자다. 가정에 맛(사랑)과 멋(행복)을 놔두고 밖의 숲에 침만 흘리는 어리석은 인간이 되지 말라는 얘기다. 결혼했으면 배우자의 사랑과 행복의 바다에 풍덩 빠져 죽는 것이 맛(삶)과 멋(인생)을 아는 순애다. 천하를 얻기 전에 먼저 배우자의 맘과 가족 그리고 후손들의 맘을 얻어야 원하는 모든 것을 얻을 수 있다. 당신이 원하는 모든 것들은 자신만의 힘이 아니라 배우자와 가족들 모두가 힘을 합쳐야 얻을 수 있고 지킬 수 있기 때문이다. 보석 같은 배우자를 집안에 두고 바깥에서 성적 욕정 함부로 놀리지 마라. 성적 일탈 문제는 법적으로 처벌 여부가 중요한 것이 아니다. 당신의 성적 감정이라고 함부로 놀리게 되면 당신 인생과 가정만 파괴되는 것이 아니고 배우자의 인생도 망치고 파괴되며, 직장 사업 등 정상적인 업무가 어려워 결국 사회생활도 어렵게 된다. 이 뿐만 아니고 성적 일탈은 당신 후손들도 똑같은 유전자로 똑같은 행동을 반복하면서 사회를 멍들게 하고 지구촌의 성문란으로 이어져 자연재해와 함께 지구촌의 멸망 원인이 될 수도 있다. 당신 성적 감정만의 문제가 아니라 사람 세상(가정의 유지와 행복, 질서와 도덕, 책임과 양심, 의무와 인간성)의 문제라는 얘기다. 자신의 성적 감정 하나 책임감 있게 조절하고 절제하지 못하면서 어찌 한 가정의 본보기인가? 바깥 동물들 흘레도 규칙이 엄격하거늘 말이다. 친자 확인 소송을 당하는 많은 인사들부터 불륜의 전력이 있는 모든 인생들은 세상의 가십거리가 되고 그가 다져온 삶의 명성을 스스로 무너트리며 더 나아가 이승에서는 물론 죽어서까지도 기일문화 때마다 제사 및 추모 거부 등 성적 욕구를 함부로 놀린 대가를 치르게 되어 있는 것이다. 사회생활엔 지켜야 할 의무, 양심, 도덕, 법과 질서가 있는 것이다. 가정생활은 그 사회생활의 기본이다. 기본이란 지킬 것은 지키면서 원칙 있는 생활을 유지할 때 가정과 사회와 나라의 근본이 서는 것이다. 인내, 절제, 책임감이 필요하다. 성적인 문제가 그 중심에 있다. 결혼한 후에도 마약, 도박 등만 무서운 것이 아니다. 배우자를 두고도 밖에서 성적 탐음을 일삼는 것 역시 그보다 더 무서운 집착 등 성적 일탈 폐해에서 헤어나지 못하는 중독자가 된다. 성적인 문제로 얼마나 많은 여성 조상들이 한의 응어리 안고 모진 세월 살다 가셨느냐? 시집가면 그 집 귀신이 되어야 한다는 닭대가리보다도 못한 철학에 한평생을 악으로, 한으로 살다간 그분들을 어떻게 보상해 줄 것이냐? 성적 일탈을 일삼아온 당사자들도 사회와 가족사에 오점을 남기고 평생 쌓아온 명예와 명성은 물론 직장 가정 가족들 모두 잃고 패가망신하는 자들이 부지기수다. 역사상 성적 감정을 멋대로 놀리고도 후손들에게 존경받는 조상은 없다. 그런데 말이다. 지금 후손들의 성적 일탈은 조상들보다 한술 더 뜬다. 먹고살만해지자 일일생활권이 된 지구촌 곳곳을 다니면서 바야흐로 성적 탈선 글로벌화에 공헌하고 있으니 말이다. 배우자의 성적 일탈은 가정문화가 전무하고 성문화가 무지하기 때문이다. 경제 대국 선진화만 중요한 것이 아니다. 양심이는 가출했고 도덕이와 인성이도 짐싸고 가정문화와 성문화는 썩어가고 있다. 가정문화와 성문화가 썩으면 사회 문란으로 이어져 인류멸망의 원인이 된다.

성적 감정! 함부로 놀리지 마라.

특히 결혼 후 가정을 벗어난 성적 일탈은 모두 잃는 지름길이다. 하지만 뭐하냐? 오늘도 굶주린 짐승과 똑같은 모습, 행동으로 여기저기 밤돌이로 순간의 쾌락을 좇는 탈모를 부르는 문화(배우자의 성적 일탈)에 젖은 인간들이 워, 워 한도 끝도 없구나. 욕망의 천적은 절제뿐이다.

2. 결혼&성문화

본심의 소통이 이뤄지며 가정문화가 꽃피는 가정은 서로의 존중으로 부부와 가족들은 절대 '이놈, 저년' 등 막말은 물론 '야, 너, 이 사람이' 등 준 막말도 내뱉지 않는다. 가정문화 속에 성문화의 향기가 나는 부부는 생활 수준과는 관계없이 주님, 처님 행복한 미소를 머금고 예쁘고 자상하고 인자하게 얼굴상이 익어가며 각인된다. 그들은 서로에게 목숨 다한 사랑과 정열을 바친다. 술자리에서, 운전 중에, 노래방에서, 유흥가에서 "오빠, 사장님! 10분 엔조이 OK?" 짝사랑했던 그녀 형상이 유혹하며 다가와도 "아냐, 내 몸엔 내 사랑 독 있다, 죽어도 내 사랑뿐!" 탈모를 부르는 문화(성적 일탈)에 젖지 않는다. 그들은 젊었을 때도 늙어서도 저승에서도 서로 손 꼭 잡고 다닌다. 안타까운 건 그런 모습을 보기가 쉽지 않다는 것이다. 결혼 전에는 "아이 예뻐! 떨어져선 못 살아" 죽어도 놓지 않겠다며 서로 손 꼭 잡고 다니다가 결혼 후에 안 보이던 서로의 속이 보이면서 긴 한숨과 함께 잡았던 손들을 슬금슬금 놓기 시작한다. 문제는 한평생 손을 놓지 않는 부부를 만나기가 아주 희귀하다는 점이다. 길에서, 저승에서 손 꼭 잡고 다니는 진귀한 부부를 보면 경의를 표하라. 인류의 질서와 행복의 표상들이다. 밖의 여자에게는 돈을 펑펑 쓰고 온갖 신경을 쓰면서 집안의 여자는 방치하는 경우도 문화와 담을 쌓고 있기 때문이다. 밖의 여자에게 쓸 돈이 있으면 배우자 아내에게 화장품 종류별로 최신 유행 패션과 세상에서 가장 야한 속옷도 사다 주고, 미용샵도 자주 가도록 해주고, 일주일에 한 번씩 마늘 마사지도 직접 해주면서, 매주 한 번 성문화를 통해서 성적 문제도 소통해봐라. 화초 잎만 닦아주고 돈다 발만 쓰다듬지 말고 배우자의 우울증, 화병으로 찌든 녹을 자주 닦아주고 쓰다듬어 주어라. 수석이만 닦고 비비지 말고 울화로 검게 변해 가는 배우자 속맘을 닦고 비벼서 아내의 끼가 보석처럼 빛나도록 해주어라. 당신의 가정이 무릉도원으로 바뀐다. 밖의 여자들은 게임도 안 된다. 당신은 매일 뻗어야 할 것이다. 결국 결혼 후에 아내를 세상에서 가장 아름답고 행복하게 만드는 것도, 가장 외롭고 불행하게 만드는 것도, 가장 무섭고 독하게 만드는 것도 남편이라는 이름의 바로 당신이라는 얘기고, 여자란 동물은 남자가 어떻게 하느냐에 따라서 여우도 되고 송장도 되고 천사도 되고 악마도 된다는 뜻이다. 어렵게 생각하면 문화와는 담을 쌓게 된다. 결혼했으니 가정을 위한 배우자로서의 도리와 됨됨이만 강조하지 말고 각자에게 내포된 동물적 본능과 사랑의 목마름, 각자 다른 성적 감정도 헤아리고 배려해주는 문화가 부부의 성문화다. 어렵지는 않지만 선입견으로 얼어붙은 틀을 깨고 속맘을 열어야 가능한 일이다. 결혼 후 부부관계는 환희와 즐거움을 넘어 후세를 탄생시키면서 가정을 이뤄내고 가족으로 발전되어 사회와 국가 지구촌 인류 역사를 계승하는 데 기초가 되는 중요한 행위다. 민망하고 부끄러운 것이 아니라 환영하고 축복받을 일이고 성문화로 진화하고 발전해야 하는 이유다. 가정문화와 성문화는 동전의 앞뒷면처럼 따로 떼어내 생각할 수 없다. 결혼 후 가정문화 없는 성문화는 홀로서기 어려워 자칫 성폭행이 되기 쉽고 이는 오직 배우자를 성적 욕정 대상으로만 생각하고 성에 집착하고 행동하는 우를 범하게 된다. 이런 경우는 혼전 성경험이 많은 부부에게 더욱 심하게 나타난다. 혼전 동거인 경우 동거 후 결혼으로 이어졌거나, 청소년 시절부터 결혼 전까지 혼전 성경험이 없는 부부들은 나른 문제가 좀 있어노 부부의 성문화 만큼은 별 탈 없이 잘 지내고 있음을 확인할 수 있다. 그러나 재혼 또는 혼전 동거 후 헤어져 다른 배우자와 결혼했거나 다른 파트너와 다양한 혼전 경험이 있는 부부들이 결혼 후 부부관계에 만족하지 못하는 것은 전 파트너와 연관 지어 비교하기 때문이다. 남녀 모두 혼전 경험이 많을수록 부부관계에 대한 불평, 불만이 많아지면서 가정불화, 불륜 등으로 이어지게 되고, 갈등이 쌓이면서 화병 우울증으로 발전하는 것이다. 돈이 없으면 벌면 되고 성격이 맞지 않아도 서로의 장단점을 이해하고 맞춰주면서 배려하면 극복할 수 있으나 부부의 성은 문제가 다르다. 한번 어긋나면 다시 회복하기는 엎지른 물을 다시 주워 담기보다 어렵고 결국 성 문제가 화근이 되어 행복한 결혼생활의 꿈은 깨지고 가정불화, 폭행, 언어폭력, 불륜 등으로 이어지게 되며 결국 불만을 넘어 가정폭력으로 가정파괴와 이혼 열차를 타게 되면서 끝내 인생 파탄까지 가게 되는 것이다.

부부간의 소통이 해답이다!

본심, 성격, 성적, 다양한 성경험 등에 대한 문제를 포용하고 융합하기 위해서는 반드시 필요한 전제조건이 가정문화다. 자유로운 속맘의 토론이 가능한 가정문화를 결혼 초부터 정착시키면 배우자에 대한 어떤 문제도 이해와 포용, 배려로 공감대를 형성하고 성찰과 개선의 노력을 통해서 행복하고 즐거운 성문화로의 진화적 발전이 가능하다. 외모나 성격 만큼 각자마다 성적 욕구의 감성 및 그에 따른 성적 경험도 천차만별이므로 이해와 포용 공감과 배려에 따른 솔직한 속맘의 소통문화를 통해서 부족한 부분은 서로 채워주고 잘못 알고 있는 부분은 바로 잡아주고 무지했던 부분은 서로 깨닫게 됨으로써 행복플러스 부부로의 진화 발전이 가능하다는 얘기다. 설사 결혼 전까지 직접적인 성경험이 없었더라도 유흥업소 등의 간접 경험, 친구들의 정보, 자위, 포르노, 영화, 야동 등을 통해서 이론 만큼은 박사들이기 때문에 이해, 포용, 배려의 부부 소통문화가 자리잡아야 성에 대한 편견 해소는 물론 다양한 성적 문제의 소통이 가능해지며 각자의 소소한 문제들이 가정불화 이혼 등의 큰 문제로 번질 수 있는 불평, 불만 등의 전조증상도 예방이 가능하다. 부부관계 후 이런저런 불평이 나오고 거듭될수록 불만으로 속앓이 화병으로 발전하는 것도 소통문화가 불통했기 때문이다. 포용의 가정문화, 배려의 성문화가 불통이면 이런저런 예상치 못한 돌발 경우에 100% 가정불화로 발전한다는 점이다. 모든 정보가 각자의 손바닥에서 오픈되는 세상이다. 당장 부모님 세대가 아니다. 성문화도 부부의 성적 감정 그대로 오픈된 솔직한 대화(결혼 전의 성적 경험에 대한 고백이 아니라 순간의 감정 배려, 소통)가 있어야 개선과 지혜로운 사고로의 진화도 가능한 것이다. 부부 각자마다 다양한 성적 문제가 있지만 성문화 소통을 통해서 해결될 수 있는 문제들이고 발전도 가능하다는 얘기다. 당신 가정의 활짝 핀 부부문화를 기대해본다. 또한 각자의 사정에 따라서 전문가(성전문의)의 도움이 필요한 경우도 있다. 자연적으로 회복이 어려운 문제점(조루증, 발기부전) 등 성기능 장애인 경우 사안에 따라서 가까운 전문병원을 방문해 상담받으면 100% 해결된다. 용기까지도 필요 없는 의지의 문제다. 창피하다. 부끄럽다. 입에 담지도 마라. 고집부리면 성문화는 엉망 된다. 소통문화의 참뜻을 깨닫지 못하고 소통은 폐쇄하고 화만 내면서 움츠려 든다면 당신도 발전할 수 없으나 당신 배우자는 한 맺은 가슴 응어리를 움켜 쥐고 고통의 나날을 보내야 되는 것이다. 더 늦기 전에 얼어붙은 독불장군 성의 틀을 깨라. 이런저런 문제도 아니고 성 테크닉 또는 성의식에 문제가 있다면 포르노 야동 등 성인물만 보고 큰 것? 만 상상하지 말고, 무조건 막무가내 성적 욕구로 들이대서 울화통 만들지 말고 주변에서 자주 열리는 성강좌에 부부가 손잡고 참석해봐라. 성교 전의 준비 단계부터 한층 진화되고 세련된 부부관계는 물론이고 아름답고 행복한 가정 성문화 조성과 자녀 성교육에도 많은 도움이 된다. 조금만 생각을 쓰다듬고 노력하면 피부 마사지보다 더 쉽고 활짝 해결되는 것이 부부문제다. 이해도, 포용도, 배려도, 소통도, 노력도, 반성도, 개선도, 진화도 없는 들이대 성적 욕구는 행복과도 성문화와도 거리가 먼 탐음이다. 바로 서기 어렵다. 남녀칠세부동석(행동조심, 말조심, 생각조심 등) 조상님 시절만을 고집하면 당신 가정의 가정문화, 성문화는 물 건너가는 것이다. 사람도 가정도 문화도 가치관도 진화해야 한다는 뜻이다. 혼전 경험이 있고 없고 관계에 자신이 있고 없고를 떠나서 결혼 초기에 가정문화, 성문화를 설정하고 정착시킴으로써 부부와 자녀, 가정의 어떤 문제도 해결될 수 있게 되고 배우자로서, 성적 파트너로서, 가족의 수호자로서 다소의 부족함도 설령 무지했더라도 서로 배우고 깨달음 과정을 통해서 발전하고 진화하는 계기가 되는 것이 소통문화다. 가정문화와 성문화는 결혼 직후 신혼의 향기가 식기 전에 시작하는 것이 가장 좋지만 신혼 왕성 향기에 문화의 향기가 맥을 못 추는 것이 문제다. 시간이 지나면서 문화의 향기가 그리워지기 시작하니 말이다. 그러니 어쩔까나? 결혼한 지 한참 지났거나, 결혼한 지 아주 오래됐어도 부부문화와 담을 쌓고 있다면 당장 시작하라. 물론 살다가 시작하기는 성격이나 습관을 바꾸는 것 만큼이나 어렵다. 그럭저럭 결혼생활에 익숙해져 있는데 갑자기 문화니 뭐니 하면 '짜증 난다, 화난다, 귀찮다가 나오게 된다. 그래서 개혁이 필요한 것이다. 지금이라도 시작하는 것이 모두 사는 길이며 머뭇거리면 아주 못한 채 당신 부부 성문화 종친다. 물론 쉬운 일은 아니다. 밖의 사회와 직장 등의 전쟁터에서 살아남기 위한 몸부림도 끔찍하다. 그러나 안에 있는 폭탄이 자만과 방심으로 방치해서 터지면 모두 잃게 된다. 최소한 일주일에 한 번 부부 또는 가정 모임을 갖고 부부와 가정, 가족들의 모든 문제를 토론하고 반론하고 공감대를 형성하여 반성이든 폐기든 개선이든 결정하고 지키도록 하는 '대화와 소통의 문화'가 마련돼야 급변하는 사회와 다양화되는 각종 정보, 취미, 문화 그리고 그에 따른 부부지간은 물론 가족들의 목마른 요구들도 모두 소화할 수 있다. 그것이 가정문화요 성문화다. 가정불화로 이혼하는 부부들의 경우 대부분의 쌍이 성격의 차이를 이혼 이유로 들고 있지만 거짓이다. 배우자에 대한 한만 드러내고 자신의 솔직함은 감추고, 배려와 소통의 문은 굳게 잠근 것이다. 성격의 차이는 날 수밖에 없다. 똑같으면 재미도 없고 진화도 없다. 서로 달라야 장단점들을 배우면서 배려해 나가면 오히려 행복플러스가 된다. 성격이란 주변 인물과 배우자의 노력과 협조로 얼마든지 화통하게 바뀔 수 있다. 동반자로서의 어떠한 노력도 없이 성격의 차이로 밀어붙이는 것은 자가당착이다. 다른 이유가 아닌 성격의 차이로 이혼한다는 부부들, 성격이란 외부적인 당위성의 해명 자료일 뿐이고 100%가 돈 아니면 성적 성향 차이다. 천만다행 이혼까지는 가지 않고 살더라도 서로 불만족스럽지만 말도 없고 감정도 없이 평생 참고 사는 안쓰러운 입장이 되는 것이다. 성문화가 행복해 죽겠어 부부는 돌아가신 양가 부모님들이 모두 살아오셔도 갈라놓지 못한다. 최강이 아니라 현명하고 지혜로운 배우자가 되라는 얘기다. 성문화가 불통이면 서로에게 불만이 있어도 소통은 없고 그냥 화만 내고 항문이 하품하는 소리만 반복하게 되어 부부관계는 갈수록 소원해지고 왜사냐? 찬바람만 불게 된다. 각자 사정(애 때문에, 정 때문에, 돈 때문에, 갈 곳이 없어서 등)이 있는 터라 참고 살아도 부부 성문화는 점점 멀어지는 기적 소리가 되고 설사 그 정도까지는 아니더라도 바쁘고, 돈 때문에, 직장 때문에 피곤하다 등의 이유로 부부관계도 뜸해지고, 시간이 지나면시 더욱 서먹해지면 몸과 맘도 멀어져 1년, 5년, 10년, 13년에 한 번 부부관계를 할까, 말까가 된다. 그것도 술기운에 아니면 잠결에, 얼떨결에 말이다. 그러니 성적 욕구를 해소할 수 있는 곳을 찾아 밤마다 헤매는 화상들의 행렬이 끊이지 않고 있는 것이다. 성문화의 무지가 배우자를 방치하고 한번뿐인 젊음을 망치고 있다. 좀 더 젊었을 때 맘껏 행복하고 사랑하고 자주 기절해야 한다. 나이 들고 늙어서 뒤늦게 깨닫고 기절시키려 한다면 기력 부족으로 아주 가는 것이다. 적어도 가정에서는 여자도 남자도 단순해지는 동물이다. '더러워서' '내 팔자야' '치사해서' '남부끄러워서' 속으로만 삭이고 그냥 방치하니까 해결이 점점 어렵고 성적 욕구 상대로만 취급받다 인생 끝나는 것이다. 바쁘고 시간 없어도 매주 한 번 성문화를 통해 부부지간의 성적 본심을 오픈하여 소통하고 융합하라. 결혼 후 부부관계에 만족하고 불만족하고는 소통과 불통의 문제다. 당신 부부간의 맛(사랑)과 멋(행복)있는 성적 소통문화, 준비됐으면 덤벼라!

3. 길 잃은 성문화

밤 문화와 어우러진 유흥가는 말 그대로 돈과 탐음, 욕망과 탐욕(탈모를 부르는 문화)의 난장판이다. 날씬한 몸매에 예쁘나 못해 고 입싸시 인형 같은 그들이 자신만만하게 자랑하는 쭉쭉빵빵한 돈벌이 조건을 모두 갖춘 묘려들과 이글거리는 성의 욕망들이 뒤엉켜 있다. 성적 욕구를 주체 못해 이리저리 날뛰며 울부짖는 성적 일탈(탈모를 부르는 문화)에 젖은 배우자 화상들의 불타는 눈불에 별도 담뱃불도 필요 없다. 욕정을 분출시킬 그곳을 찾지 못하면 고층건물도 들어 올려 내동댕이칠 기세인 화상들을 천하장사 누구라도 당해낼 재간이 없다. 유흥과 젊음을 즐기려는 문화가 아니라 돈벌이 상대를 찾고 돈으로 성을 사는 목적은 달라도 욕망을 채우려는 특히 배우자 있는 성적 일탈(탈모를 부르는 문화)이 문제라는 얘기다.

가정문화는 엉망이고 성문화는 진창이다.

가정문화가 불통이면 성문화는 폐쇄된다.

이해와 포용, 공감이 가정문화와 성문화의 필요조건이며 성찰과 소통을 통한 배려와 개선, 혁신으로의 진화가 충분조건이다. 당신 부부간의 성적 감정은 행복에 겨워하는지, 행복과 사랑이 넘치고 성문화의 소통이 숨 쉬는 황홀한 도가니의 부부인지, 배우자의 성적 감정에 소통과 배려 공감하는 멋진 당신인지 부부간 성적 감정을 오픈하여 편견이 있으면 반성과 포용으로 부족한 부분은 소통과 배려로 서로 통하는 생각은 공감으로 당신 부부의 행복하고 황홀한 성문화를 기대해본다. 성문화의 폐쇄로 가정을 벗어난 배우자들 성적 일탈의 행렬이 끝이 없다. 성적 소통이 배우자를 지키고 가정을 경영하는 알짜 능력이다. 직장 등 사업 경영도 중요하지만 보다 더 중요한 일이 가정(배우자)경영이다. 왜냐하면 결론적으로 직장이나 사업 등 하는 일에 있어서는 능력이 있어서 돈만 잘 벌면 잘 돌아가지만 배우자와 가정경영은 돈만 가지고는 잘 안되기 때문이다. 돈과 감정 사랑이 조화되어야 행복한 가정이 된다. 쌓아둔 돈이 많아도 한 집 건너 한 집 꼴로 불통인 사랑으로 인한 부지기수의 불화 가정이 이를 잘 대변해준다. 감정이 녹아든 사랑의 표현이 어려운 것은 신뢰와 존중이 바탕이 돼야 하기 때문이다. 신뢰와 존중이 몸에 배려면 인간성이 받쳐 줘야 한다. 인간성은 성찰과 깨달음이 기본이다. 무관심 무배려 무원칙 부소통 능 탈모를 부르는 문화에 젖은 배우사에서는 가정경영이 세상에서 가장 어려운 일이지만 부부간의 열린 마음으로 서로의 성찰과 깨달음 소통문화로 신뢰와 존중 사랑이 깃든 가정의 부부지간이라면 세상에서 가장 행복한 일이 가정경영이다. 드러내지 못한 채 성에 번뇌하고 고통스러워하는 이웃이 얼마나 많은지 상상을 초월한다. 가능한 해결책(가정, 성문화)의 문은 걸어 잠근 채 길 잃고 헤매는 부지기수 화상들의 성적 일탈에 가정이 갈수록 엉망진창이 되는 것은 감정이 녹아든 사랑의 배우자로 다가가도록 노력은 없고 네 탓만 하기 때문이다. 문명의 시대에 살고 있는 인간들이 성문화 발전은 외면하고 변화와 진화를 거부하며 선입견의 틀에 얽매이다 못해 부부간 불화, 성적 일탈(탈모를 부르는 문화)로 치닫고 있다. 성적 문제들로 인한 고민들을 해결하고 지혜로운 조화로 더욱 발전할 수 있는 성문화는 폐쇄한 채 변통성 없는 배우자들의 성적 일탈이 만연하고 있다. 수명이 고무줄처럼 늘어나면서 나이 차이가 많이 나는 노부부간의 성적 욕구 불만 문제도 갈수록 태산이다. 100세 시대에 60~70대도 기력은 팔팔하다. 60~70대에 성적 욕구가 강하다는 것은 육체와 정신이 건강하다는 신호로 부끄럽거나 비난받을 일이 아니다. 술주정이나 폭행 문제도 아니고 성적인 문제는 배우자의 관심과 배려가 중요하다. 아내분과 나이차이가 많은 어르신 남편께서는 춤추실 기분까지는 아니겠지만 그렇다고 역정 내고 애만 태우다가는 배우자 보물을 잃을 수도 있다. 나이차이가 비교적 많은 노부부지간일수록 성적 사고의 융통성이 필요하나. 반느시 성적으로만 내응해야 한다는 생각을 바꿔서 다른 방법으로 함께 해소할 수 있는 대안을 찾아주는 멋(배려)을 아는 적극적인 수호자가 되어야 100년 해로한다. 노래교실, 스포츠댄스, 영화 연극 등 문화예술, 봉사활동, 여행, 등산, 신앙, 게임, 기타 취향 등의 활동으로 재미도 느끼고 쾌락 대리만족에 짜증과 스트레스도 풀고 호기심과 상상력으로 두뇌 회전도 되고 성적 욕구도 풀어 줄 수 있는 방법은 많다. 70대 할머님도 80대 할아버님도 두 분 이상만 모이면 로맨스가 주제다. 장수 시대에 70대든 80대든 그도 여자이고 남자임을 간과하지 마라. 결혼한 남녀가 밖에서 성적 욕구를 함부로 놀리는 것은 부부 각자에게 책임이 있다. 특히 성문화가 불통인 가정에선 남편이든 아내든 집안에서 성적 충족을 못하면 밖의 성적 일탈이 일어나게 되어 있다. 그렇다고 결혼 후 이런저런 이유로 배우자를 멀리하고 방치한 채 자신만 밖에서 성적 욕구를 채운다면 반드시 천벌이 따른다. 성의 한이 그만큼 큰 것이다. 결혼 초기에는 매일 성적 욕구 등 왕성하지만 40대 후반 이후가 되면서 왕성은 백성이 된다. 지혜로운 아내와 성문화가 있는 가정이라면 배우자가 밖에서 성적 충동을 놀리고 싶어도 놀릴 힘이 없게 된다는 얘기다. 착한 아내는 "밖에서 응응 안 돼, 조사하면 다 알아, 알아서 해, 끝장 야." 등 교과서적 당부를 하지만 소용없다. 지혜로운 아내는 성적 성향을 잘 알고 미리 대처하는 여자다. 길 잃고 헤매는 부지기수 중장년의 아내들이 결혼 직후부터 가정, 성문화를 정착시켰다면 소통과 존중의 가정문화와 배려와 공감의 성문화를 통해서 지혜를 깨달아 밤돌이로 클럽에서 노래방에서 소리치며 스트레스 풀고 외로움에 요동치는 몸을 흔들며 짜증을 해소하지 않아도 행복에 겨운 황홀한 여자로 이웃과 세상의 본보기가 되었을 것이다. 아내든 남편이든 집안의 보석은 못 보고 밖의 돌만 쳐다보고 공들이며 헛물만 켜고 있다는 얘기다. 집안의 보석은 닦고 문댈수록 빛나지만 밖의 돌은 닦고 문대야 돌일 뿐이다. 멍든 가슴에 아픈 상처와 휑한 정신의 황폐만 남는다. 성문화 소통을 통해서 배우자를 박박 닦고 비벼라. 보석처럼 빛난다. 옆에 있는 배우자가 보석이다. 옆에 있는 배우자가 맛(꿀)도 멋(향)도 없는 인간이라며 방치한 채 한번뿐인 한평생을 성적 일탈로 또는 가슴에 한의 응어리만 품다 가지 말고 옆에 있는 배우자를 씻기고 닦고 문대서 당신의 보물! 이상형으로 변화시켜 품어라. 당신이 선택한 배우자를 씻기고 닦고 문대고 자극하여 변화를 넘어 진화하고자 하는 노력이 없다면 세상의 어떤 인간이든 배우자를 10번 바꿔서 품어도 똑같다. 성문화를 통해 성적 소통으로 변화를 넘어 진화시키는 노력 없이 마음에 쏙 드는 준비된 이성만 찾는다면 지구촌엔 없다. 부부 성문화의 황홀한 발전이 어려운 것은 오랜 세월 두루뭉술한 부부 관계의 선입관으로 불편과 불만이 있어도 부부 소통문화 없이 속으로 삭이며 굳어져 왔기 때문이고 변화와 진화하고자 하는 의지도 노력도 전혀 없었기 때문이다. 이런 현상을 깨닫지 못하는 자신에게도 문제가 있지만 주변 사람들의 무관심 '인생 다 그렇지 뭐' 도 한몫한다. 변화 없는 남만 의지하고 진화 없는 이웃만 바라보며 반복하는 허망한 인생의 안타까움이다. 성적 감정 문제는 부부의 행복과 가정의 화목으로 연결되는 주요 고리다. 결혼을 앞두고 부모 또는 형님이나 언니, 선배 등을 통해서 부부의 성적 성향과 감정에 대해 묻고 자문을 구하지만 그들 역시 주먹구구 성적 지식에 추상적이다. 그럴 수밖에 없는 것이 성적인 성향이나 감정이 남녀마다 다르기 때문이다. 결혼 후 성적 욕구에 주눅이 들고 의기소침해지면서 자존심만 구기게 되는 것도 가정문화, 성문화는 불통이고 부부관계는 강해야 한다는 잘못된 성무지 때문이다. 부부 성적 감정이 잘 풀리지 않고 불만족하면 부부일 가성일은 물론 직장 사업 등 밖의 모든 일들이 꼬인다. 성격 만큼 사람마다 천차만별인 성적 성향과 감정이지만 의지만 있다면 문제를 푸는 방법은 아주 간단하다. 부부 성문화를 통한 본심의 소통으로 지혜롭게 부부 성적 감정을 융합하는 것이 환상이 아닌 당신 부부만의 황홀한 사랑과 숨이 멎을 듯한 행복의 길이다. 알아야 맛(사랑)도 멋(행복)도 내는 법이다. 처음부터 사내 노릇, 여우 노릇 잘하는 배우자는 없다. 서로 아는 것은 공감으로 진화하게, 잘못 알고 있는 것은 서로 반성과 보완해주고, 무지한 부분은 깨우치고 부족한 점은 이해와 포용으로 배려하며 가르치고 서로 배우고 소통하는 것이 성문화요, 부부문화며 가정문화다. 결혼만 했다고 모두 배우자요? 애만 낳았다고 모두 부모요? 나이만 많다고 모두 어른이요? 교단에 섰다고 모두 스승이 아니다. 말과 행동 사고가 어른이어야 훌륭한 배우자이면서 부모이며 본보기 어른이고 가르치면서도 배우고 깨달음을 얻을 줄 알아야 진정한 스승이다. 당신의 생각과 당신 가정의 가정문화, 성문화를 살펴보고 문제가 있어 왔다면 어떻게 해결해야겠다는 묘책을 찾는 센스와 사랑이 조화된 당신 모습과 진화하는 자신감으로 행복한 인류의 본보기 가정에 현명하고 지혜로운 부부이기를 기원한다. 부부지간에는 눈으로 보이는 겉모습보다 더욱 중요한 것은 마음으로 인지하고 가슴으로 느끼며 온몸으로 행동하는 것이다. 인생을 살면서 결혼생활과 부부관계는 누구나 할 수 있겠지만 부부 공동체의 삶과 성적 감정을 행복과 사랑의 정체성으로 융합하는 것은 어려운 일이고 돈을 많이 벌고 명예나 명성을 얻는 것 역시 힘든 일이다. 그러나 가장 어려운 일은 사람다운 배우자를 만나는 일이고, 가장 힘든 일은 사람(배우자)답게 살아가는 일이다.

4. 청소년의 성의식

　성적인 충동 하나 자제하고 간수하지 못하는 자신의 기본 관리 능력과 의지도 부족한 청소년이라면 결혼 후 행복하고 화목한 가정경영은 물론 인생과 세상을 바꿀 수 있는 야망의 인물이 되긴 어렵다. 어른이 되고 결혼 후에 평생 동안 성적 감정을 낼 수 있는 시간은 많고 많지만 청소년 시절처럼 인생을 준비하는 기회는 다시 오지 않는다. 청소년 시절에 성적 충동을 함부로 놀려 대면 그 결과는 참담한 삶과 인생으로 평생 동안 다가온다. 처음 한번 잘못 놀리면 마약, 도박보다도 중독성이 강하다. 빠져나오기 어렵다. 청소년 시절은 세상에 나갈 준비와 품행 관리는 물론 성적 충동의 절제 여부에 따라서 삶과 인생이 바뀌는 시기다. 성폭력 등 사회적 범죄 여부를 떠나서 호기심 성적 충동을 한 번 놀리기 시작하면 아무것도 보이지도 들리지도 않게 된다. 공부도 학교도 가정도 등지는 것은 시작에 불과하다.
　이성적 사고도
　부모님 잔소리도
　선생님 걱정도
　장래를 망친다는 어른들의 충고도 이미 터진 혈기 왕성의 집착과 충동을 당할 수 없기 때문이다. 천만다행으로 공부와 학교를 팽개치지 않고 학교폭력, 사이버폭력, 성폭력 등 범죄자로 연결되지 않더라도 학업에 집중할 수 없고 성인이 된 후에도 직장, 사업, 단체, 사회생활에 큰 지장을 받게 되며 결혼 후에도 즐겁고 행복한 결혼생활, 가정분화, 성문화는 물 건너간다. 청소년 시기에 함부로 놀린 성적 충동으로 인한 폐단이 얼마나 끔찍한 인생의 결과를 가져오는지 경험 있는 주위 선배 및 어른들은 잘 알고 있다. 새삼스러운 일이 아니다. 예전부터 조상이나 어른들도 "한번 터진 봇물은 막을 수 없다."라는 훈계로 충동적이고 자제력이 부족한 청소년들의 혈기 왕성 분출에 대한 걱정(이성 문제로 자살하는 등 성적 문제로 흔들리는 청소년들)과 그 위험성(인생 파탄)을 지적해 왔다. 청소년기의 조기 성경험은 마약, 도박처럼 한 번 경험하게 되면 그다음부터는 질풍노도가 되기 때문이다. 자신이 자신을 걷잡을 수 없게 되며 주위에서 막아 보려 해도 소 잃고 외양간 고치기 식이 되고 장마에 터진 방죽처럼 막을 수 없으며 본인은 물론 가족들에게까지 심한 고통을 주게 된다. 결국 공부도, 학교도, 가족도 팽개치고 가출하는 지경에까지 이르게 되면서 각종 성범죄 등 성문란(채팅을 통한 조건부 만남, 미혼모, 성매매, 성추행, 성희롱, 성폭력 등)에 연루될 수도 있게 된다. 청소년기에 혈기 왕성(성적 욕구)이 나타나는 것 자체는 당연하고 건강한 정상적인 현상이지만 문제는 솟아오르는 혈기 왕성을 자제하지 못하고 조기 분출시키면 마약중독과 같은 폐단이 오게 되고 그로 인한 영향은 평생을 두고 본인과 가족은 물론 결혼 후 배우자의 삶과 인생에까지 막대한 피해를 주게 된다는 점이다. 무엇보다도 청소년 시절의 성교육 인식이 중요한 것은 본인의 삶과 인생에 가장 큰 영향을 미치는 시기이기 때문이다. 성폭력 등 성범죄 상황까지는 가지 않는 성품이 착한 청소년이라도 조기 경험은 절대 잊히거나 지워지지 않고 평생을 괴롭히는 트라우마(성적 집착 성적 중독)로 남기 때문에 마약보다 더 폐해가 크다. 청소년기의 성의식은 어른이 되고 직장생활, 사회생활, 결혼생활, 미래 인류 후손까지 영향을 미치기 때문에 학업 성적이나 진로교육 이상의 중요성을 지닌다. 이성 문제 상담이 가장 많다는 중학교 선생님들의 이구동성이 이를 잘 대변하고 있다. 청소년기의 성교육 스승은 학교 선생님보다는 부모님이 본보기다. 자녀의 궁금증 성교육에 적극적인 수호천사 스승이 되어주어야 한다. 부모의 치아 숫자는 몰라도 성행위, 자위 등 중학생 이상의 자녀는 다 알고 있는 사실이나. 중학생, 고등학생, 심지어 대학생 자녀에게 "아가야 쭈쭈" 하면서 아이 취급하거나 어리고 익한 감성만 심어주지 마라. 강하고 단단한 자립심 있는 자녀로 성장해야 혈기 왕성을 이겨내고 책임 의식과 지도력을 갖춘 지구촌 인물로 성장할 것이다. 조국을 지키자! 군대 간 아저씨(아들)에게 "키 크고 잘생긴 내 아가야 젖 줄까?" 하면 제대 후 50넘어도 젖(빵 줘, 자동차 줘, 직장 줘, 생활비 줘, 집 줘, 유산 줘) 달라 칭얼댄다. 부모 머리에 앉아 있는 아가도 있느냐? 부모님 시절 청소년이 아니다. 숨기지 마라. 거짓으로 어물어물 에둘러 답하거나 대화하지 마라. 가정에서 자녀와 가정교육, 자녀와 성교육의 역할과 의미도 시대와 가치관 변화에 따른 자녀의 입장을 고려해서 소통해야 한다는 얘기다. 자녀가 중학생 이상만 되면 계급장 떼고 터놓고 얘기하라. 민망한 주제일수록 오픈 소통이 혁신이다. 부모가 먼저 터놓고 속맘을 열고 자녀에게 다가가라. 부모님 입장에서만 생각해서 '나는 공부만 했는데' '뭐가 부족해서' '어린 연놈이' '머리에 피도 안 마른 연놈이' '누굴 닮아서' 하는 식으로 부모님 학창 시절 맘으로는 절대 대화가 안 된다. 권력 말투, 조건부 사랑말투, 비교말투, 무시말투, 억압말투, 부모말투까지 모두 내려놓고 친구 대 친구, 남자 대 남자, 여자 대 여자 상대를 존중하는 대화 상대로 다가가라. 그래야 자녀가 대화 상대(진로, 학교 성적 등 각종 상담, 친구, 왕따 문제 등 대응 대안에 대한 자문, 이성 고백 등)로 부모에게 다가서고 '술과 마약은 뭐가 문제고' '담배는 어째서 해롭고' 등 무거운 주제가 소통되는 것이고 자녀의 가슴속 깊이깊이 숨겨둔 혈기 왕성(자위, 성행위, 포르노, 야동, 성폭력, 결혼과 성문화, 피임방법, 몽정과 생리, 임신과 출산, 성폭행 등 돌발 대처 방법 등)의 궁금증도 토론의 주제가 될 수 있게 되는 것이다. 성문화는 부부문화뿐만이 아니라 자녀에게 부모사랑의 본보기(말, 행동 등)교육이자 성교육(성적 사고, 궁금증 해소, 돌발 대처, 극복 방법 제시 등)문화다. 청소년 시절은 진로와 미래의 삶을 위한 노력과 준비의 시기이면서 혈기 왕성을 인내와 절제로 극복해야 하는 양극단 시절이다. 성적 호기심으로 학업에 지장받고 힘들어 하는 성적 충동을 극복할 수 있는 방법을 속맘 소통을 통해서 공감하는 대안을 제시하고 해소 방안을 마련해 줘야 한다.

① 부모님의 청소년 시절 성적 충동 극복 경험에 따른 솔직한 경험담 소통

② 자위행위로의 해소나 극복에 따른 장단점 및 솔직한 속맘 소통

③ 게임, 운동 및 스포츠, 연극, 영화 등 문화예술, 신앙, 취향 활동의 대안 등 반드시 일주일에 한 번은 자녀의 성적 호기심과 성적 충동 및 해당 고민 등을 같이 대안 해소하고 극복할 수 있는 청소년 성문화 소통 시간을 가져야 한다. 이러한 격의 없는 배려, 공감, 소통문화과정을 통해서 당신은 부모로서 인생 스승으로서 훌륭한 수호천사가 되어 주는 것이고 자녀는 이를 통해서 해보고(성행위 등) 싶어도 왜? 해서는 안 되는지, 뭐가 문제가 되는지를 깨우치게 되고 솟구치는 혈기 왕성을 자제하고 미래를 준비해야 얻고자 하는 것을 얻을 수 있고, 결혼 후에도 행복한 가정을 꾸리게 되며, 사람답게 살게 된다는 믿음을 갖게 되고 성도덕, 성적 가치관도 정립된다. 요점은 이러한 과정을 통해서 자녀의 궁금증이 해소되면 친구들의 성적 대화, 성적 정보, 주변의 성적 유혹에 흔들리지 않게 되고 영화, 포르노, 야동 등 어떤 경우든 휘둘리지 않고 학업에 전진하게 되는 효과가 나타난다는 점이다. 청소년들의 혈기 왕성에 대한 호기심과 상상력은 분출하는 화산과 같으나 반면에 성적 호기심, 충동 등을 이겨 내려는 의지력이 약해

서 이를 잡아주는 특히 가족이 없다면 혼자서 극복하기는 쉽지 않고 끝내 극복하지 못하고 폭발하여 용암이 흘러내리면 누구도 막지 못하게 된다. 그러나 흔들리는 혈기 왕성을 역발산기개세로 바꿔줄 지혜로운 수호천사가 옆에 있다면 자녀는 성적 충동을 극복하고 당당하게 원하는 목표에 다다를 것이다.

자녀는 끝내 성취할 것이다.

자녀는 나라와 지구촌, 온 인류의 등불이 될 것이다.

자녀는 결혼 후 행복한 가정문화, 성문화의 본보기가 될 것이다.

자녀의 성교육 본보기로 업그레이드된 멋진 부모님 모습 기대한다.

기일과 조상문화

지구촌 다문화 시대다!

생활환경의 문화가 진화하고 있다. 다문화 가구 증가에 따라서 성을 새로 짓거나 본관을 새로 정하는 경우도 급증하고 있고, 조상을 기리는 문화도 다양화되고 있다. 지구촌 미래 인류사를 이어갈 한 가문의 새로운 시조들이 탄생되고 있는 셈이다. 새롭게 출발하는 한 가정의 다문화는 부부 각자의 가정과 사회생활의 관습, 언어 등 생활문화부터 의례, 신앙, 철학 등 정신문화의 융합을 말한다. 서로 이해하고, 사랑하고, 존중하는 마음이 있어야 가능한 일이다. 같은 이웃끼리 결혼해도 '못 살아?' 하는 판에 환경 언어 관습 등 모든 면이 상이하다. 양보하고 배려하고 포용해야 하는 이유다. 탈모를 부르는 문화(낡은 관행의 형식, 격식에 얽매인 기일 기피 현상)로 가보자. 고유명절인 설 추석 등은 가족과 친척 고향 마을 모든 분들이 형식에 얽매이지 않고 모여 즐기고 화합하는 민족 전통문화축제로 진화 계승 발전하면 될 것이다. 문제는 갈수록 기피 현상이 뚜렷해지는 기일이다. 집안 또는 개인의 종교와 철학에 따라서 조상을 기리는 의미도 의식도 다르겠지만 기일은 조상님 귀신을 모시는 제삿날이 아니라 가족과 인류를 이룩하신 조상들과 세상에 숨쉬고 있는 후손들과의 가족 융합문화로 진화 계승하는 것이 당신의 멋(후손의 도리)이자 예(조상님 공경)이고 인류 역사를 이어갈 미래 후손교육의 본보기가 될 것이다. 저승에 계시든 세상에 계시든 모두 나의 조상이며 부모요, 후손이며 자식이다. 라는 마음의 자세는 다문화 지구촌 시대정신의 기본이다.

1. 기일문화

　해가 거듭될수록 다문화 가족들은 우리 이웃으로, 후손으로, 조상으로, 민족으로 자리매김될 것이며 결국 지구촌은 하나가 될 것이다. 특정 종교를 떠나서 조상을 추모하는 의미와 전통 의식을 살리면서도 상대방의 종교와 의식, 가치관도 존중하여 융합하는 기일문화로 진화 발전해야 하는 이유다. 한편으로는 핵가족 및 1인 가구가 빠르게 증가하고 있고 갈수록 늘어날 것이며 여기에는 외동아들, 외동딸뿐만 아니라 평생 홀몸을 고집(뭐? 이 땅에 짝할 만한 사람이 없어서 그렇다고, 하긴 그렇기도 하지만)하는 독신 가구도 점점 태산일 것이다. 삶의 가치관 변화에 따른 기일문화로 개진해야 하는 또 다른 이유다. 기일문화는 거창한 것도 어려운 것도 새삼스러운 것도 아니지만 먼저 가신 조상님과 살아있는 후손들의 관계를 되새겨보며, 조상님의 일기장 사진첩 서적 영상 등 기록물을 통해 조상님의 역사 흔적을 살펴보고 유훈 등을 통해서 후손들의 힘들고 흐트러진 마음도 다잡아 다시 의기투합하는 계기가 됨은 물론 나아가 기일 등 가정문화 행사에 따른 본보기 자녀교육(조상, 가문, 본관, 인척, 친척, 촌수 호칭 등)도 자연스럽게 이뤄지도록 귀신, 제사 개념에서 유훈(선심, 본보기, 철학 등) 및 가문과 조상문화 개념으로의 사고 전환이 필요하다. 가족 기일문화든, 다문화 가족 기일문화든, 외동아들, 딸, 독신 등 홀로 기일문화든 조상님의 인종 및 종교, 성별, 결혼 여부와 관계없이 차별 말고 조상과 당신 또는 조상과 당신 가족의 '기일문화' 또는 '추모문화' 등으로 진화 계승해 가기를 간절히 바란다.

2. 기일문화의 의미

　당시 조상님이 살아가신 시대적 역사적 배경에 따른 조상의 본보기 흔적을 통해서 조상이 생활하셨던 시대적 역사를 이해하고, 조상님 생전의 삶을 토론하고 공감하며 조상과 후손들이 포용하고 화합하는 가족문화 행사다. 제사라는 개념과 종교적 의식 등을 넘어서 기일을 가족문화의 날로 정하고 행하라. 기일을 맞이하신 분의 함자는 무엇이며, 각자와는 어떤 관계고 몇 번째 주기이며 그분이 살아가신 그 시대의 생활상과 당시 세상은 어떤 세상이었고, 그런 세상 속에서 조상이 품었던 삶과 인생철학은 무엇이었는지 조상이 이루고자 했던 가정, 사회와 조국, 지구촌에 대해 어떤 꿈을 꾸셨던 분이었는지 조상님 생전의 삶과 흔적을 돌아보며 살펴보는 과정을 통해 후손들로서 성찰하고 개혁하는 문화의 날로 맞이하자. 나아가 각자 하는 일에 대해서도 새로운 각오로 더욱 치밀하게 계획하고 준비하여 다시 전진하는 계기가 되면서 조상님의 역사(세계)와 후손들과의 감응의 소통이 있고 온 세대가 배우고 즐길 수 있는 행사가 곁들어진 문화의 날로 진화하자. 또한 조상님이 생활하시던 세상과 지금 당신이 살고 있는 세상을 비교하면서 서로의 장단점은 무엇인지 또 다가오는 후손들의 미래는 어떤 세상일지 상상해보고 토론하는 더 나아가 어린 후손들에게 당신 가문은 물론 가족과 조상의 기일문화에 대한 올바른 인식과 가치관을 심어주는 의미 있는 기일문화로 맞이하자.

3. 기일은 당신의 미래

　소상의 일대기를 압축해보면 후손들 인생 여정의 이정표가 된다. 생전의 조상은 자손에게 당신서럼 살지 말라 하고 자손도 역시 조상처럼 살지는 않겠다고 다짐하지만 세상 속의 삶과 인생은 결코 맘과 뜻대로 되는 것이 아니기 때문이다. 훗날 당신의 기일이 왔을 때 당신의 후손들은 당신을 지구촌에서 어떤 사고와 행동, 모습으로 살다간 조상으로 평가하고 기억할까? 혹여 당신이 그랬듯이 당신 기일이 되면 제사음식이라면서 차려 놓고 술 몇 잔 따르고 몇 번 절하는 것으로 끝나는 천덕꾸러기 조상일 것인가? 아니면 당신 기일을 맞아서 가족들이 모여 당신이 남기고 간 지구촌 흔적들을 꺼내 놓고 당신 생전의 삶을 되새기며 한편 후손으로서 성찰하고 토론하는 문화의 날로 맞이할 것인가? 늦기 전에 당신 기일문화 철학을 생각해봐야 한다. 지금 당신이 맞이하고 있는 조상들의 기일문화를 당신이 죽고 난 후 당신 기일 때마다 후손들은 당신이 했던 그대로 똑같이 따라 할 것이기 때문이다. 당신의 신앙심과 성품, 생전에 했던 말, 행동, 등을 얘깃거리로 삼으면서 말이다. 가장 먼저 당신이 해야 할 일 중 하나는 당신에 대한 기록을 남겨 두는 것이다. 당신이 생각하기에 보람된 인생이든, 노력했던 인생이든 솔직하게 당신의 소신과 인생의 교훈 일기 등 인생 기록을 남겨 두면 후손들은 당신을 당연히 기억하게 되고 당신 기일문화를 맞아서 후손들이 당신이 살다간 시대 생활상을 이해하는 계기가 되는 동시에 당신이 남기고 간 삶의 족적을 되새기는 뜻있고 의미 있는 기일문화 또는 추모문화로 진화 계승해 갈 것이다. 기록노 문화다. 일기 형식으로 일상생활부터 사진, 동영상 등을 첨부해서 남겨도 좋겠고 홈페이지 등 사이버 공간이나 파일 형식으로 기록해도 된다. 솔직하고 있는 그대로의 생각과 생활상, 사진, 영상 등 말이다. 이러한 기록들을 천 년 뒤 세상을 경영하고 있을 당신의 유전자 후손들이 보고, 듣고, 토론하는 장면을 상상해봐라. 당신의 기록은 당신 가문의 각종 행사(명절, 기일, 가족 행사 등)가 있을 때마다 중요한 역사자료가 될 것이고 후손교육의 지침서가 될 것이며 가족 추모관으로 발전할 수도 있는 것이다. 더욱 중요한 것은 조상문화가 있고 기일문화, 가정문화를 본보기로 성장한 후손들은 결코 탈모를 부르는 문화(조상 기일문화 기피, 가정문화 부부문화 폐쇄, 패륜아)에 젖은 인간으로 살지 않는다. 한 가문의 가례 등 종교적인 제례관습을 부정하라는 것이 아니다. 남녀의 평등화 시대, 다문화 시대, 핵가족, 1인 가구 시대, 다양한 신앙의 시대, 자녀가 엄마 성을 따라 쓸 수 있는 시대의 변화에 걸맞게 시대변화에 따른 상식과 사고에 공감되도록 자신의 종교 신념도 살리면서 진화하는 기일문화로 개진하여 계승하자는 의미다. 당신은 당신 조상을 어떤 철학으로 제삿날이라는 낡은 용어로 기일을 맞이하고 있는가.(기일, 주기, 추모, 차례, 기일용품, 주기용품 추모용품, 차례용품) 벌초도, 성묘도 않고, 시제도, 기일도 잊고 지낸다고 후손에게 원수 갚을 조상이야 있겠느냐 만은 미래의 조상인 당신 스스로 부끄러운 후손은 아닌지 돌아보고 혹여 진부한 선입관에 얽매여 있거나 변화가 필요한 부분이 있다면 시대에 맞게 새롭게 고치거나 개혁해서 발전해 나가자는 뜻이다. 그것이 지구촌 시대, 다문화 시대를 살아가는 당신의 혁신 정신이 아니겠느냐? 씨앗이 실하면 싹도 좋은 법이다. 품성이 실해야 유전자 싹수도 쓸 만한 것이다. 후손은 당신의 유전자이며 당신 인생의 영원한 정신이다.

4. 감응 없으면 덮어라

　기일이라고 모여서 영혼 없이 그냥 마냥 술이나 마시고 술주정에 싸움만 하려기든 조싱 일굴에 똥 싸지 말고 기일이고 문화고 그만두어라.
　"해준 것이 뭐 있어?" "남긴 것이 뭐 있냐고?"
　탈모를 부르는 문화(조상에 대한 원망)로 조상 심장마비 되는 소리나 할 후손이면 추모고 뭐고 관둬라. 조상님 한탄의 피눈물로 지구촌이 젖는다. 후손인 당신이 조상님께서 세상에 남기신 훌륭한 작품임을 정말 모르겠느냐? 스스로 후손이라는 작품을 폄훼하며 훼손하는 우를 범하지 마라. 또한 지금 살고 있는 가정, 가족들과 세상이 조상님 거쳐오지 않고 만들어 졌겠느냐? 무대를 만들어줘도 능력 없어 못 먹는 것은 못난 너 아니냐? 세상의 무대 위에는 누구나 나갈 수 있지 않느냐? 무대 위에서 무엇을 얻고 못 얻고는 의무가 아니라 당신의 권리라는 뜻이다. 권리를 얻는 것은 조상이 어떻게 해줄 수 있는 것이 아니라 당신의 노력으로 준비된 능력이 필요한 부분이다. 기일문화를 맞아 성찰하고 혁신해야 하는 이유다. 조상이 남긴 재산만 얻으려 하지 말고 유훈(선심, 본보기, 철학) 등 조상님 생전의 삶과 인생을 살펴보고 깨달음을 얻는 후손이 되어야 한다. 기일은 울고 짜고 슬퍼하는 날이 아니다. 조상님에게 제례음식이라며 한상 차려 드리는 날은 더욱 아니다. 조상님 귀신을 모셔 놓고 절하는 날이라는 망상은 이제 정말 그만둬라. 먹지도 않는 예전 제례음식을 차려 놓고 조상님 귀신께 절하는 날이라는 낡은 관행의 형식, 격식, 진부한 사고에서 벗어나지 못한다면 당신의 후손들은 갈수록 제사와 명절을 기피하게 될 것이다. 제사음식과 술로 배만 채우는 제사 개념이 아니라 조상의 유훈과 삶의 흔적을 통해 감응으로 정신을 채우는 기일문화 개념으로 바꿔라. 조상님 귀신을 모셔 놓고 절하는 날이라는 진부한 선입관에서 조상의 영혼과 후손들의 정신이 소통하여 깨달음을 얻는 조상과 가문 가족, 후손들과의 고리 "조상은 귀신이 아니라 문화다!"로 사고를 전환하라. 후손들을 보호하고 든든하게 받쳐 주시던 조상의 삶을 통해서 감사와 고마운 속맘도 전하고 말이다. 그 또한 기일문화의 의미와 재미가 아니겠느냐? 한편 내키지 않는 마음에 억지로 모여서 힘들게 마지못해 기일을 맞이하는 경우는 문화가 없기 때문이다. 가문의 역사와 소통문화를 깨닫지 못하기 때문이다. 문화는 문밖에 두고 사욕만 끌어안고 있기 때문이다. 조상들의 기일을 제사대리업체나 종교시설 등에 맡기고 처음 한두 해는 가족들이 참석하는 듯하다가 해가 거듭되면서 이런저런 이유로 참석이 뜸해지고 결국 방치하게 되는 것도 조상과 가문, 가정으로 연결되는 혈통의 고리를 깨우쳐주는 기일문화와 담을 쌓고 있기 때문이다. 집안에 우환이 있다면서, 직장을 잃었다며, 사업이 어려워 기일비용이 부담된다면서, 종교를 바꿨다면서 지내던 조상 기일을 못 모신다고 서로에게 모셔가라 떠밀며 형제자매들이 다투며 원수지간이 되고 기일을 기피하는 것도 조상이 남긴 재산에만 눈이 멀어 조상문화를 이해하고 소통하려는 기일문화는 불통이고 격식, 형식에 젖은 진부한 선입관에만 얽매여 왔기 때문이다. 그러니 여행 가방만 챙기고 조상 땅 찾아 여기저기 수소문하며 다니는 것이다. 명절이나 기일은 신이나 조상님 귀신을 모시는 제삿날이 아니다. 조상을 기억하고 후손들로서 성찰과 이해와 협력으로 의욕을 충전하고 조상님에게 존중하는 마음으로 정성을 다하며 온 가족이 소통하는 문화의 날이다. 부끄러운 후손이여, 미래의 조상이여! 기일문화를 맞아 황폐한 정신을 성찰하고 개혁하는 후손이 되어라.

5. 격식이와 형식이는 나가 놀게 하여라

　제례의식의 전통에 따라서 기일을 지내는 것은 가족, 가문의 기일문화 종교문화를 계승하고 전동 세례문화를 보존하고 지키기 위해서도 필요한 것이다. 그러나 종교도 없고 신앙도 다르고 격식도 모른다고 진부하다고 기일을 외면하거나 시험공부하듯 싸맬 필요는 없다. 전통 의식은 제례문화를 계승 연구하는 분들과 보존하고 지키려는 가문 그리고 종교 등 관련 단체들만으로도 충분하다. 기일을 당신 가족문화의 날로 정립하고 후손들의 시대적인 인식과 다문화 가정 및 사회 발전으로 인한 가치관 변화 등에 따른 가족들의 다양한 의견들을 반영하여 융통성 있게 시행하라는 뜻이다. 기일 의식 방법부터 음식, 절차 등 모두 당신 배우자 및 가족 구성원들의 의견과 종교 등 철학에 따라서 서로 융합할 수 있는 방법을 찾아 행하라는 말이다. 지금까지 기일에 대한 선입관(절하는 절차 및 방법, 제례음식의 종류 및 차리는 방법 등)이 있었다면 길냥이에게 던져주어라. 흔적 없이 처리해 줄 것이다. 자! 그리되면 기일에 참석한 각자의 신앙과 철학에 따라서 절을 할 수도 있고, 묵념을 할 수도 있는 것이며, 기도를 할 수도 있는 것이고, 음악이나 춤이 곁들어진 기일문화 또는 가족들 각자의 당면한 문제들에 대해 환담을 나누는 행사가 될 수도 있으며 가족 대표의 조상과 가문에 관한 강의(조상의 육성이 포함된 영상 등)를 듣는 의미 있는 시간이 될 수도 있는 것이다. 음식 경우 제사음식 위주로 장만해야 한다는 이론은 귀신도 모르는 얘기다. 그러면서 그렇게 힘들게 장만한 제사음식은 절하고 나서 어찌하느냐? 당신도 당신 가속도 입맛에 맞지 않아 먹는 둥 마는 둥 결국 버리지 않더냐? 그러면서 제례음식과 차리는 방법 등이 뭐가 중요하단 말이냐? 결국은 조상을 사욕으로 몰아

넣는 제사가 되는 것이고 갈수록 기일을 기피하게 하는 원인만 되는 것이다. 예전 제례음식은 삼시 세끼 때우기도 힘들던 시절에 당시에는 나름 귀하고 신성한 음식 위주로 차려진 것이다. 물론 지방에 따라 제례음식마다 의미가 붙어 있지만 기일음식도 시대의 변화에 따라 진화해야 한다는 뜻이다. 예전에 떠나신 조상도 계신 반면 의식주 등 변화된 환경 속에서 생활하며 제례음식은 입에 대지도 않다가 요즘 떠나는 조상도 계시다. 따라서 음식은 옛날 제례음식이 아니라 기일에 참석하는 가족들의 식성에 따라서 좋아하고 모두 잘 먹는 기일문화 행사 현대음식으로 전환하라. 밥도 평소에 먹지도 않는 흰쌀밥으로만 해서 버리지 말고 잡곡밥이든 현미밥이든 빵 종류든 가족이 모두 먹을 수 있는 음식으로 장만하라. 그래야 기일문화에 참석한 가족 모두가 "맛있다, 더 없느냐?" 버리지 않고 깨끗이 먹어 치우는 것이며 그것이 조상에 대한 예와 효인 것이다. 예전 조상님도 새로운 시대 새로운 음식도 맛보시고 OK

"손주야, 저 증손자가 먹는 음식, 내 기일음식과는 많이 달라 보이는데 저 음식은 무엇이냐?"

"어! 할아버지 아직 안 가셨어요? 아들이 기일음식은 먹지 않아서요. 피자와 치킨 시켜줬어요."

"그러냐. 나는 또 내 기일음식이 늦게 배달됐나 싶어 가는 도중에 배달 오토바이 소리 따라서 다시 돌아왔지 뭐냐. 그러면 저 옆에 증손녀가 마시고 있는 물도 내 물과 색이 다르던데 저 물은 무엇이냐?"

"아 커피요, 딸애가 커피만 좋아해서요."

"애야 나도 치킨과 피자 한 조각씩하고 커피 한 잔 주면 안 되겠니?"

"기일음식도 아니고 불효잖아요? 할아버지."

"식생활이 변화를 넘어 진화하는 세상에 제사음식이라면서 해마다 똑같이 차려주는 것이 더 불효지 않겠니? 옛날엔 먹고사는 일이 전쟁보다도 혹독 했던 시절로 저런 맛난 음식도 없었고 먹고 싶어도 못 먹었단다…. 시대가 바뀌고 식생활도 좋아지고 맛있어 보이는 음식(피자, 치킨, 낚빌, 막창, 커피, 홍삼 능 쩝)도 지천이던데 매해 똑같이 제례음식이라면서 올리면 귀신인 나도 질리는 데 너도 질리지 않겠니? 또한 먹지도 않고 버릴 거면서 왜 돈과 힘을 거기에 쓰느냐?"

"…."

문화 행사 현대음식 장만도 힘들고 복잡하고 돈 든다고 다투느냐? 그러냐. 그러면 음식상 대신 간단한 다과상 등을 차리고 조상님과 차 한잔 마시면서 고인과 가족에 얽힌 역사 가족이 나갈 길 너와 나의 고민 등을 서로 주고받고 토론 상담 의견을 교환하는 가족문화의 날로 정해서 기일문화 행사를 치르면 된다. 어느 조상이 뭐라 하겠느냐? 오히려 뿌듯해 하실 게다. 다과상도 부담이 되느냐? 독신 고집하더니 홀로 살아가느라 많이 힘든 모양이구나. 그러면 커피 한잔은 어떠냐? 조상님도 커피 한잔에 안타까운 후손의 마음을 담아 가실 게다. 뭐야, 커피 한잔도 어려워? 밥은 무슨 돈으로 먹느냐? 머리털 가출하는 소리하지 말고, 정리해보자. 자신의 신앙이 어떻고 절을 몇 번 하고 음식을 어떻게 하고 어떤 방식으로 차려야 하는 등의 낡은 관행의 격식이 형식이는 나가 놀게 하여라. 아주 나가면? 뭐 그러던지. 기일은 후손으로서 조상과 가문에 대한 인식과 성찰, 황폐된 정신문화의 힐링, 마음의 정성과 감응의 소통이다. 그것이 기일문화다. 조상님과 소통하며 진화하는 멋진 후손이 되어라.

6. 기일 대리

 다문화 가족, 핵가족 및 1인 가구 증가로 인한 생활환경의 변화, 각자의 다양한 신앙심 등으로 기일에 대한 가치관도, 방식도 빠르게 변화, 진화하고 있다. 변화무쌍한 생활환경 만큼 기일음식 준비에 대한 후손들의 기일음식 환경 변화도 시대 변화에 따라갈수록 현대화, 간소화되고 있다. 기일음식에 대해서는 위에서 지적한 경우들을 제외하고도 시중에서 기일음식을 장만해 오거나, 음식 전문점 등에 주문하는 방식 등도 기일문화를 저해하는 행동은 아니다. 기일문화는 격식, 형식보다 조상을 추모하고 기일문화를 통해서 조상과 가문의 중요성을 인식하고, 감응하며, 화합하는 아울러 온 가족의 소통과 의욕 충전이 문화의 핵심이기 때문이다. 다만 기일 자체(음식과 의식 등 모든 절차)를 대리(돈만 내면 언제나 제사)업체에 맡기는 것은 조상을 추모하고 가족이 화합하고자 하는 기일문화와는 거리가 있다는 것이다. 그러므로 처음 한두 해는 참석하는 듯 하다가 해가 거듭되면서 후손들은 참석도 하지 않은 채 일정한 금액만 내고 음식은 물론 기일에 대한 모든 의식을 대리업체나 종교시설 등에만 맡기는 것은 기일문화도 아니고 조상을 외면하고 내치는 짓이다. 차라리 그럴 거면 조상님 이름으로 후손들을 위한 장학회를 만들어 매년 조상님 기일 때마다 가족, 친척 후손들의 인재 양성에 이바지하든가, 그도 싫으면 그 돈을 조상님 이름으로 번번이 불우이웃돕기라도 한다면 조상님도 탄식하진 않으실 게다. 기일은 귀신을 모시는 날이 아니요, 또한 돈으로 하는 짓이 아니라, 조상에 대한 추모이고, 정성이며, 감응의 소통이다. 중요한 것은 당신의 조상과 배우자 및 가족들에 대한 사랑과 존중의 소신이 있어야 대대손손 올바른 기일문화의 진화 계승도 가능한 것이다.

7. 주기표시

　종교마다 주기표기가 다르지만 필자의 집안에선 신앙 의식에 따라서 관직에 있던 조상은 기일에 최종 관직의 직책을 표기하고 그 외 조상들은 '학생부군 신위'(여성은 본관 0씨 신위)라 표기했다. '현00 학생부군 신위'에 조상을 존경하고 사랑하는 후손들의 맘 등 의미가 담겨 있지만 한편으론 선조들이 살다 가신 남녀 차별 및 신분 사회의 자화상이다. 관직하고 거리가 있던 일반 대다수 백성들은 죽어서도 학생을 면키 어렵다는 인식으로 종교적 의미를 떠나서 폐단도 많았다. 당신 집안 조상 기일에 아직도 學生이나 본관 0씨라고 쓰고 있다면 분명 반드시 폐기돼야 한다. 생전에 오직 후손들을 위해 인생을 얽매던 조상을 사후에 이름표도 아닌 '학생부군' '본관 0씨' 라 표기를 하고 조상의 제삿날이라는 낡은 관행의 형식 격식에 젖은 채 제사상에 술 한 잔 따르는 이름 없는 영혼의 제사로 더 이상 조상을 슬프게 하지 마라. 당신 조상은 당신에게 어떤 본보기로 각인되어 있는가? 이 땅에 살다 가신 조상들 모두가 누군가에는 배우자이면서 아버지 어머니였고, 형제자매였고, 스승이었다는 것을 아는가? 최소한 조상이 몸담았던 분야에서는 최고(농업 부분, 어업 부분, 부모님의 본보기 부분, 가정생활 부분 등)였다는 사실을. 왜 그런 조상을 '농업박사, 어업박사, 가정박사, 본보기박사'가 아니라 학생이라 하고, 본관 0씨 신위라 하느냐? 관직보다 못하단 말이냐?

　인간들이 언제쯤 뉘우칠까?
가난한 농부의 자식으로 태어난 것을 원망만 할 줄 알았지 땅 일구며 농사 짓던 부모님이 인류의 생명줄이였음을....

　인간들은 언제쯤 깨우칠까?

가난한 부모님만 탓(흙수저 타령)할 줄 알았지 화장품 한번 찍어 바르지 못한 채 평생을 자식 뒷바라지에 얽매시던 부모님이 인류의 근본이었음을.... 세상의 많은 직업 중 가치를 따진다면 예전이나 현세나 미래나 농업과 가정경영을 따를 수 없다. 농업은 인류의 생명줄이고 가정은 인류의 근본이기 때문이다. 인간들이 언젠가는 농업과 양식의 중요성과 부모님의 양심과 도덕 인성 등 인간성의 본보기 가치(가정경영)를 깨닫고 직종 가장 앞에 두는 날이 올 것이다. 주복할 점은 현세가 매관매직 시대는 분명 아니더라도 관직 사상은 현재도 계속되고 있으며 이를 바로잡지 않으면 당신뿐만이 아니라 후손들도 관직 신위 틀에서 벗어나지 못할 것이란 점이다. 당신의 조상이 농부였다면 최소한 토양과 씨종자 만큼은 또는 농사 과정 부분에서는 그 누구보다도 박사였지 않았겠느냐? 어부였던 조상도 배박사, 고기박사, 바다박사였기는 마찬가지고 평생을 가정경영에 헌신해 오신 부모님은 가정박사 본보기박사였고 말이다. 기일문화를 맞아서 늦었지만 농업박사, 어업박사, 본보기박사 학위 수여식 행사를 겸하는 것이 어떻겠느냐? 얘기인즉 그렇다는 말이다. 시대가 빠르게 변화며 발전하고 있고 장이라는 직업으로 천대받던 직종들이 대우받는 시대가 되었으며 직종도 다양화되면서 관직과는 비교될 수도 없는 전문 직종이 지구촌의 발전을 이끌고 있다. 당신 주위에 지구촌을 이끌고 있는 주인공들을 봐라(정보통신, 인공지능, 과학, 콘텐츠, 의료, 문화예술, 음식, 스포츠, 언론방송, 작가, 게임, 운전, 항송, 군인, 반려동물, 미용, 금융, 유기농업, 건축, 노동, 출판, 교육, 자동차 등 기타 분야 전문가들까지). 하나같이 뼈를 깎는 노력과 준비, 진화와 개혁을 통해 각 분야에서 으뜸이 된 전문가들이다. 이분들도 나중에 '학생부군 신위' '본관 0씨 신위' 라고 쓸 거냐? 마음속에 얼어붙은 선입관 틀을 깨야 어리석음을 반복하지 않게 되는 것이다. 기일 때마다 당신 조상에게 학생이란 이름표와 본관 O씨를 고집하려면 조상님 가슴에 대못 박지 말고 기일이고 문화고 차라리 잊고 살다 가라. 당신 스스로 조상님을 學生이리, 본관 O씨라 지칭한다면 당신 '아버님 어머님'을 '아범, 어멈'이라 남들이 칭하는 것과 무엇이 다르며, 옛날 서들빅거리던 양반, 매관매직의 관직 신위 조상보다 더 나은 점이 뭐란 말이냐?

"야, 어젯밤 제사 지냈다면서?"

"응, 그래서 미팅 참석 못 했어, 미안."

"맛있는 거 많이 먹었겠네?"

"아니, 요즘 누가 제사음식 먹느냐."

"그래, 누구 제사였는데?"

"아 그게…. 한자던데, 學生 뭐? 던데."

이제 그만 하라, 격식, 형식에 얽매인 영혼 없는 제사!

기일, 가정문화 등 가정의 행사는 자녀들에게 본보기문화의 호기다. 당신이 떠난 다음 당신의 말, 행동, 정성을 똑같이 따라 할 것이기 때문이다. 어린 후손들도 호기심을 가지고 재미있게 조상문화를 배울 수 있는 조상님 귀신을 모시는 제사가 아닌 조상의 삶을 돌아보고 이해하고 감응하며 가문의 역사를 깨우치는 문화의 개념으로 진화하라. 그것이 기일문화다.

000	000		000	000
김광일	서경애		김운오	장소사
48주기	29주기		신위	신위
00년00월~00년00월	00년00월~00년00월			

 죽어서 떠났어도 살아 있어도 이름은 인격의 상징이다. 당신이 지구촌에 머물며 조상님을 추모하는 기간만이라도 당신 조상님 기일문화 행사 시간에 잠시 동안이라도 조상님께 이름표를 달아드리고 인격을 찾아드리자. 000 라는 이름으로 부모의 권리와 의무에 따라 최선을 다해 가족을 부양하고 어른을 공경했으며 맡은 일에 책임을 다함으로써 가족과 사회 발전에 기여하신 분이라고, 가족역사가 있는 가족문화의 날로 기일을 맞이하라. 그리고 기일(차례, 시제, 묘비, 족보 등 포함) 문화 등 행사를 맞이하여 평생 자랑스러운 이름으로 살다 가신 조상님의 이름을 우리글, 한글로 당당하게 써라. (헤어 디자이너 김 말자 00주기 00년 00월 00일~00년 00월 00일)(해녀 김 복자 00주기 00년 00월 00일~00년 00월 00일) (사랑하는 어머님 김 팔자 00주기 00년 00월 00일~00년 00월

00일) 그래야 남녀노소 가족 간 기일문화의 의미를 살리는 동시에 조상님의 얼과 후손들이 하나 되는 기일문화로의 진화 및 계승 발전도 가능한 것이다. 사진을 놓고 기일문화 행사를 치르는 경우 특히 어린이 후손들이 정작 중요한 조상의 성명이나 몇 주기인지도 모르고 지나갈 수 있으므로 사진 앞에 한글성명, 주기를 표시하여 이해를 돕는다. 족보의 기록도 시대에 뒤떨어진 관직이 어쨌느니 기록하지 말고 그분이 살다 가신 삶(업적, 재능, 인품, 선심, 철학, 유훈 등 본보기)의 흔적을 기록하고 보존하는 데 힘써주길 바란다. 기일문화를 맞이하는 말과 행동 등 지금 당신의 모습을 그대로 후손들이 본받아 따라 할 것임도 명심하라. 기일문화에 참석한 가족에 따라서 기일을 맞은 조상이 어머니, 아버지, 할머니, 할아버지, 당숙, 외할아버지 관계일 수도 있으니 본관 등과 같이 설명을 덧붙이면 가문의 역사 공부도 되는 것이다. (* 다문화 조상인 경우 원 국적 이름과 취득 국적 이름을 같이 표기하며, 아호, 종교적 세례명 법명 기타 신앙명 등도 같이 적시하여 이해를 돕는다) 기일은 먼저 가신 분들과 남아있는 가족들이 서로 감응으로 소통하는 문화 행사다. 먼저 가신 분이 당신과 어떤 관계(부모, 배우자, 자녀, 형제자매 등)든 어린 시절에 사고나 질병 등으로 일찍 가셨든, 신앙이 다르든, 결혼 여부 종교적인 출가 등도 따지지 말고, 기일문화를 행하라. 모두 당신 가족이요. 지구촌의 조상이다. 또한 학생 후손들이 있는 경우 기일행사로 조상문화를 배울 수 있는 조상님 글짓기, 가문 퀴즈대회 같은 행사를 겸하면 특히 나이 어린 후손들에겐 평생 잊지 못할 뜻있고 재미있는 가문의 역사를 배우는 기일문화가 되며 다문화 후손이나 장애인 후손이 있는 경우 그 후손들을 배려하는 프로그램 등도 기획하고 추진하면 가족 남녀노소간 기일문화를 이해하고 공감하는 평생 잊지 못할 계기가 된다.

8. 기일과 선입관

아버님, 어머님, 할머님, 할아버님 따로따로 기일마다 행사를 하는 방법도 있겠지만 당신의 기일 철학에 따라서 아버님과 어머님 한날 할머님과 할아버님 한날로 기일을 잡아서 두 분을 함께 기일문화 행사를 치르는 방법 또는 아버님, 어머님, 할머님, 할아버님 등 집안 모든 기일을 한날 치르는 것으로 정해서 가족 기일문화 행사로 치르는 것도 좋다. 기일문화도 반드시 제삿날로 해야 한다는 선입관을 버리고 혼자 사는 경우는 자신의 생활 일정에 따라 편리한 날로 정하면 되고 가족이 있는 경우는 가족들의 의견을 들어보고 가족들의 편의에 따라 집안 기일 중 한날을 선택할 수도 있고 기월 중에 또는 기일과 가까운 달, 기일과 가까운 주나 주말, 한식날 등 가족 모두 참석이 가능하고 편리한 날을 선택해도 좋다(*정하는 방법에 따라 해마다 날짜가 변경될 수도 있고 가족들 사정에 따라 기일문화 일자가 바뀌어도 문제 될 것이 없다). 반드시 조상님들의 한글 성명과 주기표기, 삶의 연대 등을 표기해야 남녀노소 가족들이 각 조상 함자와 문화를 이해하는 데 도움을 준다. 외동딸 외동아들도 갈수록 태산이다. 내 집안, 네 집안 따지지 말고 아버님, 어머님, 장인어른(아버님), 장모님(어머님) 등 당신 가족(남편 집안, 아내 집안)이 현재 치르고 있는 기일을 모두 합쳐서 문화의 날을 정하고 정해진 날에 모두 모여서 기일 합동문화 행사를 치르는 것도 좋은 방법이다. 1인 가구 및 독신 가구인 경우 남녀 불문 가족 없이 달랑 혼자서 기일을 맞이하는 경우도 눈물과 한숨으로 대신하지 말고 사진과 주기표기(성명, 연대, 관계 등)라도 하고 커피 한잔 놓고 맘을 여는 것이 조상을 기억하고 당신 자신을 위하는 것임을 명심하자. 여자는 기일을 지내지도 않고 절도 하지 않는다는 것도 신분 사회에 있었던 남녀 차별에서 비롯된 탈모를 부르는 문화(여성 멸시)가 삐뚤어지다 못해 꺾이고 살이 튀어나오도록 처참한 허망이었다. 잘난 조상이여! 이 땅에 당신보다 못한 여사가 있었더냐? 내다 버려도 주어갈 작자도 없던 남자라는 이름의 그들은 글도 기르치시 잃은 채 출가외인이란 족쇄를 채우고 칠거지악이라는 꼬리표를 덕지덕지 붙인 여성 조상들이 만든 기일음식 먹으며 안방에서 방귀나 뿡뿡 뀌고 있을 때 선입관에 얽매인 여성 조상들은 부엌 아궁이 앞에 앉아 한 많은 모진 세월 끌어안고 흐느끼고 있었으니 말이다. (증언: 필자가 상상해서 내뱉는 말이 아니다. 원고를 준비하면서 어머님들의 지나온 시집살이 기일과 명절 조사에서 가장 많이 나온 불만이다. 한이 맺힌 심한 말이 많았지만 차마 다 못하고 원고에 침만 바른다. 어머님들의 울분에 머리털도 쭈뼛 선다. 바깥 양반들은 명절 때나 처가댁 기일에 다녀온 일이 거의 없었다는.... 그래서 묘지가 있던 마을 뒷산마다 한이 서린 붉은 흙이 많았나 보다.) 그토록 분심으로 억울함만 더하는 제사는 아니함만 못한 것이다. 다행히 시대가 먼저 반성하고 자녀의 성도 엄마 성을 따를 수 있는 세상이 되었지만 한을 안고 떠나신 여성 조상님들에게는 오! 만시지탄 아닌가. 시대적 배경(남존여비, 종교)이라는 당시의 현실을 감안 하더라도 조상이시어! 반성과 참회해야 한다. 반성은 살아있는 후손만이 아니라 조상 귀신도 해야 하는 것이다. 기일은 나도(후손) 성찰하고, 당신도(조상 귀신) 참회하는 날이다. 뭐 그렇다고 무덤에서 나오지는 마시고. 어느 중년 지인에게서 문의가 왔다.

"장례식장에 다녀왔는데 조상님 기제사를 지내도 되느냐?" 고 묻는다.

조상님 귀신이 계시면 꿀떡을 술 일이지 꿀밤을 주겠느냐?

오늘 장례식장에 고인 되신 그분 귀신도, 기일을 맞은 조상님 귀신도 같은 귀신, 같은 조상임을 왜 모르느냐?

주위에 걱정하는 분들이 많단다. 그분들도 죽으면 귀신이 될 텐데 "왜요? 웬 걱정." 장례식장에 다녀와서 조상님 제사를 지내면 부정 탄다고들 한다나? 제사 지내고 나서 결혼식장에 가면 장례식장에 가면 돌잔치 가면 집안에 누가 뭐 어떻게 된다면서 이웃 사람들이 왈가왈부한다고. 어처구니 방귀 소리에 조상님 귀신 혼절하는 소리 하지 마라. 그렇게 따지면 일생 동안 후손이 할 일은 아무 것도 없어. 내 조상, 네 조상 따지지 마라. 모두 당신 조상들이다. 애기 조상, 처녀 조상, 총각 조상 등 지구에 최초 생명체가 등장한 38억 년 전부터는 아니더라도 당신이 기억하는 옛날부터 조상들이 돌아가신 날(부모+조부모+증조부모+고조부모+선조 대 등 혈족, 인척)을 기록해보면 1년 365일 기일이 아닌 날이 없어. 오히려 이 조상, 저 조상 기일이 겹쳐. 당신 현재 입장에서 살펴보면 지내는 기일 말고는 기일이 더는 없는 날로 보이지만 파제 조상들까지 돌아보면 사실상 매일매일이 기일인 셈이다. 그럼 못 하겠네, 기일 등 명절 문화 행사는 물론이고 결혼식도, 잔치도, 부부관계도 그럼 당신이 세상에 태어나서 할 일이 뭐가 있나? 바가지(낡은 관습의 혁신)는 깨지 말고 얼어붙은 선입관(진부한 관념)을 깨야지…. 오늘 기일문화를 치르고 이튿날 오전에 수미네 결혼식장에 가고 오후에 수정 어르신 100세 잔치에 가고 밤중에 수구네 장례식장에 다녀와서 다시 이튿날 명절 차례문화 행사 치르고 나면 부모 조상님은 이렇게 말씀하실 게다.

"수고했다 가상스럽구나! 내가 널 낳고 재수 없다고 버리지 않고, 돈이 필요했지만 팔지 않고 키우길 잘했구나."

조상님 묘소와 술문화

　벌초나 성묘, 제삿날과 시제 때마다 후손들은 조상님 묘소를 찾아 술을 잔에 부어 올리고 참배한다. 문제는 그 다음의 행동이다. 술잔에 부어 올린 술을 묘소에 여기저기 뿌린다. 효심 깊은 후손은 묘소에다 아예 술병째 들이붓는다. 술벼락을 맞은 조상님 표정이 궁금하다.
　그런데 술이 뿌려진 여기저기 잔디 등 풀들은 며칠 안에 말라 죽는다.
　뿌리까지 말라 죽는다. 독한 술일수록 죽는 속도가 빠르다.
　후손에 따라 조상님 묘소에 가는 길이 잦을수록 흠뻑 뿌려진 술로 조상님 묘소는 빠르게 황폐된다. 머리털 생물은 모낭이 털뿌리를 감싸고 보호하는 관계로 털뿌리 마음대로 뿌리를 뻗거나 밖의 수분을 흡수하지 못한다. 비누로, 샴푸로, 술로 머리를 감아도 수영을 하거나 물속에 오래 있어도 오염된 눈과 비를 맞아도 머리털 생물이 멀쩡한 이유다.
　(관찰: 머리에 술을 뿌리지 말라는 것은 머리털 생물이 죽는다는 뜻이 아니다. 죽지는 않더라도 머리털이 빠지거나 갈라지고 끊김 등으로 상할 염려가 있으므로 머리에 술을 뿌리거나 핍박하지 말고 오염된 비나 눈을 맞지 않는 것이 탈모를 방지하고 빛나는 머릿결 유지에 좋다는 뜻이다.)
　반면에 잔디 등 풀은 뿌리를 마음대로 뻗고 술인지 물인지 구분하지 못하고 수분을 흡수하기 때문이나. 알코올 성문이 식물에게는 독약인 셈이다. 결국 후손은 조상님 묘소마저 황폐하게 하는 우를 범하고 있다.

(관찰: 잔디 등 풀에 물을 주듯 술을 주고 며칠 동안 관찰해보면 증명된다) 정말 조상님이 애주가였다면 술을 잔에 부어 올리되 올린 술은 묘소에 산에 뿌리지 말고 술병에 담아 다시 가져오는 것이 자연보호와 조상님 산소보호 그리고 조상님을 존경하고 추모하는 멋있고 자랑스러운 후손의 본보기다.

> ### 조상님 생각 · 조상 음식과 먹는 음식
>
> 제삿날, 명절, 시향 등 조상님 행사가 있을 때마다 제사음식을 전문업체에 주문하는 집안이 갈수록 가파르게 늘고 있다. (관찰: 제보를 접하고 주문 실태와 주문한 음식을 제례 후에 어떻게 처리하는지 상황을 조사) 문제는 전문업체에 주문한 제사음식을 제례 후에 가족이든 친척이든 입술에 대지도 않는 집안도 갈수록 가관이다. 어디서? 어떤 재료로? 요리했는지 찜찜하고 믿음이 가지 않는다는 것이 먹지 않는 하나같은 이유다. 조상님 제사음식을 전문업체에 주문한 것은 분명 조상님에 대한 존중이며 추모다. 그런데 조상님께 올린 음식을 후손들은 먹지 않고 별도 마련한 음식이나 인근 식당에 주문해서 먹는 경우는 이쪽 저쪽 입장도 분명하니 설명하기도 난감하다. 그러나 조상님과 입장을 바꿔서 생각한다면 조상님 음식과 먹는 음식을 처음부터 특정하고 후손들이 먹지 않을 음식을 주문하여 조상님께 올리는 것은 분명 황폐한 제례문화다. 제례를 마친 다음 업체를 믿고 주문한 음식을 후손들이 맛있게 먹던가 정말 마음이 불편하여 먹기도 대접하기도 싫으면 차라리 형식 격식에 얽매여 먹지도 않을 음식을 조상님께 올리지 말고 후손들이 행사 후 먹기 위해 마련한 음식이나 식당 등에 주문한 음식을 조상님께 올리고 제례 후 후손들이 맛있게 먹으면 조상님 맛있어 좋아^^ 후손도 맛나서 좋아^^ 지켜보는 신도 영혼도 얼쑤! 이것도 저것도 아니면 조상님에 대한 감응의 추모사를 낭독하며 생전의 조상님을 그리는 행사로 진행하는 것이 꿈속에서 환하게 미소 짓는 조상님을 뵙는 길이다.

기원문화

　본인의 의지와 관계없이 시작된 인생 여정 속의 삶과 그 끝은 자신의 의지 대로 천 년이 지나도 지워지지 않는 발자취 남기며 잘 끝낼 수는 있을까? 한도 끝도 없어 보이면서도 한편으론 빛이 바래 보이는 욕망과 탐욕이란 허상들은 왜 인간을 사람이 아닌 다른 모습으로, 한도 끝도 없는 탈모를 부르는 문화(탈선)로 유혹하는 것일까? 한도 끝도 없는 사욕으로 얼룩진 삶으로 허무라는 인생의 목적지에 닿지 않으려면 삶과 인생의 가치관이 정립되어야 한다. 자신이 원하거나 몸담고 있는 분야에서 업의 신이 되도록 노력하되 한도 끝도 없는 탈모를 부르는 문화(욕망, 탐욕)를 절제하고 업과 사람의 가치를 깨달은 맛(정신)과 멋(육체)이 조화된 인간이 되라는 뜻이다.

　기원은 또 다른 자화상이다! 당신이 노력하고 준비한 능력 만큼만 자득하기 때문이다. 가정이 불행하며 시험에 떨어지고 사업에 실패하는 것이 어찌 조상과 신의 탓이겠느냐? 준비 부족한 당신 탓이다. 가정이 행복하며 원하는 시험에 합격하고 바라는 권리를 얻고 사업이 대박 나려면 당신만의 남다른 노력과 독한 준비가 우선되어야 한다. 한편 사람으로 살아갈 수 있도록 이끌어 주시는 당신과 늘 함께하는 신에게 감사하면서 신앙인의 본보기로 승화하도록 노력하는 사람이 되어라. 당신과 늘 함께하는 신만 바라보고 난처하게 자꾸 매달리지 말고 스스로 깨달음을 얻는 인간이 되고자 노력하라는 뜻이다. 지구촌 모두를 위한 사람, 신앙인의 지존이 되어라. 지구촌의 표상이라는 신념으로 준비(능력)된 자라면 세상에서 못 이룰 일이 없을 것이며, 평생을 신과 조상에게 바라고 매달리거나, 한도 끝도 없는 욕망 탐욕에 빠져 허우적거리는 일도 없을 것이다.

1. 고사와 기원

돼지머리 잘라 놓고 고사 지내지 마라.
돼지만도 못한 인간들도 많이 있잖느냐? 돼지로 태어난 죄로 아낌없이 모두 주고 떠나거늘 머리까지 잘라다 놓고 고사라고 지낸단 말이냐?
누구를 위한 고사인가?
주목할 점은 인류의 역사 이래 그런 식의 고사 지낸 곳 치고 잘됐던 조상 끝이 좋았던 곳 잘되고 있는 곳 봤느냐? 단연코 없다! 급살 안 맞고 망하지 않았으면 다행이다. 당신 이웃에 또는 가족, 친척, 친구, 지인들 중에서 돼지머리 잘라다 놓고 고사라고 지낸 인사들 중 잘된 사람, 대박 난 가게, 잘된 회사 있더냐? 돼지머리 잘라 놓고 장난치지 마라. 고사라는 것이 일종의 기원으로 소원을 바라는 것인데 행운과 소원이 이뤄지길 바라면서 동물 머리 잘라다 놓고 소원을 빈다는 것은 어불성설로 오히려 화근을 불러오게 된다. 행운과 안전 등의 각종 기원제는 정성껏 마련한 음식이면 된다. 기원제가 끝나고 남거나 먹지 않아서 버리지 않고 모두 맛있게 먹어 치울 수 있도록 말이다. 대박 기원제는 돼지머리 대신 머리 만큼 큰 다양한 저금통으로 대신하는 것이 기원문화도 살리고, 새 출발하는 자신 있는 행동이다.
북어(말린 명태) 고사도 지양해야 한다.
고사를 지낸 후 북어의 운명을 생각해봤느냐? 썩어서 곰팡이 나서 냄새나서 쓰레기통에 버리게 되는데 결국 명태를 두 번 죽이는 일이다. 썩은 명태 달아 놓고 달고 다니면서 잘되는 일 있더냐? 사업 대박 나고 무사고로 출세하고 성공하더냐? 씩어가는 북어 입장에서 생각을 해봐라. 그게 질하는 일인가? 경제가 안 좋이도 실업률이 높이도 비슷한 업종인데도 문전성시를 이루는 곳이 있으며 같은 연배인데도 잘 풀리는 사람도 분명 있다. 각자의 준비된 능력과 하고자 하는 분야나 업종의 재능과 역량, 시대 변화에 따른 소비자의 맛(입맛)과 멋(매료)을 고려한 진화된 사고의 차이다. 사람답게 멋진 당신답게 사고하고 행동하라. 무사고 기원제는 행운의 리본이나 열쇠 딸랑딸랑 행운을 부르는 종 또는 각자 신앙에 따른 무사고 기원용품 등으로 대신하면 명태 좋고 당신 좋고 사업 대박 나고 기원문화도 살리는 영장다운 행동이다. 돼지머리 잘라 놓고 명태 눕혀 놓고 대박 나도록 바라고 무사고 등을 기원하면서 정작 비양심적인 상혼으로 탈모를 부르는 문화(돈의 탐욕)에 빠지고, 불법운전 난폭운전 등으로 각종 사고는 물론 사망하는 자들도 많이 있잖느냐? 새롭게 출발하고자 하는 인생길에 돼지의 원망과 저주를 얹고 가지 마라. 또한 귀신(손) 없는 날(음력으로 매월 9일, 10일, 19일, 20일, 29일, 30일 특히 음력 2월 9일은 짱 좋은 날)이라면서 옛날 선조들이 장을 담그거나 멀리 외출하거나 집안에 어떤 큰일을 시작하거나 이사를 가면 좋은 날이라 믿었던 시절도 있었다. 다른 날에는 잡귀가 동서남북을 오가는 날이라 해서 날짜에 따라서 잡귀가 있다는 방향으로는 외출도 하지 않았었다. 혹시 지금도 당신은 그러냐? 지은 죄가 있는 모양이구나. 잘못이 있으면 반성해야지 잡귀를 피해 다닌다고 해서 될 일이 아니다. 손이 없는 날은 잡귀가 하늘인지 어디론지 멀리 외출하고 없이시 큰일을 해도 좋다는 뜻이었다. 지금 당신이야 울화병 차오르면 병원이라도 가고 나이트클럽 등에 가서 몸으로 술로 노래로도 풀어

보고 전문가와 상담이라도 받아 보지만 옛날에는 질병도 많아서 그러잖아도 짧던 수명에 일찍 떠나는 인생들이 넘치던 시절, 울화병 화병 깨뜨릴 장소도 없었고 감히 엄두조차 못 내던 시절이었으니 당신처럼 들여다볼 TV도 폰도 없었고 게임도 없었으니 늘 신과 함께하는 신앙이라도 있어야 그나마 숨 좀 쉬지 않았겠느냐? 또한 잡귀가 존재한다면 귀신이 있다는 얘기 아니냐? 잡귀도 귀신이고 귀신은 조상이다. 귀신차별은 인종차별을 넘어 조상차별로 죄가 크다. 당신 또한 죽어서 귀신이든 잡귀든 된다는 얘기 아니냐? 설령 있다고 치더라도 잡귀든 귀신이든 모두 당신 조상이라는 얘기다. 혹여 당신 가족 중에 억울하게 죽은 분이 꿈에라도 나타나 당신에게 뭐라 하더냐? 원수가 누구이니 갚아 달라 하더냐? 그런 요구를 할 잡귀도 귀신도 없다. 만약 귀신이 있다면 이렇게 말할게다

"분심 갖지 말고 모두 용서하거라."

오래전부터 억울하게 죽은 조상 귀신들과 잡귀들이 원수를 갚아 왔다면 지구촌의 인류는 멸망했을 것이며 지구촌은 다른 동물들이 지배하고 있을 것이다. 더 이상 잡귀니 참 귀신이니 하며 조상 귀신을 편 가르고 찢어 놓는 혀에 털 나는 소리 하면서 조상을 욕되게 하지 마라. 윤년이나 윤달의 의미도 태음력과 태양력의 시간이나 계절의 오차를 보정하기 위해 인위적으로 정해서 쓰고 있는 것이다. 저승길이니, 조상이니, 귀신이니 하면서 연관 짓지 마라. 최고의 손이 없는 날이란 날씨 좋고 당신 가족회의에 따라 모두 참석이 가능하고 편리한 날로 정하여 행사를 치르면 그날이 가장 좋은 날이 되는 것이다. 이사하고 개업하고 창업하는 것도 각자 입장에 따라서 새집 새롭게 출발하는 기분 좋아 웃으면서 하는 경우가 있는 반면 사업이 망해 축소하거나 경매로 인한 이사 등 고통으로 울면서 하는 경우도 있는 법이다. 잡귀가 문제가 아니라 당신 마음이 문제라는 뜻이다.

운에 신에 매달리기 앞서 평소 정직하게 탈모를 부르는 문화(탐욕)에 젖지 않고 선심으로 사는 길이 기원을 얻는 길이다.

2. 신앙과 기원

신앙은 당신의 본심이다.

옳다는 정신으로 그래서 늘 함께한다는 정신이 신앙이다. 신앙의 자유는 지구촌의 각 나라마다 대중적으로 성장한 종교부터 각 지방의 토속신앙까지 지구촌의 모든 신앙 정신을 말한다. 신과 늘 함께한다는 정신으로 하는 일에 자신감을 충전하고, 마음의 안정을 찾고 양심지수, 도덕지수, 인성지수, 행복지수가 오르고 황폐와 일탈 없이 살고 있다면 당신은 신앙을 깨닫고 통달한 행복한 인간이다. 신앙 정신으로 당신의 신께 정성을 다하는 것은 좋으나 지나치면 탈모를 부르는 문화(정신의 황폐)로 이어진다. 지나치다는 것은 상식과 도리에 양심에 어긋나는 행동과 말 기도로 당신의 신을 난처하게 하는 행동 등은 절제되어야 한다는 뜻이다. 사욕(부자기원, 합격기원, 대박기원 등)에 대한 기도는 당신의 신을 난감하게 하는 행동이다. 자신과 가족의 이익만 추구하고 뭔가를 부탁하는 기원은 신이나 귀신 조상들이 들어줄 수 없는 인간의 권리에 해당하는 부분이기 때문이다. 권리는 각자가 원하는 다양한 분야에 따라 준비된 재능과 능력 등을 얼마나 갖췄느냐 여부에 따른 공정한 룰을 통해 노력하고 준비한 만큼 얻게 되는 것이다. 당신과 늘 함께하는 신이나 당신이 하는 짓을 옆에서 늘 지켜보고 계신 귀신 조상들이 룰을 어기고 후손마다 준비(능력) 이상의 소원을 들어준다면 지구촌과 인류는 질서 문란으로 멸망할 것이다. 천재지변, 생로병사를 비롯해서 인간의 권리 부분 등 세상만사가 신이 존재하더라도 들어줄 수 없는 신의 권한 밖의 일들임을 과거와 현재 반복되는 지구촌 인간들의 인생과 삶이 증명하고 있다. 각자 신앙의 가르침을 가슴에 새기고 살아라. 옳다는 정신으로 그래서 늘 함께하겠다는 정신으로 때때로 고통스럽고 힘들어도 탈모를 부르는 문화(일탈, 사리사욕)에 젖지 않겠다는 신앙 정신을 새기라는 말이다. 옳다고 생각하는 신앙의 길은 서로 다를 수 있어도 결국 다다르고자 하는 목적지는 하나인 것이다. 가정사 세상사 모든 일도 자신의 처신에 달려 있는 것이다. 당신이 처해 있는 상황을 어떻게 보고, 어떤 마음으로 받아들이느냐에 따라서 득도되고 실도 될 수 있다는 뜻이다. 무엇보다도 당신이 남다른 당신만의 노하우로 대박 나고 뼈를 깎는 노력으로 실력을 쌓아 합격하고 권리를 얻고 성공하겠다는 비장의 정신과 준비된 능력이 절실하다는 얘기다. 무사고를 원하고 기원하는 분들도 있는 반면 사고가 많이 나야 먹고사는 견인차량부터 부상자 사망자 및 차량수리 등과 관련된 업체 사람들도 부지기수다. 그분들도 당신과 같은 신앙으로 적어도 당신만큼 신앙심이 깊다는 것도 알아야 한다. 당신의 신에게 당신의 이기주의적인 사고에 대한 반성과 용서를 구하고 당신의 이익이 아니라 우리 모두의 이익과 나눔을 기원하고 평화와 행복을 기도하는 신앙인이 되어라. 깨우침과 개혁 등 성찰을 구하는 신앙 정신 말이다. 무엇을 얻을 수 있을까? 눈치 보고 매달리지 말고 무엇을 해줄 수 있을까? 고민하고 기원하는 신자가 제자가 되어라. 우리 모두의 가정과 사회 조국 지구촌 등 모든 이웃을 위한 기도 말이다.

  그 길이 곧 당신이 기원하는 것을 얻는 길이다.

3. 죽음과 기원

죽지 않고 오늘도 살아 있음을 걱정하고 고통스러워하는 사람도 많나.
혹어 오늘 당장 죽을까 봐 먹는 깃 숨 쉬는 깃조차 노심초사로 하루를 보내는 사람도 많다. 죽긴 죽어야겠는데 어떻게 죽어야 잘 죽을지를 걱정하는 사람도 많다. 삶과 함께 죽음도 당신 옆에서 항상 준비하고 있다. 죽음은 인간을 포함한 만생물이 가지는 공통 질서 의무다. 죽음은 두려워할 대상이 아닌 당신의 의무라 생각하고 잠자리에서 눈뜰 때마다 죽지 않고 오늘도 살아 있음을 감사하고 오늘도 각자 주어진 삶에 충실하는 것이 죽음을 이기면서 맞이하는 유일한 기원의 길이다. 헤아릴 수도 없이 많은 우주공간의 별들 중에서 생명이 유한한 작은 암석 위에 붙어 불안불안 살아가는 역시 생명이 유한한 인간들이지만 각자의 삶에는 무한한 희망이 가득하다. 죽음도 각자마다 내세에 대한 희망의 기원이다. 반면 기대에 찬 죽음 앞에만 서면 죽지 않으려고 어떻게든 오래 살아남기 위해 말 그대로 발버둥이 최고조에 달하는 것도 인간들이다. 그러나 어쩌나. 인간들의 평균수명이 연장된다고 연일 활자화하지만 실상은 기상 이변으로 인한 태풍, 가뭄과 물 부족, 폭염, 폭우 등 기후변화 및 식량파동 등 자연재해는 갈수록 심해지고 지진과 화산폭발, 신종 전염병 등 앞으로 다가올 대재앙으로 인해 인간들의 생명은 한 치 앞을 분간할 수가 없게 되었다. 어떠한 상황이 당신에게 처하여도 죽음을 두려워하지 말고 설령 당신의 목숨이 오늘 천명을 다한다 해도 당당하게 기꺼이 맞으라. 당신이 죽지 않고 살아 있어도 영원히 살아남는 것은 아니므로 두려워힐 일도 아니다. 늘 함께하는 신에게 더 실게 해딜라고 내딜리너 천명을 어기도록 요구하지 말고 말이다. 죽음은 당신과 늘 함께하는 신과 그 신의 제자들 그리고 당신도 자연의 질서에 순종하는 것이다. 넋이 있든 없든 언제 죽든 어떻게 죽든 까마귀 방귀 소리에 심장 떨지 말고 세상에 머무는 동안 탐욕으로 얼룩진 탈모를 부르는 문화(탈선)에 젖지 않는 본보기 삶을 살아라. 삶과 인생에 스스로 자랑스럽고 당당한 당신이라면 얼마나 더 오래 사느냐 보다 보람 있는 삶 속의 유종의 미가 더 의미 있고 소중한 것이다. 죽음을 두려워하거나 피하지 말고 당당하게 기꺼이 행복하게 맞이할 수 있도록 항상 준비된 사람이 되어라. 그 길이 죽을 때 눈물(서운함, 아쉬움 등) 흘리지 않고 기꺼이 기쁘게 가는 길이다. 당신의 품격 있는 죽음은 또 다른 인류 역사 여정의 시작이다. 당신이 남긴 인생철학 등 본보기의 흔적들이 유전자 후손들의 삶과 인생 여정에 존엄성의 이정표가 될 것이기 때문이다.

4. 귀신과 기원

귀신은 죽어서도 내세에 영원히 남고자 하는 사리사욕에 젖은 인간들의 기원이다. 귀신이 있다면 저기 저 귀신들은 다 어쩌란 말이냐? 오래전에 집 나간 뒤 소식도 없고 어떻게 죽었는지 시신은 어디에 있는지조차도 알 수 없는 우리 이웃 부모 형제 자녀 귀신들. 지구촌 곳곳에서 전쟁 속에 죽어가 시신이 어디에 묻혔는지조차도 모르는 수많은 군인 및 민간 귀신들. 가난과 수탈의 조국을 떠나갔어도 끝내 조국의 독립을 위해 싸우다 죽어간 투사 조상 귀신들. 조국의 전쟁 중에 국민과 나라를 위해 싸우다 희생되어 아직도 어느 황량한 땅속의 나무뿌리에 안겨 있는 수많은 전사 조상 귀신들과 아비규환 속에 죽어간 수많은 민간인 조상 귀신들. 가슴에 한으로 뭉친 응어리 안고 죽어간 수많은 한센인 조상 귀신들. 옛날 신분 사회 때 상놈이라 핍박을 당하면서 죽어간 선조들, 팔려 가고 두들겨 맞으며 죽도록 일만 하다 억울하게 죽어간 노비와 머슴 조상 귀신들. 태어나자마자 실병으로 죽어간 수많은 돌무덤의 아이 귀신들과 총각 무덤 귀신들. 처녀 무덤 귀신들이 기일은 고사하고 벌초 등 돌보지도 않고 발로 엉덩이로 기계로 깔아뭉갰어도 후손인 당신에게 바라는 것이 있더냐?

"억울하다."

"원수를 갚아 달라."

"내 시신 여기 있다."

꿈에라도 조상들이 원하고 호소하는 것이 있더냐? 오히려 그 조상들 썩은 육체로 기름진 땅이 된 그 땅에 후손들은 농사지어 밥 먹고 잘살고 있다. 혈통이 끊겨서 후손들이 돌보지 않아서 방치된 묘가 된 채 흐르는 세월 속에서 묘지는 뭉개지고 선조들의 육체는 썩어 흙이 되고 조상의 뼈와 살이 섞인 흙을 파내고 깎아내 집 등 아파트 짓고, 조상을 밟고 깔고 살아도 선조 귀신이 뭐라 하더냐? 수해로 각종 개발로 허물어지고 뭉개진 수많은 돌무덤 돌들을 주워 모아서 집 짓고 각종 건축 재료로 썼어도 아이 귀신들이 울고불고하더냐? 조상 육체가 뒤섞인 땅에 도로를 내고 차를 타고 다니고 쓰레기 버리고 침 뱉고 똥오줌 싸도 선조 귀신이 잡아당기더냐? 결국 조상님 무덤에 미래의 당신 무덤에 스스로 침 뱉고 담뱃재 털고 꽁초 등 쓰레기 버리고 오줌 싸는 짓이다. 죽어서 어디가 영원히 사는 무슨 귀신 꿈꾸지 말고 살아있을 때 양심과 도덕 인성 등 인간성의 본보기가 되어라. 잘 살다 간다! 기쁘게 떠날 수 있는 당신이라면 죽음을 맞이하면서 육신 중 선상한 장기와 조직은 신음하는 이웃들에게 남겨주고(장기기증, 인체조직 기능기부) 몸은 썩어 거름 되어 온갖 식물들의 밥이 되게 하고 당신으로 인하여 살찐 식물들은 온 세상 동물들의 밥이 되게 하는 자연 먹이사슬에 한 줌이 되어라. 그 길(정신)이 영원히 사는 길(기원)이다.

들러리문화

　인생은 어울려 살아가며 주고받는 들러리문화의 역사다.
엄마, 아빠 사랑으로 임신과 태교 등 지극정성으로 세상에 태어날 때. 가족 친척 이웃 등 축하 들러리의 환영을 받고. 부모님 및 가족 수호 들러리의 보살핌과 본보기 교육으로 성장하고. 학교에서 친구 들러리를 사귀고. 스승 본보기를 통해서 교육을 받고. 군에서 직장에서 사회에서 인생 들러리를 만나 인연을 맺고. 이상형 배우자를 만나 가족 친척 친지 친구 들러리 축하 속에 결혼을 하고. 가족 들러리가 지켜보는 가운데 죽음을 맞이하기까지. 지구촌은 당신의 준비된 능력을 보여주는 무대 들러리이고. 가정은 가족을 지키고 보살펴주는 울타리 들러리이며. 가족은 세상 속의 지혜와 용기를 주는 등대 들러리이고. 부부는 일심동체로 성장동력을 배가시키는 동반자 들러리이며. 부모는 자녀의 스승이자 양심과 도덕, 인성의 본보기 들러리이고. 스승은 삶과 인생, 사람으로 살아가는 여정에 나침반 들러리이며. 친구는 서로 밀어주고 자극으로 이끌어주는 활력 들러리다. 당신은 잊지 않고 다짐하는가? 부모님을 비롯한 많은 주변 분들이 당신을 위해서 잠깐 또는 오랫동안 수호 들러리였는데 당신은 부모와 배우자, 자녀, 가정, 가족, 친구 그리고 사회와 조국, 지구촌에 어떤 들러리였고 들러리이며 들러리일 것인가를.

1. 자신!

사회생활이든 직장생활이든 결혼생활이든 준비 부족으로 이(자신)빠진 날(자신)이 되어 평생 동안 하는 일마다 엉망되고 망치는 사람이 되지 마라. 언제 어디서 어떤 일이든 자신 있게 헤쳐 나갈 수 있는 날(자신)을 준비하라.

"저년하고 결혼하면 급살 맞아 죽는다."

"저놈하고 결혼하면 이별수가 있다."

한 인생을 죽이고 살리는 편견(탈모를 부르는 문화) 말투에 운명을 의존하는 줏대 없는 인생을 살지 마라. 준비 없는 삶으로 따라가고 반복하는 안타까운 허망한 인생으로 살지 마라. 성찰과 깨달음 혁신과 진화, 개혁 없는 인생은 한도 끝도 없이 따라가고 변화 없는 삶을 반복하는 허무한 인생이다. 한 인간의 일생 중 가장 강력한 무기는 준비다. 세상에서 가장 무서운 인간은 항상 노력하고 준비하는 사람이다. 어떤 직종, 분야든 최고는 넘어설 수 있어도 늘 준비하며 역량을 축적하는 자는 따라갈 수 없기 때문이다. 자신으로 준비된 당신이라면 세상 어디든, 무엇이든, 누구든 두려울 것이 없겠지만 준비 없는 당신이라면 다양하다 못해 복잡하고 냉혹한 경쟁의 지구촌에서 설령 간절히 얻고자 하는 것이 있다 해도 끝내 얻을 수 없고 가지고 있는 것마저 내놓아야 하는 세상이다. 준비된 자신은 당신 인생의 가장 강력한 권리며 당신 운명을 수호하는 신통의 들러리다. 자신이란 당신의 인생과 운명을 남에게 맡기거나 의존하지 않고

  당신, 자신의 인생은

  당신, 자신이 결정하고

  당신, 자신의 운명은

당신, 자신이 지배하는 것이다.

자신(독창적인 능력)은 한도 끝도 없이 바라고 매달리고 이끌림을 반복하는 어리석음에서 벗어나 깨달음과 지혜를 통한 본심의 전력으로 권리(능력)를 갖춘 지구촌 그 어떤 인간보다도 스스로 준비된 비장의 징신이다. 눈뜨민 세상이 바뀌는 시대다! 준비된 능력 없이 착하다. 잘생겼다! 조상 시대 순박한 이미지만으로는 주위 눈치만 보다가 취직자리 찾아서 여기저기 기웃거리다가 인생 끝나는 시대다. 돈도 없고 배경도 없고 능력도 없어 살기 힘들다고 조상님 신에게

"로또번호 알려달라 살려달라"

애원하고, 함께하는 신앙의 신에게

"합격하게 해달라 대박나게 해달라"

매달리기만 해서는 평생을 기원만 드리다가 인생 종친다. 실전의 자신(신통력)을 준비해야 세상을 품는다. 신보다 더 뛰어난 독창적인 감각 개념 능력 그리고 맛(칼)과 멋(방패)을 갖춘 자신(통달)을 준비하라. 그래야 말없이 지켜보던 조상도 신도 빙그레! 미소 짓고, 지구촌도 웃는다. 자신의 분야에서는 누구도 범접하지 못할 신통력을 갖춰라. 준비된 자신(능력) 있으면 하는 일에서 세상에서 안되는 일이 없을 것이며 지구촌에서 못 가질 것이 없고 못 이룰 것도 없다. 준비된 자신(권리)의 길이 탈모를 부르는 문화(기원하고, 기웃거리고, 매달리는 마음)에서 벗어난 독창의 길이요. 세상을 품는 길이다.

2. 야망 인간

야망 인간은 자신의 본심을 스스로 깨닫고 인생철학에 따라 흐트러짐 없이 가

고자 하는 길을 멈춤 없이 가는 사람을 말한다. 그들도 사람이니 고뇌와 고통의 연속인 인생 여정일 수밖에 없다. 냉혹한 세상에 천만 다행이도 인류 들러리들의 희생과 헌신의 봉사 정신으로 지구촌은 이나마 유지하며 숨을 쉬고 있는 것이다. 그들은 소중한 것은 지키고, 세상은 더욱 살기 좋게 바꾸고, 전쟁과 자연재해 등 위험으로부터 인간들을 보호하고, 정의와 인권 평화와 자유를 지키고, 무지를 깨닫게 하고, 고통을 치료하고, 양심이 도덕이 인성이 가출하지 않고 잘 자라도록 보살펴주는 지구촌 들러리이다. 그 들러리들은 지구촌 곳곳의 신부님, 목사님, 스님 등 여타 종교 지도자들과 의료 등 지구촌 곳곳의 NGO 봉사자들, 선생님들, 과학자들, 정치인들, 언론인들, 환경 및 평화 지킴 관련 단체들, 경찰 및 군인들이다. 직업이 다르고 종교가 다르고 철학이 달라도 지구촌 길목에서 이런 분들을 보면 경의를 표하라. 그나마 그 들러리들이 있어 세상이 버티고 있는 것이다. 그들 역시 각자의 역량에 따라 명성과 명예를 얻는 경우도 있고 사명감의 결여로 본분을 벗어나 탈모를 부르는 문화(일탈)에 빠져 헤어나지 못하는 경우도 있지만 그들의 깨달음 정신과 봉사 정신, 평화 정신, 진화 정신, 헌신과 희생정신 등의 본보기 혁신 들러리들이 있기에 지구촌의 미래도 기대해볼 수 있는 것이다. 위와 같은 본보기들이 아니더라도 방향과 방법과 목적은 달라도 우리 모두 야망을 꿈꾼다. 그러나 일상생활에서 어느 정도의 목표를 두고 실현해 가는 삶의 과정도 쉽지 않듯 어떤 혁신의 계기가 있지 않고는 스스로 깨닫고 야망을 품기는 어려운 현실이다. 위에서 지적한 인류 들러리들을 포함한 지구촌 인물 중에서도 저 혼자 잘나서 야망 인물로 성장한 경우는 거의 없다. 학교나 단체, 사회에서 훌륭한 스승을 만났거나 현명한 아버지 또는 지혜로운 어머니를 만나서 야망 인물로 성장한 경우가 대부분이다. 그도 저도 아니면 영리한 친구를 만났던가, 인생 혁신의 배우자를 만나서 지구촌 들러리 인물로 성장한 경우다. 이처럼 혁신 들러리와의 운명적인 만남은 한 인생을 송두리째 바꿔 놓는다. 만약 당신 주위에 혁신 들러리 스승이 없나면 못 만났다고 한숨을 쉬지 마라. 스스로 깨닫는 방법도 많다. 생활전선이 전쟁터나 다름없는 시대에 빈드시 나른 현인이 당신의 야망 들러리가 되어야 한다는 순한 생각은 버리자. 스스로 만나라. 자신의 본심을 깨워 깨닫고 진화와 개혁하기 위한 노력이 스스로에게 야망을 품게 되는 길이다. 각자의 현실(배우자, 자녀, 가정생활 등)을 외면하지 않고 각자 하는 일(직장, 사업, 학업, 연구 등 기타 업)에 최선을 다하면서 각자 처해 있는 생활환경 속에서 깨달음을 얻고 실천하는 당신이 진정한 야망 인간이다. 생활환경에 최선을 다하면서 미래의 야망을 품어라. 당신의 본심이 어디로 향하던 원하는 성취에 관한 어떤 꿈이라도 그것이 당신의 야망이고 혁신의 삶이며 개혁 인생이다. 야망 품은 자신! 세상에 그 보다 더 훌륭한 스스로의 언덕은 없다. 어디서 무엇을 하며 살든 정신문화(정체성, 자존, 봉사, 철학 등)가 황폐되지 않고 진부하지 않도록 야망을 품고 살아라.

3. 직업과 편견

이 직업은 가문의 수치라서 안 되고, 저 직업은 천해서 안 되며, 그 직업은 밥 빌어먹을 업이라 안 된다면서 오직 OO시험 패스만을 고집하며 후손들의 인생을 우물 안 삶으로 만들던 조상님들은 떠나간 이래 소식조차 없다. 생전에 천대하던 징이들이 지구촌 빌진을 이끄는 모습들을 보고 있는 보양이다. 숙어야 철이 드는가 보다. 시대의 변화에 따라서 직종도 다양화 전문화되고 있고 직업에 따른 차별 시선도 옛날 얘기다. '경 0000합격 축' 현수막을 내거는 조상 시절 벼슬 향수에 젖어 있는 경우도 가끔은 보이지만 그런 현수막을 부러워하는 사람도 없으며 시대도 분명 아니다. 이 땅의 어른들이 말하는 성공이란 단어는 편파적이다. 그네들이 원하는 시험에 합격하고 그네들이 원하는 대학교에 들어가고 그네들이 원하는 직장에 들어가면 성공한 인생이란다. 지구촌으로 보면 우물 안 개구리 꼴인데 말이다. 그네들이 성공이라 말하는 00에 합격한 것과 지구촌 인간들의 버르장머리를 모조리 미자표 머리털로 바꿔놓겠다면서 옆집에 사는 지구촌 예비 헤어 디자이너 미자가 합격한 헤어 자격증이 어째서 그보다 못하단 말인가? 그네들이 보내고 싶어 안달하는 대학교와 가출한 양심이, 도덕이 인성이를 찾고 탈선(탈모를 부르는 문화)에 젖은 인간들을 선심으로 인도하는 지구촌 종교봉사자가 되겠다고 앞집 진석이 입학한 00종교대학이 무엇이 모자란단 말인가? 그네들이 원하는 직장과 세계적인 콘텐츠 전문가를 꿈꾸면서 뒷집 총각이 다니는 게임 개발 회사가 무엇이 모자라고 부족하며 차이가 있다는 것인가? 00시험을 패스하고 나라의 녹을 받고 돈 많이 벌고 돈 많이 받으면 성공이라는 삐뚤어진 부모들과 진부한 어른들의 선입견이 소질 있고 끼 넘치는 젊은이들을 돈에 얽매는 산송장으로 만들고 있다. 그러나 미자야! 난 너의 헤어 자격증이 00패스보다 지구촌을 더 빛낼 것이라 믿는다. 그러니 "그것도 시험이냐?" 핀잔 줬다는 큰집 그분을 너무 서운해 말고 몇 년간 두드려서 기가 넘치는 내 머리털부터 버르장머리 좀 고쳐다오. 그리고 진석군! "그런 대학도 있냐?" 그들만의 사고인 대학교에 입학한 친구의 무시 말투에 너무 아파하지 말게, 누가 뭐래도 자네는 지구촌이 가장 원하고 존경하는 종교 지도자가 될테니 말일세. 뒷집 총각! "돈벌이는 되냐, 결혼해서 아이 우윳값은 되겠냐?" 그들만의 돈타령 직장에 다니는 친구들의 말

장난에 너무 맘 상하지 말게. 받는 돈은 그들보다 적을지 몰라도 생활과 꿈을 같이 품고 가는 것은 쉽지 않고 아무나 할 수 있는 일이 아닐세. 더욱 분명한 것은 그네들이 꾸는 꿈과 그대들의 꿈은 가둬진 물과 흐르는 물 만큼이나 차이가 있다는 것일세. 그러니 미자 씨, 진석 군, 뒷집 총각 기죽지 말라! 미래의 인류는 그대들로 인해 진화하고 발전해 갈 것이다. 고로 지구촌은 그대들의 꿈이 이뤄지길 간절히 원한다. 그것이 야망이다! 지구촌 모든 신들이 공동으로 주관하는 나이 들어 죽기 전에 의무적으로 응시해야 하는 '사람자격시험'이 있다면 합격자는 있을까? 똥끝이 쑤신다. 일일생활권으로 급변하는 지구촌 우주 시대의 신산업 직종들은 갈수록 다양화 전문화 될 것이다. IT, AI, 과학 등 생활환경 발전으로 급변하는 사회상과 그에 따른 직업 변동 및 자신의 특성과 소질, 미래 유망 직종 등을 종합적으로 고려해서 더 넓게 보고 사고하라. 선입관에 젖어 기죽거나 고개 숙이지 마라. 그리고 명심하라. 직종을 자신의 능력과 적성에 따른 신념의 선택이 아니고 생활 조건(돈벌이, 결혼 등)에 급급하여 선택하게 되면 편하고 순조로운 생활을 할 수 있을지는 몰라도 가슴 뛰는 인생, 보람 있는 삶은 기대하기 어려우므로 심사숙고해야 한다는 사실 말이다.

　변화무쌍한 시대다!
자신의 준비된 재능(학문, 소질 등)을 맘껏 펼쳐 보일 수 있는 세상인 반면에 준비된 끼가 없다면 한없이 뒤처지는 세상이다. 어떤 분야에 뜻을 두던 신산업 등 사회 발전과 변화에 적응하지 못해 퇴보되지 않도록 능력과 역량을 닦고 축적해야 한다. 당신의 직업은 의식주를 넘어 삶과 인생의 정신 지주여야 한다. 당신이 가고자 하는 길로 당당하게 그러나 확실하게 가라. 아버지가 원하고 어머니가 좋아하는 직업이 아니라, 친구 따라가는 직업이 아니라, 철밥통이니 평생직장이니 하는 말에 인생을 얽매는 직업이 아니라 당신 인생과 삶을 몽땅 걸어볼 만한 자신만의 독창의 길로 나아가라. 누구나 가길 원하지만 아무나 나아갈 수 없는 야망 인간의 길 말이다. 우물 안 개구리 꼴로 소위 잘 나간다는 사람들만 바라보는 등 주변의 부언유설에 현혹되거나 의식하지 말고, 지구촌 정치 경제 등 상황에 따라 만년 반복되는 앵무새 같은 이웃과 언론들의 레퍼토리에 동요되지 마라. 진화와 개혁을 외면하는 어른들의 선입견에 휩쓸리거나 묻어가지 말고 당신 야망에 따른 독창적인 인생 역사를 만들어 나아가라. 당신 주변 사람들의 진부한 사상에 따른 직업이 아니라 소질 있고 미치도록 하고 싶은 일을 해야 경지의 길이면서 울타리를 넘어 지구촌과 세계 인류가 발전하게 되는 동시에 행복한 삶과 황홀한 인생도 누리게 되는 것이다. 당신의 직업을 남들이 어떻게 평가하든 자신의 신념으로 재능 있는 직종에서 남이 아닌 자신이 인정하는 삶을 살아라. 직업의 성쇠도 가치도 평가도 시대에 따라 바뀐다. 역사는 당신의 학력과 재산 직업이 아니라 당신이 살던 시대에 어떤 일을 하고자 노력했으며 어떤 사상으로 어떤 일을 해낸 사람인가를 평가한다. 미치도록 열망하는 길로 나아가라.

4. 이모, 이놈 해!

어른들은 색깔이 변해 가는 나뭇잎을 보며 가을을 느끼고 단풍나무라 부르지만 호기심 아이들은 별나무라 부르며 우주여행을 상상한다. 어른들은 할아버지 잦은방귀에 코를 막지만 호기심 아이들은 할아버지 배도 눌러보며 항문도 들여다보고 항문이 하품할 때 라이터 불도 들이대 보며 모방 아닌 독창적인 전문가를 꿈꾼다. 이러한 호기심과 상상력 있는 아이들이 성장해서 탈선(탈모를 부르는 문화)에 젖은 인간들의 정신과 육체를 세탁할 수 있는 기계도 발명하고 머리털에 가려서 볼 수 없는 천의 얼굴을 가진 인간 각자의 인격지수(양심, 도덕, 인성 등)를 얼굴에 점이나 색깔 등으로 나타나도록 하거나 들여다볼 수 있는 기계 등을 발명하는 과학자로 성장하는 것이다. 당신은 호기심과 상상력 넘치는 아이를 어떤 말과 행동 본보기로 이끌고 있는 수호천사인가? 관상말투, 비교말투, 무시말투, 조건부 사랑말투만큼 한 인간의 인생에 지대한 영향을 끼치는 것이 유아기의 '이놈 해' 교육이다. 유아기의 호기심은 외면적인 면이 강하지만 이놈 해, 하면서 호기심을 누르면 아이는 성장하면서 호기심을 내면적으로만 발동시키고 수면 아래로 숨기게 된다. 이러한 현상은 친구, 이성, 학교 등 여러 문제들을 상담하고 적극적으로 해결하려는 자세보다는 무엇을 몰래 해보는 소극적인 습관으로 발전하고 자리하게 되어 본의 아니게 숨기고 속이는 정도가 청소년기 전반에 거쳐 점점 심해져 가는 것이다. 유아기에는 호기심뿐만 아니라 눈치도 천재급이라는 얘기다. 또한 이놈 해 교육은 소심한 성격 형성에 영향을 주며 청소년 시절은 물론 어른이 되어 사회생활, 직장생활, 결혼 및 가정생활 등으로까지 그 영향이 미친다는 점을 명심해야 한다. 유아 시절은 세상의 모든 것들이 신기하고 호기심 가득한 놀잇감이다. 인간에게 유아기 시절은 누구나 천재다. 때를 놓치지 마라. 유아 시절에 창의력과 통찰력을 키워주고, 성장 후에 지도력을 갖출 수 있도록 이끌어줘야 사회와 지구촌의 인재로 성장하는 것이다. 인생에 있어서 유아기 시절처럼 교육 효과가 큰 시기는 없다. 초등학교만 입학해도 "공부 좀 하라." 반복하는 시기가 시작되지만 유아기에는 '해봐'가 아니라 '하지 마'가 더 많을 정도로 아이의 배우고자 하는 호기심이 최고조에 달하는 시기다. 유아기 시절의 호기심은 상상의 신이다. '하지 마' 교육이 아니라 '어서 해봐' '모두 해봐' 교육으로 바꿔

라. 정 자신이 없으면 화내거나 당황하지 말고 차라리 그냥 놔두고 지켜봐라. 아이에게 위험하거나 나쁜 경우만 지도하면서 말이다. 호기심이 아이의 사고력을 키우고 상상력 학습 습관을 통해서 집중력을 기르게 되며 아이가 성장해 학생이 되면 스스로 문제를 해결할 수 있는 자기주도 학습능력을 갖추게 되는 것이다. 이런 아이가 고학년이 될수록 논리적이고 창의력, 통찰력을 갖춘 우수한 인재로 성장하게 됨은 물론 나아가 재능과 리더십을 겸비한 지구촌의 인물로 발전할 수 있는 것이다.

아저씨 아줌마 이놈 해!

고모 이모 삼촌 이놈 해!

할아버지 할머니 이놈 해!

선생님 원장님 이놈 해!

하면서 상대방과의 위화감만 키워주고 아이의 호기심을 방해하고 가로막으면 아이의 앞날이 어찌 되겠느냐? 유아 시절의 이놈 해 교육은 알고자 하는 것은 몰라도 된다 하고 몰라도 될 것은 알아야 된다는 식의 주입주의교육의 폐단이다. 호기심은 두뇌가 완성되어가는 중요한 시기에 아이가 배우고자 하는 강한 의사 표현이다. 또한 유아기에는 반복 학습을 평생 몸에 배도록 습관을 들일 수 있는 최상의 적기다. 세 살 버릇이 여든까지 간다는 말도 유아기의 반복되는 교육과 습관들이 뇌리에 박혀 지워지지 않고 평생을 간다는 말이다. 따라서 유아기의 나쁜 버릇(위험 행동, 욕하기, 속이기 등)은 몸에 배지 않도록 지도하고, 좋은 버릇(호기심, 배우고자 하는 열의 등)은 청소년기는 물론 평생 동안 가져갈 수 있도록 지도하는 것이 수호천사의 현명한 부모 역할이다. 이놈 해 교육으로 아이의 호기심을 차단하면 아이가 성장하면서 가정에서도, 학교에서도 질문하는 적극적인 아이의 모습은 볼 수 없게 되고 의견을 말하고 속맘의 소통이 있어야 하는 가정문화도 죽게 된다. 결국 적극적이고 리더십을 갖춘 인재로 성장하기 어렵다는 뜻이다. 또한 이러한 현상은 주입식교육으로 연결되면서 인성교육과도 멀어지게 되고, 학교 새학 중 내내 '공부 좀 하라' 만 반복하는 것이다. 이놈 해 교육은 어린 싹수를 꺾다 못해 짓밟는 행위다. 이놈 해 교육으로 아이가 성장해서 할 수 있는 일은 아무것도 없다. 학교에 입학하고, 대학생이 되어도, 사회에 나와서도 혹시 '이놈 해' 할까 봐 주위만 살피는 소심한 성격과 소극적인 행동 제한으로 논리적 이성적인 인간과는 멀어지게 되고, 그렇게 의기소침한 청년기는 직장에 들어가서도 또는 사업을 하면서도 이어지게 되며, 결혼을 해서도 소극적이고 책임 회피형 인간이 되어 소통의 길인 가정문화는 꿈도 못 꾸고 결국 태어나는 그의 자녀에게 '이놈 해' 교육만 다시 반복하는 안타까운 부모가 되고 마는 것이다. 인간으로서 두뇌가 완성되어 가는 시기인 유아기의 부모는 본보기 스승이다. '이놈 해' 교육이 반복되면 자칫 급변하는 사회에 '인공지능로봇'만도 못한 인간을 만들 위험성이 높다. 아이의 수호천사는 엄마 아빠가 좋아하는 짓이 아니라 아이가 호기심을 가지고 좋아하고 소질 있어 하는 짓을 찾아 적극 지원해 주는 부모. 유아 시절 부모님의 역할에 한 인생과 지구촌의 앞날이 달려 있다는 말이다. 유아 시절의 호기심은 인지 습득 능력으로 발전되며 감수성도 풍부해지는 시기이므로 말 못한다고 방심해선 안 된다. 말은 잘못해도 듣거나, 느낌으로, 눈빛으로 당신의 모든 것을 습득하고 있다는 것을 잊지 마라. 인지능력은 사물에 국한되는 것이 아니다. 부모의 말, 행동(태교, 목욕, 안아주기, 품에서 잠자기, 모유수유, 업어주기, 부부의 애정 표현, 놀아주기, 가정환경, 가족 TV시청, 전화 통화, 부부대화, 부모의 음주, 흡연, 어르신과의 대화, 부모의 운전 중 말과 행동 등) 및 감정 등을 듣기도 하지만 입 모양, 느낌, 눈빛으로 인지하고 습득 저장 한다는 얘기다. 이런 과정을 통해서 당신 유전자뿐만 아니라 당신의 성격, 말투, 성품 등이 그대로 자녀에게 이동하는 것이다. 아이를 낳고 기르면서 부모를 소름 끼치도록 놀라게 하는 일이 있다. 아이가 커가면서 외형상 부모를 닮아가는 것이야 그렇다 치더라도 인품, 성격, 행동, 말, 학교 가기, 공부하기 좋다 싫다 까지 어떻게 그처럼 똑같아 지는지 많이 놀란다. 그래서 세상 사람들을 모두 속일 수는 있어도 자신의 양심과 유전자는 속일 수 없는 것이다. 당신이 결혼해서 아이를 잉태했다면 미래 세상을 품은 것이고, 아이를 낳았다면 미래 세상을 낳은 것이다. 남이 보지 않는다고, 남이 듣지 않는다고, 남들이 다 한다고 양심에 어긋나는 행동하지 마라. 욕하고 험담하고 탓하지 마라. 눈동자 이리저리 굴리면서 불법 행동하지 마라. 그것이 본보기 자녀 사람 교육이다. 당신의 본보기 교육은 당신의 유전자 후손들의 됨됨이로 그대로 이어져 미래 세상을 밝히는 본보기 등불로 승화될 것이다. 혹자 부모는 돈이 없어 잘해주지 못해 미안하다고 다음 생에는 좋은 부모 만나라면서 아이에게 '미안해' 하고 더러는 자살 길에 같이 떠나기도 하지만 한번 가면 다시는 지구촌에 못 온다. 용기 있는 본보기 행동이 아니다. 옛날 어머님들이 돈이 많고 배우자들의 인격이 높고 훌륭해서 자녀들을 많이 낳고 잘 키워낸 것이 아니다. 갈수록 세상이 변하고 교육환경도 바뀌며 가정생활과 자녀 양육에 돈이 많이 필요하겠지만 이런저런 복지 혜택받기 위해 눈속임하지 마라. 여기저기 부지기수 눈속임한다고 변명도 하지 마라. 그건 범죄다. 무엇보다도 후손들의 앞날을 가로막고 인생을 짓밟는 행동이다. 언젠가는 무능력, 무책임한 부모로 무지의 조상으로 원망과 탄식의 부메랑이 된다. 사람의 됨됨이는 돈으로 해결할 수 없다. 아이의 양육에 돈이 필요하긴 하지만 양심과 도덕, 인성을 갖춘 부모의 본보기가 아이에겐 더 필요하다. 아이의 호기심과 상상력을 신통력으로 승화해줄 지혜롭고 현명한 부모가 아이에겐 더 절실하다. 돈이 많아도 불행의 나날로 외로움에 우울증에 몸부림치는 인생들도 넘쳐난다. 오직 돈만 보고 오매불망하지 말고 아이의 세계(눈과 맘, 호기심, 상상력)를 봐라. 물론 말처럼 쉽지는 않다. 가정환경과 부부지간 등 각자의 현실이라는 처지에 따라서 고통이 따른다. 중요한 것은 이런 과정(호기심, 상상력, 인지능력, 부모에게서 보고, 듣고, 느낀 감성 등)을 통해서 유아 시절에 사람으로서의 품성이 완성된다는 점이다. 특히 대한민국처럼 학원 등 사교육이 발달된 독특한 교육문화 여건에서의 인성 교육은 공부 좀 해라, 학원 가거라. 걱정이 시작되는 초등학교 입학 전에 사실상 끝난다. 인성은 교육이 아니라 부모의 본보기를 통해서 정립된다. 부모의 인성이 자녀의 인성이다. 아이의 장래를 망치게 하는 '이놈 해' 교육은 이제 그만 버려라. 오랫동안 머릿속에 각인되어 끊지 못한 채 '이놈 해'가 계속 만연하고 있다. '어서 해봐' 교육은 아이의 미래이자 당신과 사회, 그리고 지구촌의 희망이 될 것이다. 지혜롭고 현명함으로 진화된 수호천사 역할을 기대한다.

5. 청소년의 특권

유아기부터 부모님의 품성과 본보기 교육 여부에 따라서 청소년, 청춘 시절의 학교생활, 단체생활 등의 유형이 크게 두 그룹으로 나뉜다. 공부든 일이든 스스로 알아서 찾아서 하고 자신의 장단점을 정확히 알고 처신하면서 학교생활, 단체생활, 진수 및 이성 관계도 무난하며 가정과의 마찰도 거의 없는 경우가 있는 반면 스스로 할 수 있는 것이 아무것도 없는 학교생활, 단체생활, 친구 및 이성 관계까지 모두 부모 의견(조건부 사랑)에 따라 생활하거나 소신이 없는 경우다. 전자의 경우는 부모와 스승 등 현명한 본보기의 지도와 조언, 배려 속에서 솟아오르는 혈기 왕성을 자제하고 분야에 따른 능력과 지도력을 갖춘 인재로 성장하게 된다. 후자의 경우 특히 학교 문제(성적 등)가 뜻대로 잘 풀리지 않게 되면 속 썩이는 자녀의 전조증상이 나타날 수 있으며 모든 생각이 부정적으로 돌변할 수 있는 위험성이 있는데 여기에 설상가상으로 부모 스승 가족 및 주위 어른들의 비교, 무시, 차별, 조건부 사랑말투는 치명타가 된다. 당신이 선생이라고, 부모라고, 어른이라고 말 함부로 하지 마라. 제자가, 자녀가, 청소년이 커서 당신과 똑같은 선생 되고, 부모 되고 어른 되어 당신이 한 것처럼 똑같이 또 다른 미래 세대를 후려친다.

   학교성적만 가지고 제자와 자녀를 평가하는 경우
   그 학교 쓰레기잖아 걸레잖아 차별 및 한을 심어주는 경우
   공부 잘하는 누구와 비교 평가하는 경우
   장래가 걱정된다. 핀잔을 주는 경우
   그래가지고 어느 학교나 가겠느냐, 사람 노릇 하겠느냐, 기를 꺾는 경우
   누구 닮아 그 모양이냐, 가슴에 대못 박는 경우
   성적 좋은 다른 제자 및 형제자매와 차별 대우 하는 경우
   너 같은 연놈을 낳고 내가 미역국을 처먹었다면서 언어폭력을 서슴없이 하는 경우 등.
이런 말들을 한 번이라도 들은 경험이 있는 청소년들은 머릿속에 각인하여 평생 동안 가슴에 한을 품고 살면서 기회가 오면 똑같은 말과 행동을 반복하며 또 다

른 인생에게 앙갚음(탈모를 부르는 문화)으로 멍들게 하는 인과응보 현상이 끝없이 반복되는 것이다. 탈모를 부르는 문화(편견, 비아냥, 무시)에 젖은 말투가 거듭될수록 제자와 자녀의 반항도 커지고 대담한 행동으로 짓누르던 혈기 왕성이 화산처럼 분출하게 되는 것이다. 청소년 시절에는 자제하고 있던 혈기 왕성이 한번 터지면 사이버폭력, 학교폭력, 성폭력, 가출, 자살 등으로 발전할 수 있으며 누구든 막지 못한다. 그래서 청소년 시절이 가장 중요하고도 위험한 시기다. 혈기 왕성이 이성적 논리적 사고보다 세고 앞서는 시기이기 때문이다. 그런데 이러한 청소년들의 반항과 일탈은 어디서 배웠으며 누구의 책임인가? 분명 어른들의 책임이다. 스승과 부모와 어른들은 유아 및 청소년들의 스승이자 본보기이기 때문이다. 그러므로 학교에서 가정에서 본보기 역할을 맡고 있는 스승 부모 및 어른들의 책임이 무거운 것이다. 혹자는 제자를 자식을 당신처럼 살지 않도록 하겠다는 교육적인 차원이라고 하지만 제자와 자녀는 스승과 부모의 말투, 행동, 부모의 품성과 가정환경, 스승의 인격 등 학교 환경의 영향을 좋든 싫든 받게 되는 것이다.

지금 당신은 누구인가?

당신의 제자와 당신의 자녀가 좀 더 넓은 세상으로 나아갈 수 있도록 혁신과 개혁의 야망 들러리 본보기가 되어라. 학교에선 스승 본보기로서, 가정에선 부모 본보기로서, 밖에선 사회 어른 본보기로서 청소년들에게 평생 상처로 남게 되는 언행은 한 사람의 인생만 망치는 것이 아니라 미래 세대에게까지 영향이 미치게 된다는 사실을 명심해야 한다. 혈기 왕성한 청소년(자녀, 제자 등)에게 생각 없이 던진 당신의 한마디가 한 인생을 넘어 미래 가정과 사회까지 망칠 수도 있기 때문이다.

머리에 피도 안 마른 연놈이

개 같은 연놈이

좆 같은 연놈이

다들 그렇게 하잖아

언제 철들래

재수 없어

밥맛야

멍때려

못생겼네

키도 작고 거기도 작네

성형해야겠네

부모 닮아서 자식도 똑같네

돈도 없고 배경도 없네

만날 그 모양 그 꼴이네

머리도 나쁘고 잘하는 것이 하나도 없네

편견, 관상, 무시말투는 청소년들에게 던지는 돌팔매질이다. 상대방을 얕보고, 무시하는 죄악말투는 한 인재의 인생을 망치는 화를 부르며 적을 만들고, 가정과 사회를 파괴하며, 역사를 멈추게 하는 범죄 행위다.

혹시 당신은 청소년인가?

환영한다! 공부든 시험준비든 재능이든 기타 전문 직종이든 자신의 특성과 소질에 따라 하고 싶고 잘할 수 있는 분야에 완전히 미쳐라. 고민과 걱정과 놀고 있을 시간이 없다. 1분을 아이스크림 맛처럼 사용할 줄 알아야 그 분야에서 누구도 대신할 수 없는 독보적인 인물이 될 수 있는 것이다. 당신의 미래는 아무도 모른다. 이 땅의 어떤 사람도 당신에 대해서 충언이나 의견을 얘기하고 상담할 수는 있어도 당신의 앞날을 방해하거나 가로막을 수는 없다. 그들이 누구라도 당신 인생을 대신 살아주지 못 하기 때문이고 사고도 철학도 다르기 때문이며 또한 분명히 확실하게 달라야 한다. 청소년 시기에는 인간으로 태어나서 짐승이 아닌 사람으로 살기 위한 그 과정과 직업 등 조직 업무에 관한 능력과 역량, 사회인으로서의 의무 도리 기본과 원칙 등 인간의 권리를 준비하는 절대 절명의 중요한 시기다. 공부든 소질이든 얼마나 뼈를 깎는 노력으로 준비한 인재인가? 에 따라서 먹고사는 문제를 넘어 본인은 물론 세상을 변화시키는 힘도 얻게 되는 것이다. 이를 바탕으로 자신을 끝없이 혁신해 나가는 과정이 청소년 시절의 장점이자 특권이다. 인생을 살면서 다시는 청소년 시절과 같이 준비할 수 있는 기회는 오지 않는다. 혁신이란 호기심과 상상력이 많은 사람들이 가둬진 물처럼 어느 한 곳에 멈춰 있지 않고 역동적인 물길처럼, 창조적인 사고와 열정적인 노력으로 세상의 변화를 주도하며 자신의 정신과 지식을 좀 더 획기적으로 발전해 나가는 과정이다. 지구촌에 회자되는 쓸 만한 인물들 모두가 이런 과정을 통해서 탄생한 사람들이다. 감당하기 어려운 혈기 왕성(욕구,열망)은 힘든 청소년 시기가 지나고 사회, 사람, 친구, 이성 들에 대해 보는 눈이 다양화되고 성숙(신체, 정신, 능력)해졌을 때 분출해야 세상을 품을 수 있는 것이다.

돈의 탐욕과 색의 욕망으로 만연된 어른들의 꼴을 봐라. 겉으로는 혁신을 말로는 개혁을 외치지만 가장 실천하지 않는 쪽은 그들이다. 오직 그들만의 삶이 전부인 그들에겐 더 이상 인류도 지구촌도 없다. 청소년기는 성인이 되어 자신의 인생과 세상을 변화시킬 수 있는 힘과 능력을 키우는 인생의 최적기이면서 누구에게나 단 한번 주어지는 마지막 기회다. 공부면 공부, 재능이면 재능! 당신의 소질 있는 분야에 일심전력하라. 지구촌 젊은이들이 다하는 열정을 가지고 최선을 다해 정신으론 안 된다. 죽기 살기 맹렬한 정신으로 독하게 목숨 걸어라. 그 정도 이상의 노력과 준비로 사회에 나와야 취직 못해 여기저기 기웃거리지 않고 지구촌 어떤 직업이든 자신이 원하는 길로 당당하게 선택하고 나아갈 수 있으며 인생을 바꿀 수 있는 사람이 되는 것이고, 그런 사람들이 많아지면 세상도 바뀌는 것이다. 인간이 짐승 아닌 사람으로 살아갈 수 있는 세상으로 바꾸려면 지금 청소년인 당신의 역량과 역할이 절실하다는 얘기다. 명심하라! 청소년 시절에 준비(능력)한 만큼 세상에 나가서 보여주고 권리를 얻고 세상을 품고 살아간다는 사실을 말이다. 양심이 도덕이 인성이가 가출한 가정에 거짓말은 밥 먹듯 하고 불법은 술 마시듯 하는 세상에 물질 만능 주의로 만연된 지구촌에 희망의 등불이 되어라.

청소년이여 신통력으로 무장한 비장의 권리를 준비하라!

선택받으려 기웃거리지 말고 당당하게 선택하는 독보적인 인물이 되어라.

눈동자와 손가락만 바쁘게 움직이지 말고 머리와 재능을 바쁘게 움직여라!

황폐문화

　IT, AI, 과학 등 경제 발전으로 사회, 직업, 주거, 가정환경, 식생활 등 사람 사는 환경은 변화를 넘어 급속하게 진화하고 있는 반면 양심과 도덕, 인성의 바탕인 삶의 정신문화는 갈수록 퇴보하여 황폐문화로 점점 빛이 바래고 있다. 경제와 생활환경의 발전 속에서 생활 불평등을 해소하려는 정부 및 여러 계층의 노력에 힘입어 삶의 질(의식주)은 점점 개선되고 있지만 노력만으로는 역부족인 정신문화(정체성, 자존, 봉사, 철학 등)는 갈수록 흔들리고 있다.

　하루도 얼근한 술기운 없이는 견딜 수 없는 사람들
　하루도 복권 등 한탕 대박의 꿈 없이는 희망이 없는 사람들
　하루도 우울증에서 벗어날 수 없는 사람들
　하루도 자살을 생각하지 않는 날이 없는 사람들
　하루도 이혼을 생각하지 않는 날이 없는 사람들
　하루하루 죽지 못해 피눈물로 깡다구로 버티는 사람들

인생의 버팀목인 정신문화는 황폐문화로 갈수록 동력을 잃고 있다. 정체성의 탈진이다. 만약 위와 같은 현상이 당신이 처한 입장이고 독신이거나 가족이 있어도 도움받지 못한 채 고통 속에서 살고 있다면 당신 스스로 극복하고 헤어나야 한다. 눈에 보이는 삶(의식주)에 굶주리고 고통받는다면 주위의 나눔과 도움 피나는 노력 등으로 벗어날 수 있으나 눈에 보이지 않아 소통과 포용 배려가 필요한 삶의 정신 부분은 배우자와 가족의 도움이 없거나 기대하기 어렵다면 본인 스스

로 극복(성찰, 깨달음)하고 벗어나야 한다. 당신이 하는 짓을 지켜보는 조상 귀신도, 당신과 늘 함께하는 신앙의 신도 황폐된 정신으로 울고불고 매달리는 인간에겐 결코 도움의 손길을 내밀지 않는다. 자신의 처지를 깨달아 당당하게 받아들여 극복하고 진화의 정신으로 혁신하여 더 큰 꿈을 향해 나아갈 수 있는 강단 있는 인간에게 행운의 손길을 내밀며 기회를 주는 것이다. 그래서 깨닫고 통달한 사람을 주위에서 만나기가 쉽지 않은 것이다. 지나온 삶을 돌아보고 성찰과 깨달음 기회를 갖는 것 역시 아무에게나 오는 행운이 아니며 누구나 할 수 있는 일도 아니다. 성찰하고 깨달아 혁신하여 황폐에서 벗어나 당신의 세상으로 나아가라.

1. 100년의 삶

식생활 개선 및 의료기술 등의 발전으로 인간의 수명은 100세를 바라보고 있고 아마 훨씬 그 이상까지도 당신은 지구촌에 남아 있을지도 모른다. 인생 100년 정신문화 여정을 준비해야 한다. 돈이 최고인 양 돈벌이에만 매달려 죽을 때까지 돈 걱정 없이 살아갈 수 있는 당신이라도 나이 들수록 황폐해지는 정신문화는 돈으로 해결될 수 없기 때문이다. '머리 좋다' 죽어라 공부해서 평생 근무하며 당당하고 화려했던 사회생활과 직장생활도 은퇴 후엔 일장춘몽이다. 은퇴 후에 평생 모은 돈으로 행복하게 황홀하게 죽는 날까지 생활할 것 같아도 한 달도 안돼 꿈은 깨진다. 깜짝 놀라 퇴직금 찾아 전문점 등 개업해보지만 홀랑 날려먹고 따라지신세 된다. 은퇴 후에 쓸 돈만 준비하고 직장생활과는 판국이 달라서 전쟁터나 다름없는 시장원리의 전술과 냉혹한 사회생활에 황폐해지기 쉬운 삶과 인생에 대한 준비(연구, 투자)가 없었기 때문이다. 높은 직위 경력에 재산과 돈이 많아도 나이 들어 인생 이정표를 잃고 황폐해진 정신만 끌어안고 자살 길로 떠나는 이웃들이 부지기수인 이유다. 죽어서 후손에게 많은 재산을 남겨줘야 후손들이 고생하지 않고 기일도 잘 챙겨 줄 것이라는 선조님 설교 같은 생각 또한 대표적인 황폐문화의 대물림이다. 당신이 남긴 유훈(선심, 본보기, 철학 등)과 야망정신 등 조상 본보기문화 발자취를 통해 인생을 깨달을 줄 아는 후손들을 남겨야 당신 가문은 물론 인류와 지구촌이 발전하는 것이다. 당신이 여자든 남자든 전업주부든 직장을 다니든 사업을 하든 전문직이든 젊은 시절부터 100년 야망 인생문화를 준비하라. 100년 정신문화는 많은 시간을 한꺼번에 투자해서 단시일에 준비되는 것이 아니다. 하루 30분 일주일에 1시간씩이라도 차근차근 꾸준하게 오랜 세월(10~20년 이상) 준비가 필요하다. 자신의 녹슨 끼를 닦고 문대라. 어떤 분야 무엇(소질, 외국어, 문화예술, 봉사, 글쓰기, 여행 등)이든 준비하고, 준비하고, 준비하라! 남(사업 등 계획)에게 투자하기 전에 자신에게 먼저 투자하고 무장하라. 노년에 쓸 돈만 준비하지 말고, 당장 의식주에만 투자하지 말고 100년 정신문화에도 투자하고 준비하라. 투자한 만큼 준비한 만큼 당신 100년의 삶과 야망 인생이 빛나는 것이다. 물론 지금까지 당신이 원하는 삶(질, 정신)을 살고 있고, 살아왔다면 당신은 인생을 깨달은 행복한 사람이다. 각자 가정 경영과 사회생활을 병행하면서 인생 목표를 세우고 꿈을 이루기 위한 과정을 준비하며 남의 평가가 아닌 자신과 가족이 인정하는 보람 있는 삶의 길로 들어서기 까지는 결코 쉬운 여정이 아니기 때문이다. 100년 정신문화의 절정은 당신 부부를 위한 유종의 미가 되어야 한다. 독신의 삶과 인생이라면 몰라도 결혼했거나 결혼 후에는 혼자가 아니라 배우자와 같이 꿈꾸며 서로 존중하고 인정하는 행복한 삶의 부부문화가 되어야 한다는 얘기다. 인간은 돈과 직업이 인생의 전부인 것처럼 착각하지만 수명이 어중간하던 삼시 세끼 시절 얘기다. 식생활 개선으로 인간의 수명이 100세 이상을 바라보는 시대에 돈과 직업은 충분이 아닌 필요조건일 뿐이다. 직업을 넘어 100년 정신문화를 준비하는 노력이 있어야 변화를 넘어 진화하는 삶으로 옮겨갈 수 있고, 나이 들어 황폐된 인생의 종말이 아닌 이웃과 가족들이 존경하는 풍성하고 보람된 야망 인생길이 된다. 나이 들어 쓸 돈만 쌓아 두는 노력만 하지 말고 녹슬어 가는 당신 또는 부부의 정체성과 야망도 황폐되지 않고 진부하지 않도록 준비하라. 직업, 재산, 신체, 가정, 조국 등 각자의 처한 현실을 고려하여 원하는 방향 100년 정신문화를 위한 준비 여부는 물론 당신 몫이다. 결국에 가서는 돈 많은 인생, 편한 인생이 아니라 본심의 삶을 살아가는 길이 진정 행복한 야망의 인생길이다. 인간은 불완전한 동물이지만 전지전능할 수 있는 방법이 딱 한가지 있다. 준비다. 변화 없이 현실(직장, 사업 등)에 안주하게 되면 당장 몸은 편하고 당신의 의식주는 좀 더 풍성할지는 몰라도 100년 인생으로 다가갈수록 유한한 인생길에 탈모를 부르는 문화(깨달음의 부족, 정신의 황폐)로 얼룩진 진부와 허무한 인생만 남게 된다. 퇴직금으로 정부보조금으로 각종 연금으로 모아둔 돈으로 편하게 100년 목숨 연장하려 하지 말고 정신문화의 혁신을 통해 보람된 100년 야망 인생을 연장하라. 100년의 삶은 생명연장이 아닌 정신문화(정체성, 자존, 봉사, 철학 등)의 정점이어야 한다. 딱 한번 왔다 가는 당신(부부)의 삶과 인생이 떠나는 날까지 빛을 잃지 않고 떠난 뒤에도 영원히 반짝반짝 빛나기를 기대한다.

2. 돈의 허상

인간들의 일상은 자나 깨나 돈타령이다.
사람의 평가(재산, 연봉 등)도 돈이 우선이고 여기저기 삼삼오오 모임(회식, 식사, 친구, 동창, 단체, 장례식장 등)에서 직장에서 가정에서 오가는 대화도 돈타령, 모바일도 메신저도 연애 중에도 돈타령, 돈만 보고 돈만 듣고 돈만 말하고 세상은 온통 돈타령이다. 양심이 도덕이 인성이 모두 떠나보내고 돈만 쓰다듬는다. 돈이 삶과 인생의 척도가 되려나 보다.

그놈, 그년! "결혼 잘했어."
소문을 주위 분들께 들을 때마다 가슴 뛰던 시절이 있었다. 얼마나 좋은 연놈이기에 모두 부러워하는 짝을 이뤘단 말인가? 견우직녀 같은 선남선녀가 운명적으로 만나서 가정을 이루고 세상을 품을 아이를 생산한다면 얼마나 환상적인 삶일까? 한번 살아가는 인생에 목숨 걸고 살아볼 만한 사람이 어디 없는지 애타던 시절 얘기다. 그러나 마을에서 고장에서 그런 소문이 돌 때마다 이어서 볼일 보다가 변기가 깨지며 똥물이 입술에 튀는 황당한 소문이 뒤따랐다.

재산이 많은 부잣집이래

돈 많이 버는 연놈이래

○○개발로 벼락부자 된 집이래

재력 있는 배경 좋은 집안이래

○○시험에 합격한 연놈이래 등

십중팔구 재산과 돈 많이 버는 직업 등 놈이 "결혼 잘했어"의 이유 전부다. 가정 공동체의 배우자로서 준비된 역량과 품성은 접어 두더라도 가정과 가족을 이끌

만한 인성과 자질, 능력, 사회와 지구촌을 위해 일할 수 있는 지도력 등의 여부도 평소에 꿈꾸던 사랑의 황홀함도 슬쩍 정화조 깊숙이 버리고 곱게 화장을 한다. 환희 속의 절망도 덕지덕지 화장발로 묻어버릴 기세다. 상대가 바람둥이에 이웃들의 알아주는 술주정뱅이라도 개의치 않는다. 돈 많은 집안인데 몸이 어디가 불편하면 어떻고 나이 차이 성적 차이가 많이 나면 어떠냐는 식이다. 시대가 변화무쌍한 만큼 짝에 대해 보는 눈도 다양화되긴 했지만 유독 돈에 관해서만큼은 요지부동이다. 그런데 어쩌랴, 욕망 탐욕 등 사욕만을 좇는 만남은 필시 불행의 결말을 가져오게 되는데 서로 부족함을 채워주고 이끌어 주며 하나 되어 만들고자 이루고자 하는 결혼이 아니고 돈에 눈먼 탈모를 부르는 문화(돈의 탐욕)에 젖은 만남의 행복은 몽상인 것을.... 물질적으로 풍족한 겉모습만 보고 그 속에 가려진 정신적 지적 인간성 등의 빈곤은 간과하기 때문에 불행한 조건부 결혼과 이별이 세기에서 다음 세기로 한도 끝도 없이 지구촌 곳곳에서 되풀이 되고 있는 것이다. 돈을 많이 버는 것이 출세하는 것이고 성공하는 것이며 돈은 힘이고 돈은 명예고 돈은 권력이다. 라는 열차가 탈선하는 탈모를 부르는 문화(돈만 좇는 허상)는 온 인류를 황폐로 몰고 여기에 "맞다, 옳다" 맞장구치는 지구촌 인간들의 이구동성은 끝내 허망의 끝자락에 눕게 되는 탈모를 부르는 문화(정신타락)의 굴레가 돈에 헐떡이는 인간들을 계속 얽매고 있다. 돈의 철학이 빠르게 황폐되면서 돈만 좇는 조건부 만남 등 한탕주의 돈의 문란이 엄습하고 있다. 재능과 아이디어, 업에 대한 가치, 평가, 보상 등 혁신의 시대 변화 속에 적응하지 못한 채 능력 없는 권리사상만 뒤엉켜 있다. 인생에 대한 소신을 기본으로 자신의 철학과 원하고 재능 있는 분야에서 신념을 가지고 최선을 다해 최고가 된다면 부와 명예는 덤으로 따라오게 되는 능력의 세상 속에 살고 있다는 사실을 굳이 외면하고 돈만 좇고 돈의 노예로 사리사욕으로 탈모를 부르는 문화(탐욕)에 젖은 인간들만 넘쳐나고 있다. 끼를 좇아 소질과 재능에 미치면 돈도 미쳐 넘쳐날 텐데 말이다.

허상에 미치지 말고 열망하는 일과 재능에 미쳐라.

미치면 사람도 돈도 미친 듯 따라오고 넘쳐난다.

부와 명예도 상대적인 것이므로 미쳐서 얻어야 돈의 가치도 깨닫고 영예의 박수도 받는 것이다. 대박이나 부자는 아무런 노력과 준비 없이 허상만 품고 있는 사람에겐 결코 따라붙지 않는다. 능력의 정당한 대가가 아닌 욕망 탐욕의 사고 방식은 허무하고 황폐한 정신의 지름길이 될 뿐이다. 부끄러운 부와 명예보다는 자랑과 존경스러움으로 회자되는 부와 명예를 얻어라. 인생을 멋지게, 흥하게 하는 것이 돈이라면 탈모를 부르는 문화(탐욕)에 젖어 황폐해지고 망하게 만드는 것도 돈이다. 어떻게 하면 많은 돈을 모으고 어떻게 하면 세금 안 내고 돈을 숨길까? 걱정하지 말고, 어떻게 하면 맛(선심)과 멋(모델)있는 인생을 살다 마무리할 수 있을까를 걱정해라. 그래야 당신이 가고 난 다음 한도 끝도 없이 얻으려고만 했던 탐욕으로 얼룩진 조상이 아니라 베풀고 나눔의 가치 있는 실천으로 이웃과 사회, 지구촌의 중생들에게 고마움과 존경으로 기억되는 조상으로 나아가 당신 기일문화 등 가문의 행사 때마다 후손 및 지구촌 인류에게 가장 존경하고 닮고 싶은 정신의 표상으로 회자되는 것이다. 돈을 가치 있게 잘 쓰고 세금을 잘 내는 것도 당신 인생경영이고 본보기 유훈이며 권리고 권력이다. 오직 돈 많은 당신만이 실천할 수 있는 능력이기 때문이다. 당신에게 주어진 천재일우의 기회를 사리사욕으로 얼룩지게 하지 마라. 낭신의 권력을 지워지지 않는 물줄기의 흔적처럼 목마른 이웃과 나라와 지구촌을 살리는 인류의 생명줄이 되어 영원히 흐르게 하여라. 그 길이 보람된 행복한 조상으로 황홀한 영혼으로 영원히 흐르는 길이다. 돈의 허상(황폐문화)보다 당신의 유훈(선심, 본보기문화) 정신과 인생철학(박애, 봉사, 모델)을 영원히 남겨라.

3. 가출과 자살

청소년 시절의 혈기 왕성이 황폐되지 않도록 반면 너무 지나쳐서 폭발하지 않도록 지켜주고 보살펴주고 이끌어주는 것이 학교 가정 사회 어른들의 의무이자 권리다. 선을 넘어 권력까지 욕심을 낸다면 조건부 사랑의 비극 가출이나 자살로 종말 된다. 이유 없는 가출과 자살은 없다.

학교 등 성적 문제

이성 등 친구 문제

얼기설기 돈 문제

문화 없는 가정, 불통과 불신으로 인한 우울증, 울화통 등 가출이나 자살하는 청소년들을 관찰해보면 그 주변엔 탈모를 부르는 문화(조건부 사랑)에 젖은 어른들이 진을 치고 있다. 지구촌에서 희로애락 인생 경험 없이 자살로 너무 일찍 지구를 떠난 청소년들을 모두 모아서 그들만의 한 국가를 세우고 호기심과 상상력 등 창의력을 키워주는 유아교육부터 문화가 있는 가정에서 삶의 정신을 깨달은 준비된 부모님의 본보기와 학교에서 야망의 꿈을 심어주는 스승에게 교육 과정을 다시 밟게 한다면 우주를 지배하는 최강의 국가가 될 것이다. 지구촌이 필요로 하는 인재는 자살로 일찍 지구를 떠나고 있고 세상을 품어야 하는 젊은 꿈들은 가출로 한을 품고 있다. 청소년들의 가출과 자살은 분명 수호자로서 역할을 다하지 못한 부모와 스승, 사회, 이 땅의 모든 어른의 공동 책임이다.

조건부 사랑의 교육

어른들의 한도 끝도 없는 사욕으로 얼룩진 욕망, 탐욕. 문화(포용, 이해, 소통, 배려, 공감 등)는 없고 형체만 있는 가정. 재미도 애정도 행복도 감정도 전무한 무늬만 부부와 부모. 오직 돈타령뿐인 맛(사랑)도 멋(행복)도 없는 가족들의 황폐한 삶. 끼와 꿈과 희망을 꺾어 내동댕이치다 못해 밟아 버리고 그들만의 눈높이로 학교 성적과 높은 연봉만을 평가하는 어른들과 사회. 무시말투 비교말투 조건부 사랑말투는 가출과 자살을 부추긴다. 이는 가정, 학교, 사회 등 모두의 책임이며 가해자다. 이를 처벌하는 법이 없는 것은 인류의 씨가 마를까 봐서의 염려일 게다. 혈기 왕성한 그들의 끼를, 꿈과 희망의 끼로 그들의 자살과 가출 용기에서 살자 삶의 용기로 승화하도록 노력하는 지혜로운 수호천사가 그들 옆에 있다면 용기 있는 인재들을 그렇게 허무하게 잃거나 내쫓지는 않을 것이다. 미래 세상의 주인공들인 청소년들의 자살과 가출은 지구촌의 큰 손실이다. 청소년들의 자살과 가출(성적 문제, 이성 및 친구 문제, 진로 등 미래 문제)은 그들의 울타리이자 수호자(부모 및 어른, 스승 등)의 권력이 아닌 신뢰와 존중의 바탕에 의무와 권리의 본보기 역할에 달려 있다. 자녀의 눈과 맘은 미래를 향해 가고 있는데 부모님의 사욕만 채우는 권력의 욕심으로는 자살과 가출이라는 용기를 꺾어주기 어렵다. 청소년기의 자살과 가출은 '이놈 해 교육' '다들 그렇게 해 교육' 등 소위 '해' 교육의 폐단이며, 어느 대학, 무슨 직장, 00시험패스 등 이 땅의 어른들이 원하고 평가하는 편파적인 성공의 잣대와 부모들의 조건부 사랑, 욕망, 탐욕 등 황폐한 정신문화가 낳은 비극이다. 부모의 마음을 넘어 지구촌으로 향하고 있는 자녀들의 생각을 사리사욕과 이놈 해 교육, 성적 위주의 평가 등 선입견의 교육에 젖어 있는 어른이 따라갈 수가 없는 것이다. 중학생만 되어도 (정체성 확립, 이성, 진로, 사회 문제 등) 당신 머리 꼭대기다. 번데기 앞에서 주름잡는 격이다. 고등학생이 당신 눈에 아직도 아가로 보이느냐? 사회 문제, 나라 문제, 지구촌 문제까지 전문가 찾지 말고 고교생 자녀에게 물어봐라. 고등학생 자녀가 있다면 '기일문화, 가정문화'의 기획과 주관 및 기록(가정 홈페이지 등 사이버 또는 일반 파일 형식) 관리 등을 맡겨봐라. 상상을 초월하는 자녀의 재능에 당신은 놀랄 것이다. 고등학생만 되어도 부모와 자녀를 넘어선 당신의 인생 동료이자 친구이며 스승이 될 수 있다는 뜻이다. 격려와 존중 속의 토론과 공감, 소통과 포용하는 사이로 발전해 나가야 하는 이유다. 직업의 귀천은 없지만 소질과 능력의 차이는 있다. 공부와 성적에만 얽매지 말고 소질 계발을 통해 독보적인 존재로 승화하도록 본인의 노력은 물론 스승, 부모 등 수호자로서 사명감이 필요하다. 가정, 학교의 소통문화를 통해서 자녀, 제자의 신세계를 발견하고 끼(공부든 소질이든)를 살려 훨훨 날도록 날개를 달아주는 수호천사 역할에 충실하다면 청소년들의 자살이나 가출은 떠밀어도 없을 것이다.

중장년 자살이 늘고 있는 현상은 배우자로서, 부모로서, 동료로서 책임이나 역할을 다하지 못하면서 일어나는 가족 및 동료들과의 소외감, 급변하는 사회적 변화에 대비하지 못하고 적응하지 못해서 일어나는 경우가 많다. 삶의 의미도 재미도 없고 불평등하다는 편견은 우울증을 동반하고 정신황폐로 연결되는 것이다. 이런 경우 스스로 극복하지 못하거나 가족 연인 친구 등 주위에서조차 외면하고 방치하면 인생의 절망은 더욱 깊어지고 결국 자살로 발전하게 되는 것이다. 자살로 지구를 떠나는 중장년 분들이 너무 많다. 지구촌 구석구석에 그분들의 용기와 재능이 절실한 곳이 지천인데 말이다. 한번 자살을 시도했던 분들은 다시 자살을 시도하는 성격상의 특징이 있다. 자살하기 전에 자살 전조증상(행동, 말)이 기간을 가지고 여러 차례 나타나므로 주변에서 관심만 있다면 예방이 가능한데도 무관심으로 방치하는 경우가 많다. 당신 주변에 삶의 번뇌와 고통으로 자살 용기를 쓰다듬고 있는 가족이나 친구 이웃이 있다면 극복하고 헤어나 새 삶의 살자 용기(성찰과 깨우침, 새 희망의 삶, 지구촌 봉사자로 새 인생 출발 등의 동기부여)를 가질 수 있도록 야망의 스승이 되어줘라. 사회적으로 소외되고 경제적으로 불평등하다는 사고는 심리적 부담과 허탈감 속에서 사회적 활동에도 소극적 행동으로 이어지고 배우자 가족 친척들과의 관계도 움츠려들고 지인이나 친구들과의 관계도 외면으로 악영향을 끼치는데 이런 현상은 자살 용기를 가진 중장년 분들이 공통적으로 겪는 정신황폐 현상이다. 마음을 열고 넓게 봐라. 세상이란 무대는 누구에게나 공평한 기회를 준다. 세상의 모든 일은 너와 너희와의 경쟁과 싸움이 아니고, 본인 자신과의 경쟁이요 싸움이다. 세상은 결코 특정인을 차별하거나 소외시키지 않는다. 불평등이 문제가 아니라 본인의 황폐된 정신과 콤플렉스가 문제라는 얘기다. 혹여 당신이 자살 용기를 품고 있거나 매일 자살을 생각할 정도로 힘든 입장이라면 이기주의적인 자살 용기를 성찰하고 헤어나 당신의 용기와 재능기부를 필요로 하는 이웃을 위해 손을 내밀어 잡아주어라. 지구촌에 당신의 봉사 용기를 필요로 하는 이웃이 얼마나 많은지 외면하지 마라. 당신의 처지와 당신이 살아가는 땅과 주변만 보지 말고, 이런저런 영혼 없이 반복되는 레퍼토리에 더 황폐되지 말고, 세상을 더 크고 넓게 보고 본심 속 희망의 울림을 들어라. 지구촌은 차치하고 당신 인생 하나 품지 못하느냐? 인생이든 사업이든 역사에 회자되는 성공한 인물들 하나같이 자살을 생각할 정도로 힘든 상황에서도 자신의 삶과 주어진 현실을 부정하지 않고 오히려 부딪치고 흔들림 없는 뼈를 깎는 노력으로 자살 용기를 살자 용기로 승화하며 인생의 목표를 달성한 분들이었음을 가슴 깊이 새기길 바란다. 고통 속에서도 길을 찾는 사람에게 기회가 오고 결국 큰일을 해내는 것이다. 용기 있는 당신의 기개세 정신 위에 봉사와 새 삶의 탑을 세워라. 당신은 당신의 부모님께서 세상에 남긴 불후의 명작임을 잊지 마라. 고로 세상에서 가장 이기적이고 비겁한 인간은 자살하는 무개념 인간이다.

인류의 탈모예방 머리털 운동!
평생 풍성한 머릿결: 헤어털치

머리털 운동 제창자 · 김인식

머리털 운동
Hair working out

개정판 1쇄 인쇄	2020년 03월 23일
개정판 1쇄 발행	2020년 04월 01일
지은이	김인식
펴낸이	변지숙
펴낸곳	도서출판 아우룸
디자인	김도희
주소	서울시 마포구 동교로 156-13
전화	02-383-9997
팩스	02-383-9996
홈페이지	www.aurumbook.com
E-메일	aurumbook@naver.com
ISBN	979-11-90724-25-8

■ 저작권법에 의해 보호를 받는 저작물이므로 무단전재, 무단복제를 금합니다.
■ 잘못 만들어진 도서는 교환 가능합니다.
■ 이 도서의 국립중앙도서관 출판시도서목록(CIP)은 e-CIP 홈페이지(http://www.nl.go.kr/ecip)와 국가자료공동목록시스템(http://nl.go.kr/kolisnet)에서 이용하실 수 있습니다. (CIP제어번호: CIP2020010321)